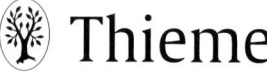

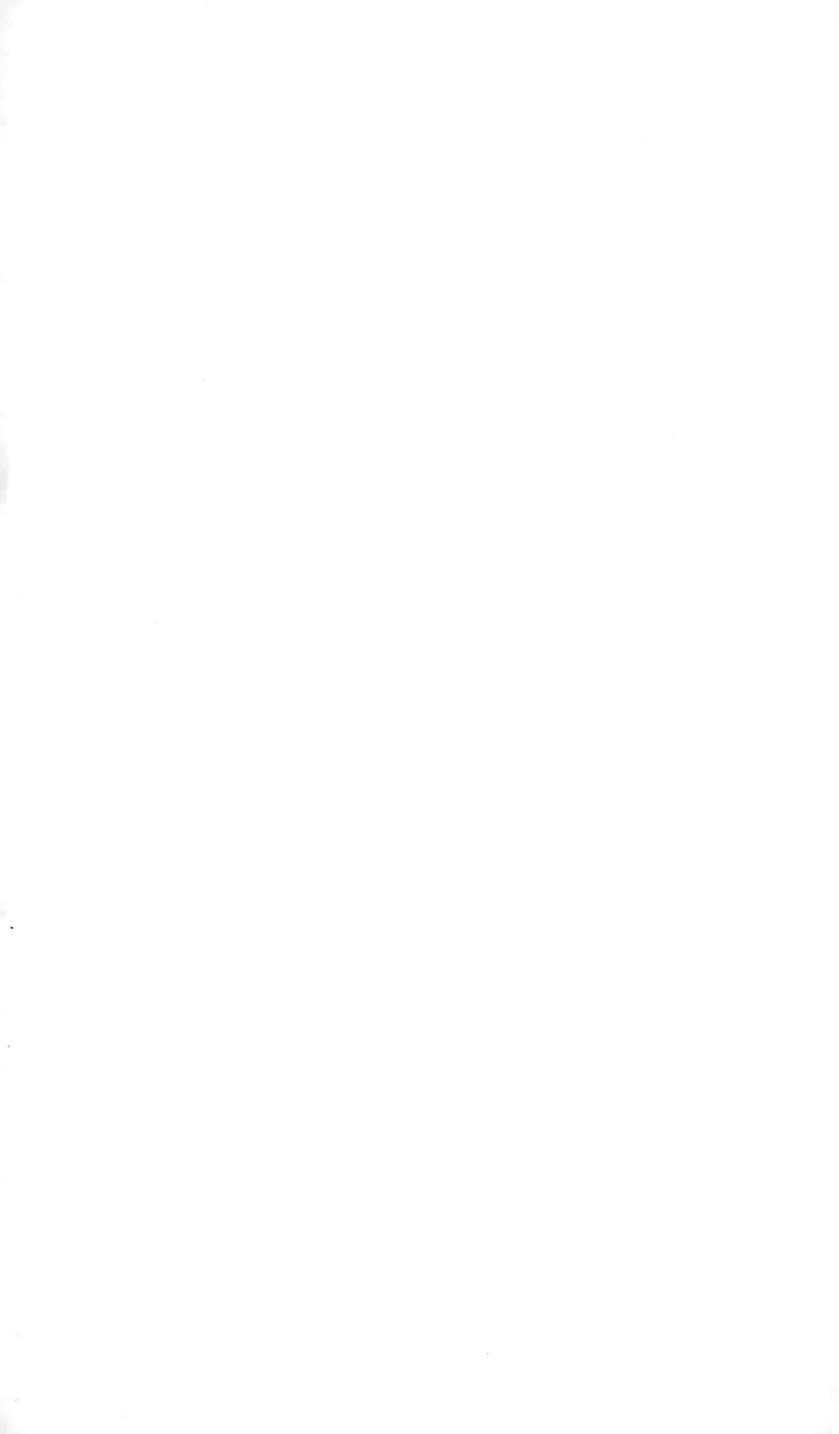

Kardiotokographie-Praxis

Klaus Goeschen
Eckhard Koepcke

6., neu bearbeitete und erweiterte Auflage

142 Abbildungen
22 Tabellen

Georg Thieme Verlag
Stuttgart · New York

*Bibliographische Information
der Deutschen Bibliothek*

Die Deutsche Bibliothek verzeichnet diese Publikation in der Deutschen Nationalbibliographie; detaillierte bibliographische Daten sind im Internet über http://dnb.ddb.de abrufbar

1. Auflage 1980; Kardiotokographie-Praxis
2. Auflage 1985; Kardiotokographie-Praxis
3. Auflage 1990; Kardiotokographie-Praxis
4. Auflage 1992; Kardiotokographie-Praxis
5. Auflage 1997; Kardiotokographie-Praxis

Wichtiger Hinweis: Wie jede Wissenschaft ist die Medizin ständigen Entwicklungen unterworfen. Forschung und klinische Erfahrung erweitern unsere Erkenntnisse, insbesondere was Behandlung und medikamentöse Therapie anbelangt. Soweit in diesem Werk eine Dosierung oder eine Applikation erwähnt wird, darf der Leser zwar darauf vertrauen, daß Autoren, Herausgeber und Verlag große Sorgfalt darauf verwandt haben, daß diese Angabe **dem Wissensstand bei Fertigstellung des Werkes** entspricht.

Für Angaben über Dosierungsanweisungen und Applikationsformen kann vom Verlag jedoch keine Gewähr übernommen werden. **Jeder Benutzer ist angehalten,** durch sorgfältige Prüfung der Beipackzettel der verwendeten Präparate und gegebenenfalls nach Konsultation eines Spezialisten festzustellen, ob die dort gegebene Empfehlung für Dosierungen oder die Beachtung von Kontraindikationen gegenüber der Angabe in diesem Buch abweicht. Eine solche Prüfung ist besonders wichtig bei selten verwendeten Präparaten oder solchen, die neu auf den Markt gebracht worden sind. **Jede Dosierung oder Applikation erfolgt auf eigene Gefahr des Benutzers.** Autoren und Verlag appellieren an jeden Benutzer, ihm etwa auffallende Ungenauigkeiten dem Verlag mitzuteilen.

© 1980, 2003 Georg Thieme Verlag
Rüdigerstraße 14
D-70469 Stuttgart
Telefon: + 49/07 11/89 31-0
Unsere Homepage: http://www.thieme.de

Printed in Germany

Umschlaggestaltung: Thieme Verlagsgruppe
Umschlaggrafik: Martina Berge, Erbach
Satz: primustype R. Hurler GmbH, Notzingen
Druck: Druckerei Grammlich, Pliezhausen

ISBN 3-13-591206-X   1 2 3 4 5 6

Geschützte Warennamen (Warenzeichen) werden **nicht** besonders kenntlich gemacht. Aus dem Fehlen eines solchen Hinweises kann also nicht geschlossen werden, daß es sich um einen freien Warennamen handelt. Das Werk, einschließlich aller seiner Teile, ist urheberrechtlich geschützt. Jede Verwertung außerhalb der engen Grenzen des Urheberrechtsgesetzes ist ohne Zustimmung des Verlages unzulässig und strafbar. Das gilt insbesondere für Vervielfältigungen, Übersetzungen, Mikroverfilmungen und die Einspeicherung und Verarbeitung in elektronischen Systemen.

Korrespondenzadressen

Prof. Dr. med. Klaus Goeschen
Hildesheimer Str. 34–40
30169 Hannover

Prof. Dr. med. Eckhard Koepcke
Klinik für Gynäkologie und Geburtshilfe
Klinikum Südstadt Rostock
Südring 81
18059 Rostock

Vorwort zur 6. Auflage

Die Kardiotokographie stellt nach wie vor das Standardverfahren zur intrapartualen Zustandsbeurteilung des Kindes dar und dient vorgeburtlich zur stichprobenartigen Beurteilung des fetalen Zustandes und der einer pathologischen oder beginnenden regelrechten Uterusaktivität. Sie indiziert insbesondere intrapartual den Einsatz weiterer Diagnostika wie die Fetalblutgasanalyse und die Pulsoxymetrie. Die Ergänzung durch computergestützte Online-CTG-Beurteilungen könnte zukünftig möglicherweise die Sicherheit erhöhen, aber niemals die menschlich-medizinische Fachkompetenz ersetzen bzw. Ausbildungsdefizite kompensieren.

Die Erkenntnis, daß die intrapartuale Hypoxie nicht die ausschließliche Ursache für kindliche Hirnschäden ist und die in den letzten Jahren teils spektakulär vorgestellten neuen Verfahren (Pulsoxymetrie, Computeranalysen) mit dem Hinweis auf eine höhere Spezifität haben für die Kardiotokographie nach Ansicht der Herausgeber zwischenzeitlich zu Interessens- und Ausbildungsdefiziten geführt.

Wir möchten mit dieser überarbeiteten 6. Auflage die in den Kliniken und Praxen tätigen Ärzte und Hebammen zu einem Refreshing ermutigen und den Auszubildenden eine Grundlage für die Aneignung physiologischer und pathophysiologischer Kenntnisse der fetalen Herzkreislaufregulation und der Uterusaktivität geben.

Die Teilung in den antepartualen und intrapartualen Einsatzbereich der Kardiotokographie soll – wie in den früheren Auflagen – den praktischen Gegebenheiten Rechnung tragen. Die dabei teilweise auftretende Redundanz in der CTG-Nomenklatur, bestimmter Definitionen oder Handlungsempfehlungen ist bewußt gewählt worden. Wissens*erarbeitung* allgemein und *spezielles* Wissen über die materno-utero-fetoplazentare Funktionseinheit mit ihren Reflektionen im Kardiotokogramm sind erforderlich, um den aktuellen fetalen Zustand beurteilen zu können. Diese Beurteilung ist mit einer allgemeinen Beschreibung des Kardiotokogramms auch bei sicherer Kenntnis aller Nomenklaturgrößen (kurz-/mittel- und langfristige FHF-Veränderungen) bzw. Scores leider noch nicht ausreichend. Das Ziel – und darüber sind sich die Herausgeber einig – kann nur eine ätiopathogenetische Interpretation sein, d. h. die fetale Herzfrequenzänderung als Adaptationsreaktion an eine Belastung zu verstehen, die einer Behandlung zugängig ist oder nicht und somit unsere Vorgehensweise bestimmt und optimiert.

Wir möchten die Leser unseres Buches teilhaben lassen an Erfahrungen von mehr als 30 Jahren, die an verschiedenen Orten und unter verschiedenen Gesundheitssystemen erarbeitet wurden, aber in langjähriger grenzüberschreitender fachlicher Kommunikation und Einigkeit sachlich nahezu völlig identisch sind.

Hannover und Rostock, September 2003

Klaus Goeschen, Eckhard Koepcke

Inhaltsverzeichnis

1 Fetales Herz-Kreislauf-System ... 1

Physiologie ... 1
   Herz ... 1
   Blutkreislauf ... 1
   Herz-Kreislauf-Regulation ... 3
Pathologie ... 4
   Erhöhter Kopfdruck ... 5
   Nabelschnurkompression ... 6
   Verminderung der uteroplazentaren Durchblutung ... 6
Einteilung der Herzfrequenzveränderungen und Nomenklatur ... 11
   Langfristige FHF-Veränderungen ... 11
   Mittelfristige FHF-Veränderungen ... 12
   Kurzfristige FHF-Veränderungen ... 14

2 Physiologie und Pathologie der Uterusmotilität ... 15

Erregungsprozesse der Muskelfaser ... 15
   Ruhepotential ... 15
   Aktionspotential ... 15
   Hormonale Steuerung ... 17
Uteruskontraktionen ante- und intrapartual ... 18
   Erregungsbildung ... 18
   Alvarez-Wellen ... 20
   Braxton-Hicks-Kontraktionen ... 20
   Geburtseintritt ... 22
Pharmakologische Beeinflussung der Uterusmotilität ... 24
   Stimulation der Wehen ... 24
   Hemmung der Wehen ... 25
   Koordinierung der Wehen ... 29
Tokographie ... 29
   Externe Tokographie ... 30
   Interne Tokographie ... 31
   Quantitative Kriterien der Uterusmotilität ... 35

Pathologische Uteruskontraktionen 38
  Uterine Hypoaktivität 38
  Uterine Hyperaktivität 40
  Hypertone Motilität 43
  Diskoordinierte Wehentätigkeit 44

3 Technik der Kardiotokographie 46

Registrierprinzipien 46
  Fetale Herzfrequenz 46
  Signal- und Meßwertverarbeitung 47
  Logik und technische Qualität 49
Methoden der Herzfrequenzregistrierung 51
  Externe Kadiotokographie 51
  Interne Kardiotokographie 60
Bedeutung der externen und internen CTG-Ableitung 64
Kardiotokographiegeräte 65

4 Nomenklatur der Kardiotokographie 66

  Langfristige FHF-Veränderungen 66
  Mittelfristige FHF-Veränderungen 74
  Kurzfristige FHF-Veränderungen 95

5 Interpretation der Kardiotokographie (CTG-Scores) .. 110

  Semiquantitatives Beurteilungsschema nach Kubli 110
  Hammacher-Score 111
  Fischer-Score 117

6 Antepartuale Kardiotokographie 119

Aktueller Stand 119
Indikation 119
  Beginn der CTG-Untersuchung 120
  Indikationszusammenstellung 121

Durchführung und Bewertung 127
   Kardiotokographie ohne Belastung 128
   Kardiotokographie unter Belastung 148
   Belastungskardiotokographie in der Praxis 149
   Belastungskardiotokographie in der Klinik 149
Zusammenfassende Betrachtung der antepartualen Kardiotokographie und Konsequenzen 157
   Beurteilung des CTG 157
   Spezielles Vorgehen 158
   Welche Bedeutung kommt dem Wehenbelastungstest durch vaginale PGE_2-Applikation zu? 159
   Welche Bedeutung kommt der Dopplersonographie bei auffälligem CTG zu? 161
   Bewertung von CTG-Veränderungen 163
   Fehlbeurteilungen 170
   Rhythmusstörungen der fetalen Herzfrequenz 173

7 Intrapartuale Kardiotokographie 187

Indikation 187
Intervallüberwachung 187
   Wie verhält es sich nun, wenn nur kurze CTG-Pausen von z. B. 30 min eingelegt werden? 189
Durchführung 191
   Externe Registrierung 191
   Interne Registrierung 191
Klinische Bedeutung und Konsequenz 193
   Normokardie 194
   Tachykardie 194
   Bradykardie 198
   Akzelerationen 206
   Dezelerationen 208
   Oszillationsamplitude und -frequenz 221
Zusammenfassende Betrachtung der intrapartualen Kardiotokographie 225
   Normalbefunde 226
   Warnsymptome 226
   Pathologische Befunde 226
Typische CTG-Muster in der Austreibungsperiode 226
   Ursache 226
   Einteilung der CTG-Muster 228
   Klinische Bedeutung und Konsequenz 228

Intrapartuales CTG und neonatale Azidität 229
Kosten-Nutzen-Analyse 232
Fetale Elektrokardiographie 235
   Analyse des fetalen EKG sub partu (ST-Analyse, STAN®-System) . . . 235

8   Kardiotokographie und Datenverarbeitung 238

Warum eine computergestützte CTG-Auswertung? 239
Warum eine zentrale CTG-Überwachung? 241
Warum eine elektronische Archivierung? 242
Warum Computer im Netz? 243
Wie sollte die zentrale CTG-Überwachung und -Befundung
funktionieren? 244

9   Kardiotokographie und Fetalblutanalyse 246

Azidose 246
   Einteilung der Azidität 246
   Formen der Azidose 247
   Differenzierungsmöglichkeit der Azidoseformen 249
Fetalblutanalyse 250
   Indikationen 250
   Klinische Bedeutung der Fetalblutuntersuchung 253
   Technik der Fetalblutanalyse 256
   Konsequenzen aus der Fetalblutuntersuchung 257
Zusammenfassende Beurteilung der Fetalblutanalyse 258

10   Kardiotokographie und Pulsoxymetrie 260

   Prinzip 260
   Klinische Anwendung 261
   Klinische Bedeutung 261

11   Kontinuierliche Messung des transkutanen pCO_2 266

   Indikation 266

12 Tokolyse 268

Reduzierte Azidität und Präazidose (pH 7,29–7,20) 268
Leicht bis mittelgradige Azidose (pH 7,19–7,10) 268
Fortgeschrittene bis schwere Azidose (pH <7,10) 269

13 Abschließende Betrachtung 271

1. CTG-Interpretation 271
2. Risikomanagement in der Austreibungs- und Preßperiode 274

Glossar 277
Literatur 279
Sachverzeichnis 291

Fetales Herz-Kreislauf-System

Physiologie

Herz

Das Herz verfügt über die Möglichkeit der autonomen Erregungsbildung und myogenen Erregungsleitung. Die Eigenfrequenz wird im Sinuatrialknoten erzeugt und von den *efferenten Fasern* des autonomen Nervensystems, also vom Sympathikus und vom Vagus, reguliert. Auf die Schlagfrequenz, Kontraktilität, Leitungsgeschwindigkeit und Erregbarkeit des Myokards wirken
- der Sympathikus fördernd,
- der Vagus hemmend.

Die *afferenten Fasern* der vegetativen Herznerven leiten Erregungen von den Dehnungs- und Spannungsrezeptoren des linken Ventrikels und des Aortenbogens zu den zentralen Vagus- und Sympathikuskernen. Eine gesteigerte Impulsfrequenz führt reflektorisch zu einer depressorischen, eine verminderte Reizung zu einer pressorischen Antwort. Bei gleichzeitiger Erregung beider Anteile des autonomen Nervensystems überwiegt zunächst die Vaguswirkung, während die Sympathikuswirkung länger anhält, so daß nach anfänglicher Abnahme eine vorübergehende Zunahme der Herzfrequenz resultiert.

> Durch Vagus- und Sympathikussteuerung unterliegt die Herzfrequenz ständigen Variationen, so daß unter physiologischen Bedingungen die einzelnen Intervalle zwischen zwei Herzschlägen kaum je konstant sind.

Blutkreislauf

Während des fetalen Lebens erfüllt die Plazenta als Austauschorgan Funktionen, die nach der Geburt von Lungen, Magen-Darm-Trakt, Nieren und Leber übernommen werden. Der fetale Blutkreislauf weist daher im Vergleich zum Erwachsenenkreislauf Besonderheiten auf (Abb. 1.**1**): Das Blut wird in der Plazenta oxygeniert. Von hier fließt es

2 1 Fetales Herz-Kreislauf-System

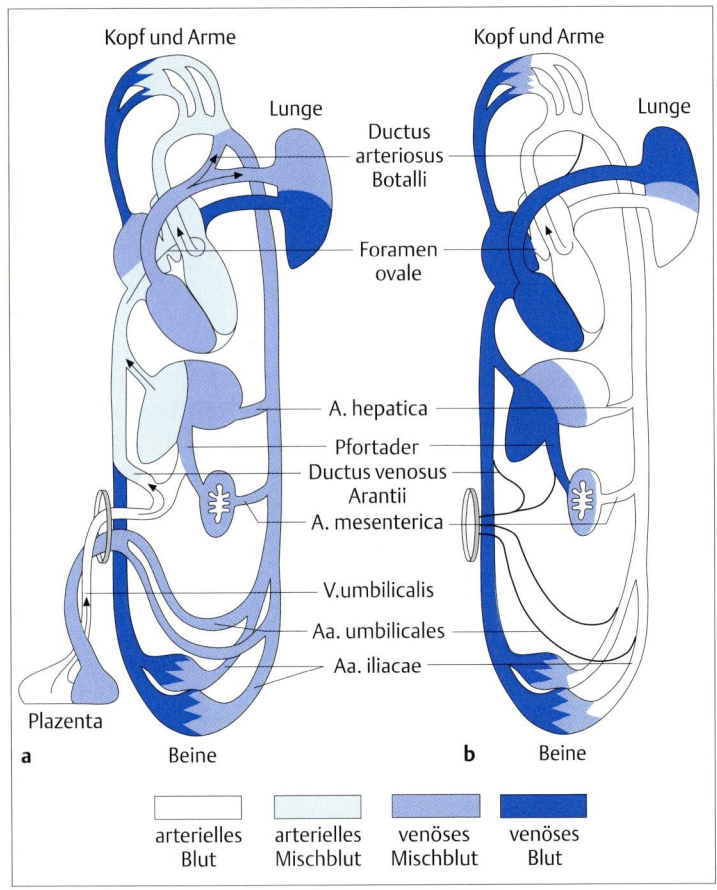

Abb. 1.1 Blutkreislauf des Fetus (**a**) und des Erwachsenen (**b**) (aus G. A. Harnack: Kinderheilkunde, 2. Aufl. Springer, Berlin 1971).

über die Umbilkalvene in den linken Ast der Pfortader. Dieser Einmündung gegenüber beginnt der Ductus venosus Arantii, der das O_2-haltige Blut in die untere Hohlvene und von dort aus in den rechten Vorhof bringt. Der Blutstrom teilt sich hier. Ein Teil wird durch das Foramen ovale in den linken Vorhof und von dort zusammen mit dem Blut aus den Pulmonalvenen in den linken Ventrikel geleitet. Die andere Portion gelangt mit dem Blut aus der oberen Hohlvene in den rechten Ventrikel. Das *Herz* gleicht einer Doppelpumpe, die nahezu synchron ihr Volumen in die Aorta auswirft. Dabei wird das Schlagvolumen der linken Kammer gegen den peripheren Widerstand des Körpergefäßsystems und der umbilikoplazentaren Gefäße, das der rechten gegen den ungefähr fünfmal größeren Strömungswiderstand der Lungengefäße gepumpt. Vom Blutvolumen des rechten Ventrikels fließen etwa 80% über den Rechts-links-Shunt des Ductus arteriosus Botalli in die Aorta. Der große Rechts-links-Shunt bedeutet kreislaufdynamisch nichts anderes als die Parallelschaltung der rechten und linken Kammer. Das dadurch entstehende große Schlagvolumen garantiert zusammen mit speziellen hämatologischen Faktoren eine ausreichende Versorgung des fetalen Gewebes bei niedriger Sauerstoffspannung im Blut.

Die kollabierte *Lunge* liegt wegen ihres hohen Gefäßwiderstandes im Nebenschluß und wird normalerweise nur von etwa 10% des Herzminutenvolumens durchströmt.

Um den *Gasstoffwechsel* in der Plazenta sicherzustellen, fließen etwa $2/3$ des von beiden Ventrikeln ausgeworfenen Blutes in den umbilikoplazentaren Kreislauf. Eine Zirkulationsstörung in diesem Bereich, z. B. bei einer Nabelschnurkompression, muß daher mit einer starken Reaktion der kardovaskulären Dynamik einhergehen.

Der *Blutbedarf in der Körperperipherie* wird normalerweise so gedeckt, daß eine lokale Nachfrage durch schnelle Blutumverteilung mit einem entsprechenden Angebot beantwortet wird. Das Herz kommt der ständigen Variation des Blutverteilungsmusters durch eine Änderung seiner Frequenz nach, indem es schneller schlägt, wenn mehr Blut angeboten wird, und umgekehrt. Unter physiologischen Bedingungen erfolgen die als Oszillationen bezeichneten Frequenzalterationen häufiger als zweimal pro Minute (S. 95).

Herz-Kreislauf-Regulation

Der ungestörte Stoffwechsel in der Peripherie erfordert eine ständige subtile Anpassung des arteriellen und venösen Blutdrucks, des Herzminutenvolumens und des zirkulierenden Blutvolumens an die Erfordernisse. Einfluß auf die Herz-Kreislauf-Regulation nehmen
➤ vasomotorische Nerven,
➤ medulläre Kreislaufzentren,
➤ reflektorische Mechanismen,
➤ lokale Stoffwechselvorgänge.

Die Regulationsvorgänge erfolgen nach dem kybernetischen Prinzip vermaschter Regelkreise. Dabei stellt der *Blutdruck* die Regelstrecke dar, während dem *Herzen* die Funktion des Kraftschalters zukommt. Stellglieder des Kraftschalters sind die Rr. cardiaci des *Vagus* und die Nn. accelerantes des *Sympathikus,* die Einfluß nehmen können auf die Schlagfrequenz, Kontraktilität, Leitungsgeschwindigkeit und Erregbarkeit des Herzens.

Die *Gefäßmuskulatur* steht normalerweise unter dem Einfluß des Sympathikus. Eine Reizung wirkt entsprechend der Verteilung von Alpha- und Betarezeptoren vasokonstriktorisch oder vasodilatatorisch. Eine Abnahme des O_2- oder ein Anstieg des CO_2-Drucks sowie eine Anhäufung saurer Stoffwechselmetaboliten führen zu einer lokalen Vasodilatation.

Ferner ist ein in der Medulla oblongata gelegenes *Kreislaufzentrum* an der Kreislaufregulation beteiligt, das entweder direkt durch den O_2- oder CO_2-Druck bzw. die H^+-Ionenkonzentration des Blutes oder durch vagale Afferenzen erregt wird. In der Medulla läßt sich ein dorsaler Vaguskern, von dem die herzhemmenden Wirkungen ausgehen, von einem Vasomotorenzentrum unterscheiden, das für die pressorischen Reaktionen verantwortlich ist.

Fühler sind die *Presso-* und *Chemorezeptoren,* die auf Blutdruckschwankungen und biochemische Veränderungen reagieren und Informationen dem in der Medulla gelegenen Regelzentrum zukommen lassen. Eine steigende Dehnung z. B. der Aortenwand wird dem Regelzentrum durch Zunahme der Impulsfrequenz mitgeteilt und löst eine depressorische Wirkung aus. Am Kraftschalter Herz kommt es zur Verlangsamung der Frequenz und Abnahme der Kontraktionskraft. Am Gefäßsystem wird der Strömungswiderstand vermindert (Abb. 1.**2**). Bei abnehmender Reizung der Pressorezeptoren laufen die Vorgänge in umgekehrter Folge ab.

Unter physiologischen Bedingungen passen sich Herz und Kreislauf mit Hilfe der zentralen, peripheren und lokalen Prinzipien den momentanen Erfordernissen an.

Pathologie

Pathologische Faktoren, die den intra- und extrakorporalen Kreislauf des Fetus beeinflussen, sind mannigfaltig. Diese Störungen lassen sich im Kardiotokogramm an einer Alteration der Herzfrequenz erkennen. Für die Entstehung der *Herzfrequenzänderungen* sind grundsätzlich drei Mechanismen von Bedeutung:
▶ erhöhter Kopfdruck,
▶ Nabelschnurkompression,
▶ Verminderung der uteroplazentaren Durchblutung.

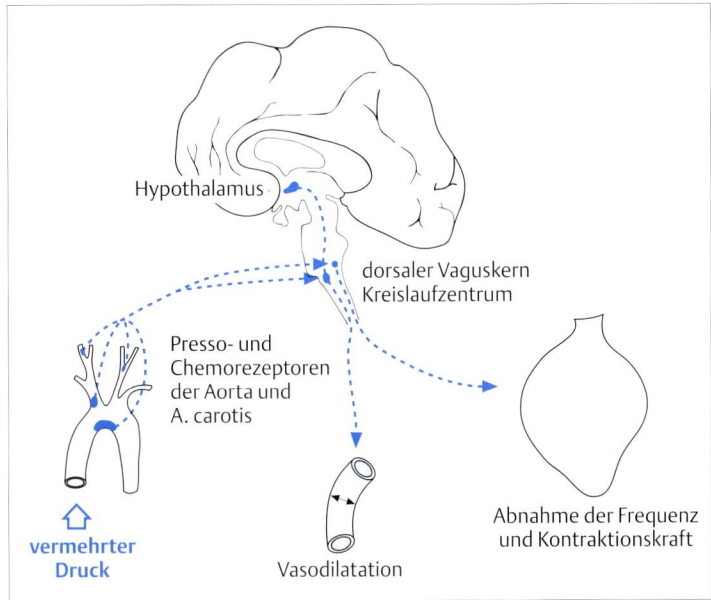

Abb. 1.2 Schematische Darstellung der Herz-Kreislauf-Regulation bei Blutdruckanstieg.

So gut wie immer kann eines dieser drei Wirkungsprinzipien zur Erklärung bestimmter fetaler Herzfrequenzen herangezogen werden. Jedoch kommen auch Kombinationsformen vor, die einen Rückschluß auf die auslösende Ursache erschweren.

Erhöhter Kopfdruck

Nach Lindgren u. Smyth (1961), die eine Methode zur Messung der bei Wehentätigkeit auftretenden Drücke zwischen fetalem Kopf und Zervix beschrieben haben, ist der bei Wehen erzeugte Druck auf den fetalen Kopf im Bereich der größten Zirkumferenz bis zu viermal größer als der Intrauterindruck. Unter physiologischen Bedingungen werden Kopf-Zervix-Drücke bis zu etwa 200 mmHg (26,7 kPa) gemessen.

Eine Kopfkompression über 200 mmHg (26,7 kPa) kann zu einer akuten Einschränkung der Hirndurchblutung führen.

Da das Sympathikuszentrum empfindlicher auf einen O_2-Abfall im Blut reagiert als das Vaguszentrum, kommt es durch Überwiegen des Vagotonus zu einer Herzfrequenzverlangsamung. Mit Wehenende stellt sich die normale Herzfrequenz wieder ein.

Nabelschnurkompression

Eine Nabelschnurkompression löst je nach Dauer der Zirkulationsstörung und Art der betroffenen Gefäße unterschiedliche Reaktionen aus.

Eine *Kompression der Nabelvene* senkt durch ein vermindertes Blutangebot an das Herz das Herzzeitvolumen bei der aktuellen Herzfrequenz und damit den Druck in der Aorta und A. carotis. Infolge abnehmender Reizung der Pressorezpetoren kommt es reflektorisch zur Herzfrequenzbeschleunigung.

Bei *Verschluß* auch der *Nabelarterien* staut sich das vom Herzen in die Aorta geworfene Blut und führt zu einer Reizung der hier gelegenen Pressorezeptoren und damit zur Herzfrequenzverlangsamung.
- Die Frequenzverlangsamung ist primär durch Vagotonussteigerung,
- Sekundär zeitabhängig hypoxämisch durch Sympathikusverminderung bedingt.

Bei *anhaltender Unterbrechung der Nabelschnurzirkulation* wird der zunehmende Sauerstoffmangel zusätzlich die Dauer und das Ausmaß der Frequenzverlangsamung bestimmen (S. 85 f).

Verminderung der uteroplazentaren Durchblutung

Eine Verminderung der uteroplazentaren Durchblutung, als deren Folge eine Störung im diaplazentaren Stoffaustausch auftritt, führt zu charakteristischen biochemischen Veränderungen im fetalen Organismus. Das kardiovaskuläre System zeigt Reaktionen, die als Kompensationsmechanismen oder reflexbedingte Alterationen zu interpretieren sind. In Spätstadien können sie Ausdruck des Zusammenbruchs der fetalen Reaktionen sein. Dabei bewirkt eine Verminderung der uteroplazentaren Durchblutung eine Einschränkung der fetalen Sauerstoffversorgung, so daß über die Hypoxämie und Hyperkapnie eine Azidose resultiert.

■ Passagere Minderdurchblutung

Die Antwort des Fetus auf eine passagere O_2-Mangelversorgung kann zunächst durch Erregung der Chemorezeptoren in einem Anstieg der Herzfrequenz liegen. Reicht dieser Mechanismus zur Kompensation der Hypoxämie nicht aus, so kommt es zu einer Beeinträchtigung des Sympathikuszentrums und damit zu einem Überwiegen des Vagotonus. Die Herzfrequenz sinkt. Neben dieser nahezu immer wehenabhängigen FHF-Alteration, die häufig erst nach einer zeitlichen Verzögerung von 30–60 s nach der Wehenakme einsetzt, kann wehenunabhängig ein mütterlicher Blutdruckabfall mehr oder weniger abrupt zu einem prolongierten FHF-Abfall führen (S. 91 f). Nach kausaler Therapie steigt die FHF wieder an und kann sogar in eine kompensatorische Tachykardie übergehen.

Anhaltende Minderdurchblutung

Ein anhaltender Sauerstoffmangel führt durch Engstellung der arteriellen Strombahn in der fetalen Körperperipherie zur *Zentralisation,* d. h., das Vasomotorenzentrum versucht lebensnotwendige Organe wie ZNS, Herz und Plazenta auf Kosten lebensunwichtiger vorrangig mit Sauerstoff zu versorgen. Das Blut fließt dabei auf zentralen Bahnen, so daß die unter physiologischen Bedingungen bestehende stetige Veränderung der Blutmengenverteilung (S. 3) wegfällt und das dem Herzen angebotene Volumen weitgehend konstant ist. Die Oszillationen sinken unter 2/min, während die Herzfrequenz in der Regel auf über 160 Schläge/min (spm) ansteigt (S. 12 f).

▶ Bei Kompensation des O_2-Mangels normalisieren sich die Kreislaufverhältnisse, die Frequenz kehrt bei Zunahme der Oszillationen in den Normbereich zurück.
▶ Bleibt der Sauerstoffmangel bestehen, so wird es zeitabhängig zu einer Beeinträchtigung des Sympathikuszentrums und damit zu einem Überwiegen des Vagotonus kommen. Die Folge ist, daß die Herzfrequenz unter 160 spm absinkt, wobei die Zahl der Oszillationen weiterhin unter 2/min liegt. Das Herz schlägt in diesem Stadium, das dem Absterben des Fetus vorausgeht, weitgehend selbständig im Sinusrhythmus. Präfinal mit zunehmender Schädigung des Myokards und des Reizleitungssystems sinkt die Herzfrequenz unter 100 spm. Zusätzlich treten Arrhythmien auf.

Pathogenese der fetalen Hypoxie

Die Pathogenese der fetalen Hypoxie läßt sich in folgender Weise übersichtlich gruppieren. Es gibt
▶ präplazentare,
▶ plazentare,
▶ postplazentare

Ursachen.

Präplazentare Ursachen

Pathologische Uteruskontraktionen. Ausgehend von der Tatsache, daß Uteruskontraktionen je nach Stärke mit einer vorübergehenden Verminderung oder gar Unterbrechung der uteroplazentaren Zirkulation einhergehen, wird die Gefährdung verständlich, die eine pathologische Wehentätigkeit mit sich bringt. So kann bei der *uterinen Hyperaktivität* (S. 38) und der *hypertonen Motilitätsstörung* (S. 43) die während der Uteruskontraktion strapazierte Sauerstoffreserve des intervillösen Raumes in der kurzen Wehenpause nicht mehr voll ergänzt werden. Es entsteht zunächst eine respiratorische, in rascher Folge dann eine metabolische Azidose (Keller u. Mitarb. 1972).

Materne Zirkulationsstörungen. Als weitere präplazentare Ursachen, die eine Sauerstoffminderversorgung des Fetus zur Folge haben können sind mütterliche Zirkulationsstörungen zu nennen.

Das *Vena-cava-Kompressionssyndrom* ist gekennzeichnet durch das Auftreten von Schockzeichen bei einer schwangeren Frau in Rückenlage. Infolge Kompression der Beckenvenen und der V. cava inferior durch den schwangeren Uterus kommt es zur Drosselung des venösen Rückstromes zum Herzen mit einem dramatischen Abfall des Herzminutenvolumens und damit zum Kreislaufkollaps bei der Schwangeren. Abhängig von der Dauer der Abflußbehinderung vermindert sich auch die uteroplazentare Durchblutung. In Narkose, z. B. bei einer Schnittentbindung, aber auch bei spinalen oder epiduralen Anästhesien kann sich die Situation noch verstärken. Reduziert oder aufgehoben wird die Kompression bei Ablauf einer Wehe, die eine Aufrichtung des Uterus bewirkt (Abb. 1.**3**). Das Vena-cava-Kompressionssyndrom tritt ebenfalls nicht mehr auf, wenn der vorangehende Teil festen Kontakt zum kleinen Becken hat. Insofern ist während der Preßwehen die Rückenlage für Mutter und Kind ungefährlich.

> Die Einfachheit der Therapie steht im eindrucksvollen Gegensatz zur Schwere des Krankheitsbildes. In Seitenlage erholen sich Mutter und Kind schnell.

Orthostatische Dysregulationen. Unter orthostatischer Dysregulation wird ein Versacken größerer Blutmengen in der Peripherie bei Lagewechsel vom Liegen zum Stehen bzw. von der Hocke in die Streckstellung verstanden. Folge dieser, vor allem bei hypertonen Frauen auftretenden hämodynamischen Störung ist, daß der Uterus und damit auch der Fetus für eine bestimmte Zeit minderdurchblutet werden. Das ungeborene Kind reagiert darauf oft mit einem Abfall seiner Herzfrequenz (Goeschen u. Mitarb. 1983 a). Therapeutisch hat sich eine Behandlung

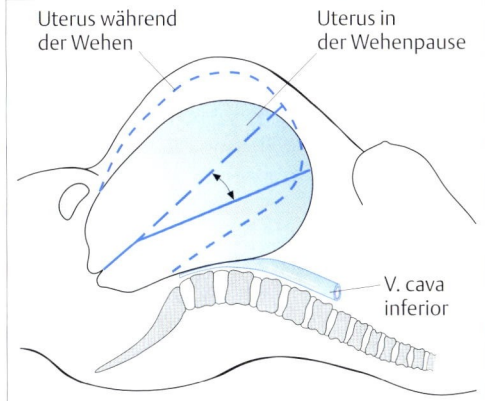

Abb. 1.**3** Kompression der V. cava inferior durch den erschlafften graviden Uterus und ihre Entlastung bei Kontraktion des Uterus (nach Otteni).

mit täglich 2mal 2,5 mg Dihydroergotamin bewährt (Goeschen u. Mitarb. 1984b).

Poseiro-Effekt. Unter dem Poseiro-Effekt versteht man das Abfallen des Blutdrucks in den unteren Extremitäten während einer Wehe (Poseiro u. Bieniarz 1964). Dabei sinkt nur der systolische Wert und gleicht sich der Höhe des diastolischen an, wobei die rechte untere Extremität stärker und häufiger betroffen ist. Die Diagnose kann durch Palpation der Fußpulse gestellt werden. Die Erklärung ergibt sich aus dem Verlauf der rechten A. iliaca communis, die in Höhe des 4. Lendenwirbels aus der links der Mittellinie gelegenen Aorta entspringt und die Lendenwirbelsäule überquert. Damit ist sie dem Druck des Uterus gegen die Wirbelsäule ausgesetzt und kann während der Wehe komprimiert werden. In dem von ihr versorgten Gebiet resultiert eine O_2-Minderdurchblutung. Davon ist somit auch die rechte A. uterina betroffen, so daß sich aus einer periodischen transitorischen Hypoxämie eine fetale Gefährdung ergeben kann. In linker Seitenlage verschwindet dieser Effekt.

Als weitere Ursache für Zirkulationsstörungen des mütterlichen Organismus, die mit einem Abfall des arteriellen Drucks einhergehen und zu einer Verminderung der plazentaren Perfusion führen, sind *Blutungen*, z. B. Placenta praevia, eine starke *iatrogene Blutdrucksenkung* bei Hypertonie oder ein *hypoplastischer Uterus* zu nennen.

Auch bei *Spinalanästhesien* ist die Gefahr einer materialen arteriellen Hypotonie gegeben.

Eine Reihe von Autoren hat ferner auf die Gefahr der fetalen Beeinträchtigung bei forcierter mütterlicher *Hyperventilation* aufmerksam gemacht (James 1967, Schreiner 1964 u. a.), wie sie z. B. bei Intubationsnarkosen auftreten kann. Dabei sinkt die arterielle materne Kohlensäurespannung, bis es bei einer kritischen Grenze von 18 mmHg (2,4 kPa) aufgrund der ausgeprägten Alkalose zur Konstriktion der uterinen Arterien und damit zur ungenügenden Perfusion des intervillösen Raumes kommt (Künzel u. Mitarb. 1970).

Eine schwere *mütterliche Anämie* kann bei Hämoglobinwerten unter 6,4 g/dl (3,97 mmol/l) ebenfalls zu einer direkten hypoxischen Gefährdung des Fetus führen (Wulf 1963).

Plazentare Ursachen

Diese Gruppe umfaßt pathologische Prozesse in der Plazenta, die mit einer Verminderung der plazentaren Austauschfläche oder mit einer erschwerten Permeabilität der synzytiokapillären Membran einhergehen. Bei der *maternalen Hypertonie,* primär oder im Rahmen einer EPH-Gestose, können sich arteriosklerotische oder endangitische Veränderungen an den uteroplazentaren Gefäßen manifestieren. Die Gefäßalterationen bedingen eine Abnahme des intervillösen Blutflusses.
➤ Bei *Progredienz* führen sie zur Thrombosierung der Arterien und schließlich zum Plazentainfarkt.
➤ Bei *akutem Verlauf* kann eine Spiralarterie rupturieren und ein retroplazentares Hämatom entstehen. Es kommt aufgrund der Auflockerung der Plazentahaftstelle zur vorzeitigen Plazentalösung.

Die *schwangerschaftsinduzierte Hypertonie* (früher EPH-Gestose genannt), geht vermehrt mit fibrinoiden Zottennekrosen, Dickenzunahme der synzytiokapillären Stoffwechselmembran und mangelhafter Umbildung der Kapillaren in Sinusoide einher (Wigglesworth 1962, Kubli u. Budlinger 1963).

Bei *Übertragung* nimmt durch Verdickung der Basalmembran die Permeabilität ebenfalls ab (Anderson u. McKay 1966, Fox 1968).

Auch der *mütterliche Diabetes mellitus* und die *fetale Erythroblastose* (neben der fetalen Anämie) sind durch eine erschwerte Diffusion im Bereich der Plazentamembran charakterisiert (Hörmann u. Lemtis 1965, Fox 1958).

Postplazentare Ursachen

Nabelschnurkomplikationen. Als wichtigste postplazentare Ursachen, die zu einer fetalen Hypoxie führen können, sind Komplikationen der Nabelschnur zu nennen, und zwar:
➤ Vorliegen oder Vorfall der Nabelschnur,
➤ Nabelschnurumschlingungen,

- Nabelschnurknoten,
- Kompression bei Fruchtwasserreduktion/-verlust
- Nabelschnurthrombosen,
- Nabelschnurhämatome.

Wie beschrieben, geht eine Kompression der Nabelschnurvene mit einem Anstieg, eine zusätzliche Kompression der Nabelschnurarterien mit einem Abfall der Herzfrequenz einher. Bei Persistenz der Zirkulationsstörungen kommt es zum Sauerstoffmangel und zur fetalen Azidose.

Intrauterine Erkrankungen, wie die intrauterine Infektion oder eine Mißbildung des Herzens, der Gefäße bzw. des ZNS, stellen eine zusätzliche Belastung des fetalen Kreislaufes dar. Sie können daher ebenfalls postplazentare Ursache einer fetalen Hypoxie sein. Entsprechend kann sich eine fetale Anämie z. B. infolge einer fetofetalen oder fetomaternalen Makrotransfusion auswirken.

Einteilung der Herzfrequenzveränderungen und Nomenklatur

FHF-Alterationen sind seit mehr als 100 Jahren bekannt (Kehrer 1867, Schatz 1885 u. a.). Um die Nomenklatur und Einteilung der FHF-Veränderungen haben sich im wesentlichen drei Arbeitskreise verdient gemacht (Caldeyro-Barcia u. Mitarb. 1966, Hammacher 1967, Hon 1968).

Für die Kennzeichnung der zahlreichen FHF-Alterationen eignet sich die Einteilung der fetalen Herzfrequenzveränderungen in drei Gruppen (Heinrich u. Seidenschnur 1977): langfristig, mittelfristig und kurzfristig.

Langfristige FHF-Veränderungen

Basalfrequenz. Die über einen längeren Zeitraum mit einem konstanten Mittelwert beobachtete Herzfrequenz wird Basalfrequenz (basale fetale Herzfrequenz) genannt.

Normokardie. Als Normokardie ist eine Basalfrequenz zwischen 160 spm und 120 spm definiert. Nach neuen Empfehlungen der FIGO wird eine Herzfrequenz zwischen 150 und 110 spm als normokard bezeichnet. Für den klinischen Gebrauch haben sich allerdings die alten Grenzwerte bewährt.

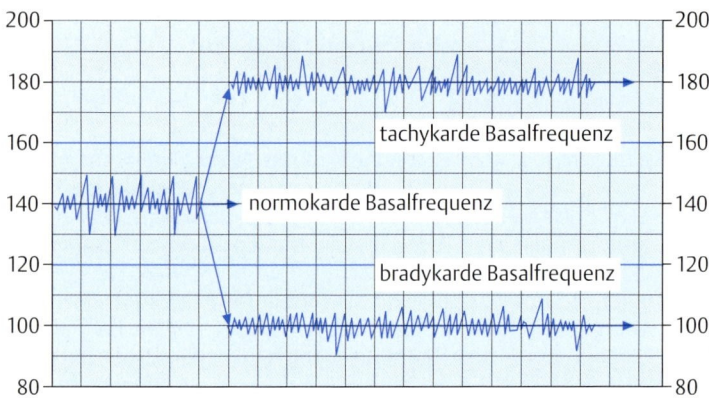

Abb. 1.4 Langfristige FHF-Alterationen. Bestimmung der Basalfrequenz im normokarden, tachykarden und bradykarden Bereich. Ein Frequenzniveau zwischen 160 und 120 spm wird als Normokardie bezeichnet. Hält ein Frequenzanstieg über 160 spm länger als 10 min an, so spricht man von einer Tachykardie. Ein länger als 3 min anhaltender Frequenzabfall unter 120 spm heißt Bradykardie. Papiervorschubgeschwindigkeit 1 cm/min.

> Eine Änderung des normokarden Frequenzniveaus über eine längere Zeitspanne entspricht einer langfristigen FHF-Alteration und kann Anstieg oder Abfall bedeuten (Abb. 1.4).

Tachykardie. Ein länger als 10 min andauernder Frequenzanstieg über 160 spm wird Tachykardie genannt.

Bradykardie. Ein länger als 3 min anhaltender Frequenzabfall unter 120 spm heißt Bradykardie.

Frequenzveränderungen, die einen kürzeren Zeitraum beanspruchen, werden zu den mittelfristigen FHF-Alterationen gerechnet.

Mittelfristige FHF-Veränderungen

Mittelfristige FHF-Veränderungen sind mit den Begriffen
➤ Beschleunigung oder Akzeleration und
➤ Verlangsamung oder Dezeleration

gekennzeichnet (Abb. 1.5). Sie können von einer normokarden, tachykarden oder bradykarden Basalfrequenz ausgehen. Die zeitliche Abgrenzung der mittelfristigen von den langfristigen FHF-Veränderungen

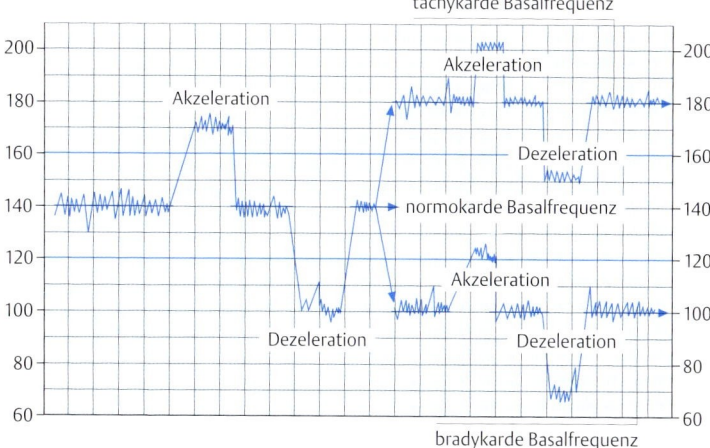

Abb. 1.5 Mittelfristige FHF-Alterationen. Eine weniger als 10 min anhaltende Frequenzbeschleunigung heißt Akzeleration, eine kürzer als 3 min andauernde Frequenzverlangsamung Dezeleration. Akzelerationen und Dezelerationen können sowohl von einer normokarden als auch von einer bradykarden oder tachykarden Basalfrequenz ausgehen. Papiervorschubgeschwindigkeit 1 cm/min.

hat nicht nur didaktischen, sondern vor allem einen prognostischen Wert für die Beurteilung des fetalen Zustandes erlangt, auch wenn es im Entstehungsmechanismus einer Tachykardie und Akzeleration bzw. Bradykardie und Dezeleration keinen Unterschied gibt.

Nach tierexperimentellen Untersuchungen an Schafsfeten (Berg u. Mitarb. 1972 und 1973) ist das Verhalten der FHF eng mit den Schwankungen des Sauerstoffpartialdrucks im Blut korreliert. Danach wird mit zunehmendem O_2-Mangel zunächst eine Akzelerationsschwelle mit Anstieg des Blutdrucks, der Frequenz und des Herzminutenvolumens bewirkt. Bleibt der niedrige O_2-Druck bestehen oder fällt weiter ab, wird eine Dezelerationsschwelle unterschritten und ein Abfall von Blutdruck, Frequenz und Herminutenvolumen ausgelöst. Kommt es rechtzeitig zur Normalisierung der O_2-Mangelsituation, so werden die Stadien in umgekehrter Reihenfolge durchlaufen. Ein weiterer Abfall des O_2-Druckes führt indessen zur Lähmung des Vasomotorenzentrums in der Medulla, zur Myokardschädigung und zum irreversiblen Schock. Diese Darstellung konnte ebenfalls mit Hilfe der subpartual eingesetzten kontinuierlichen O_2-Messung in der fetalen Kopfhaut bestätigt werden (Huch u. Mitarb. 1974 u. 1975). Bei vermindertem O_2-Angebot oder erhöhtem O_2-Bedarf kommt es kompensatorisch zunächst zur Akzele-

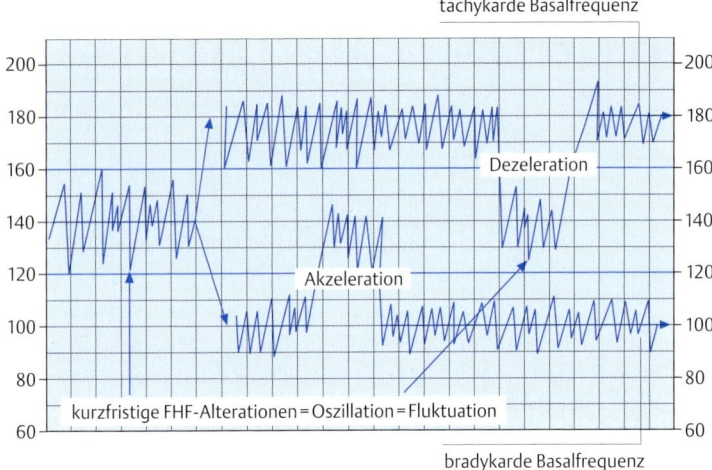

Abb. 1.6 Kurzfristige FHF-Alterationen. Sie kommen als Schwingung um einen Mittelwert im normokarden, tachykarden und bradykarden Bereich zur Darstellung und sind auch bei Vorliegen von Akzelerationen und Dezelerationen zu erkennen. Papiervorschubgeschwindigkeit 1 cm/min.

ration, bei nicht ausreichender Kompensation zur Dezeleration. Primär zu geringer O_2-Druck läßt die fetale Herzfrequenz sofort abfallen. Beim Abklingen der auslösenden Schädigung kehrt die Frequenz entweder direkt oder nach Ablauf einer kompensatorischen Tachykardie zum ursprünglichen Niveau zurück oder erreicht es nicht wieder.

Kurzfristige FHF-Veränderungen

Die kurzfristigen FHF-Veränderungen sind dem gesamten Frequenzverlauf, also den langfristigen und mittelfristigen FHF-Alterationen, aufgepfropft (Abb. 1.6). Sie kommen als Schwingungen um einen Mittelwert, der ständig in beiden Richtungen durchlaufen wird, zur Darstellung und werden *Oszillation* oder *Fluktuation* genannt.

> Die kurzfristigen FHF-Veränderungen zeigen die unter physiologischen Bedingungen ständig wechselnde Beeinflussung des Sinusknotens durch das vegetative Nervensystem sowie die Reaktion des Herzens auf eine stete Blutumverteilung in der fetalen Körperperipherie. Sie werden unterschieden nach Amplitude und Frequenz.

2 Physiologie und Pathologie der Uterusmotilität

Erregungsprozesse der Muskelfaser

Ruhepotential

Seit den klassischen Untersuchungen von Bernstein (1911) ist bekannt, daß jede erregbare Zelle eine bioelektrische Membran besitzt. In Ruhe erlaubt ihre Teildurchgängigkeit den Kaliumionen eine hohe Bewegungsfreiheit in beiden Richtungen, während das Natrium zurückgehalten wird (Abb. 2.**1**). Da eine energieverbrauchende K^+-Pumpe die nach außen diffundierenden K^+-Ionen laufend ins Zellinnere zurückholt, während eine entsprechende Natriumpumpe für das Konzentrationsgefälle zwischen Zellaußenflüssigkeit und Intrazellularraum sorgt, resultiert in Ruhe eine im Zellinneren im Vergleich zum Extrazellularraum 40- bis 50fach größere K^+-Ionenkonzentration.

Die Diffusion der K^+-Ionen in Richtung des Konzentrationsgefälles erzeugt ein *Diffusionspotential,* das sog. Ruhe- oder Membranpotential. Nach Fleckenstein (1955) fällt dem Muskelstoffwechsel die Hauptaufgabe zu, dieses Konzentrationsgefälle über die Ionenpumpen aufrechtzuerhalten oder nach einer Erregung wiederherzustellen. Grundsätzlich ist die Höhe des Membranpotentials von der intra- und extrazellulären Konzentration verschiedener Ionen abhängig und beeinflußt über diese die Motilität des Uterusmuskels. Die Sexualhormone, das Oxytocin und die Prostaglandine greifen steuernd in die Verteilung der Elektrolyte ein. Somit wird das Membranpotential durch die hormonale Situation modifiziert (S. 17) und besitzt normalerweise eine Ladung von −60 bis −90 mV (Abb. 2.**1**).

Aktionspotential

Durch einen Reiz kann das Ruhepotential unter einen kritischen Wert gesenkt werden, bei dem es durch einen massiven *Einstrom von Natriumionen* ins Zellinnere zu einer Veränderung der Ionenkonzentration kommt. Es entsteht ein der Ruheladung der Membran entgegengesetztes Potential, das Aktionspotential genannt wird. Durch das Sistieren

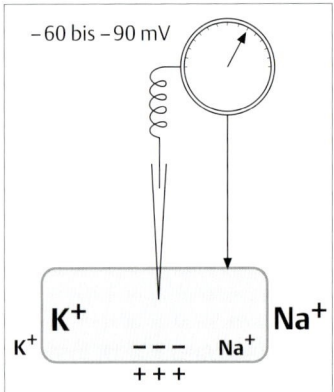

Abb. 2.1 Elektrolytgefälle an der Zellmembran in Ruhe. Infolge der Teildurchgängigkeit vermögen die kleinen Kaliumionen die Membran stets in beiden Richtungen zu passieren. Die größeren Natriumionen werden zurückgehalten. Daraus resultiert eine außen positive, innen negative Ladung der Membran (nach Jung).

der kurzfristig erhöhten Na^+-Permeabilität und durch die Tätigkeit der Kalium- und Natriumpumpe wird anschließend das alte Ionengleichgewicht wiederhergestellt.

Dieser elektrische Erregungsvorgang führt zu einer Kontraktion der Muskelzelle und ist mit dem Begriff der *elektronenmechanischen Kopplung* belegt. Als biochemischer Fundamentalprozeß setzt er das Vorhandensein von Energie voraus, so daß eine Verkürzung der Muskulatur nur dann zustande kommt, wenn den kontraktilen Proteinen Myosin und Actin verwertbare Energie in Form von *Adenosintriphosphat (ATP)* und *Kreatininphosphat (KP)* zur Verfügung steht. Für die Interaktion, also das Zusammenwirken des kontraktilen Apparates mit ATP, sind Ca^{2+}-Ionen erforderlich, die mit der Depolarisierung der Membran lawinenartig ins Zellinnere einströmen und durch Aktivierung der ATPase die Kontraktion auslösen. Bei Gabe von Calciuminhibitoren bleibt die Kontraktion trotz bioelektrischer Erregung aus. Für dieses Phänomen wird nach Fleckenstein der Begriff *elektromechanische Entkopplung* verwendet.

Der Betrag, um den man das Membranpotential vermindern muß, damit es zusammenbricht und zu einer Erregung führt, ist um so größer, je höher das Ruhepotential ist. Das heißt, der zur Erregung des Uterus erforderliche Reiz muß um so größer sein, je höher das Ruhepotential ist. Der Wert, auf den man das jeweilige Membranpotential vermindern muß, um eine fortgeleitete Erregung auszulösen, wird kritisches Potential genannt.

Die Differenz zwischen dem willkürlichen Membranpotential und dem kritischen Potential entspricht der Reizschwelle (Abb. 2.2).

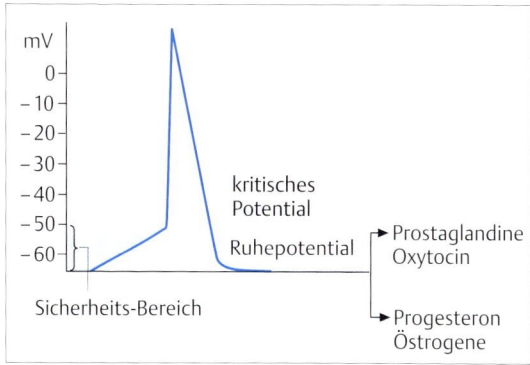

Abb. 2.2 Ruhepotential und kritisches Potential. Wird das Ruhepotential durch einen Reiz unter das kritische Potential gesenkt, so entsteht das Aktionspotential. Der Bereich zwischen dem Ruhepotential und dem kritischen Potential ist ein Sicherheitsbereich, der pharmakologisch beeinflußbar ist. Oxytocin und Prostaglandine vermindern, Progesteron und Östrogen steigern das Membranpotential (nach Jung).

Hormonale Steuerung

Progesteron

Das Progesteron bewirkt durch eine Steigerung des Ruhepotentials und Inaktivierung des Na^+-Carriersystems den sog. *Progesteronblock*. Die Hemmwirkung ist am nichtschwangeren Uterus wesentlich intensiver (Jung 1972) und nimmt im Verlauf der Gestation ab. Der schwangere Uterus unter Progesteronwirkung gleicht einem geladenen Gewehr, dessen Abzug blockiert ist (Csapo 1959).

Östrogen

Auch die Östrogene erhöhen das Membranpotential durch eine Zunahme des intrazellulären Kaliums. Andererseits kommt es unter dem Einfluß der Östrogene zu einem Konzentrationsanstieg der energiereichen Phosphate und der kontraktilen Proteine sowie einer Zunahme der ATPase-Aktivität und der Erregungsleitungsgeschwindigkeit. Dadurch wird das Myometrium auf die Geburtsarbeit vorbereitet, zum anderen gleichzeitig vor zufälligen und unerwünschten Kontraktionen geschützt.

Oxytocin

Oxytocin hingegen senkt das Membranpotential in die Nähe des Schwellenwertes und erhöht damit die Erregbarkeit des Uterus. Da die normale Erregungsform des Uterus in einem echten Tetanus besteht, das heißt, daß eine einzelne Kontraktion auf eine Salve rasch entladener repetitiver Einzelpotentiale erfolgt, kann Oxytocin eine Basaltonuserhöhung bewirken. Die Geschwindigkeit der Erregungsleitung nimmt hingegen unter dem Einfluß von Oxytocin ab.

Prostaglandine

Prostaglandine sind in den ersten sechs Schwangerschaftswochen nur in Spuren nachweisbar. Im letzten Trimenon und vor allem unter der Geburt erfolgt ein deutlicher Konzentrationsanstieg, der mit einer verstärkten Freisetzung aus der fragilen Dezidua und Neubildung erklärt werden kann. Ferner wird eine positive Beeinflussung der Prostaglandinsynthese durch Östrogene diskutiert.

Die Prostaglandine senken wie das Oxytocin das Membranpotential. Möglicherweise erleichtern sie den Transport der Ca^{2+}-Ionen in Chelatform durch die Zellmembran und führen durch anschließende Freisetzung des Ca^{2+} zur Membrandepolarisation.

Uteruskontraktionen ante- und intrapartual

Erregungsbildung

> Die Muskulatur des Uterus ist wie der Herzmuskel zur autonomen Erregungsbildung und myogenen Leitung der Erregung befähigt.

Obwohl Uteruskontraktionen multifokal, d. h. an jeder beliebigen Stelle, entstehen können, gibt es *Prädilektionsstellen* der Erregungsbildung in Tubenecken und im Zervixbereich, die Schrittmacherfunktion übernehmen.

Nach Bayer u. Hoff (1951) werden der Verschluß des unteren Uterinsegmentes in der Schwangerschaft und der Schließvorgang nach der Geburt über eine Dominanz der Isthmuswehen erreicht, während die Eröffnung der Zervix und die Austreibung der Frucht vom Schrittmacher in den Tubenwinkeln abhängig ist.

Zu Beginn der Eröffnungsperiode laufen die Kontraktionen in den drei Uterusabschnitten völlig unkoordiniert ab, um mit Fortschritt der Geburt eine zunehmende Koordination zu erfahren (Karlson 1949). Die Erre-

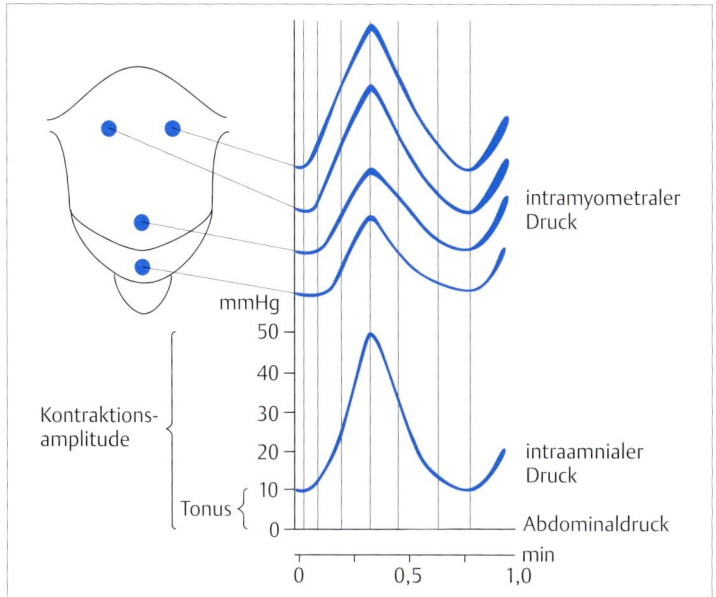

Abb. 2.**3** Ausgang und Verlauf einer koordinierten Kontraktionswelle in Beziehung zur resultierenden intrauterinen Druckkurve (nach Caldeyro-Barcia). Die Erregung und die Kontraktionswelle beginnen im Fundus und breiten sich über die tiefer gelegenen Uterusabschnitte zervixwärts aus. Infolge Koordinierung des Kontraktionsablaufs liegen die Kontraktionsmaxima übereinander, so daß eine eingipflige Summenkurve entsteht.

gung, der eine tetaniforme Kontraktionswelle folgt, beginnt in der Nähe einer Tubenecke, zumeist der rechten (Caldeyro-Barcia 1958), und breitet sich bei einer Erregungsleitungsgeschwindigkeit von 2 cm/s in 15 Sekunden über die mittleren Uterusabschnitte zum Isthmus und schließlich zur Zervix aus. Dabei ist die normale koordinierte Wehe durch einen dreifach absteigenden Gradienten (DAG oder triple descending gradient = TDG) gekennzeichnet (Caldeyro-Barcia 1958). Der TDG resp. DAG hat drei Komponenten:
- ➤ Die Erregungs- und Kontraktionswelle breitet sich von oben nach unten aus.
- ➤ Die Wehendauer nimmt von oben nach unten ab.
- ➤ Die Kontraktionsstärke vermindert sich ebenfalls zervixwärts.

Der dreifach absteigende Gradient bewirkt, daß die Summenkurve einer Wehe eingipflig ist (Abb. 2.**3**).

Das Phänomen des TDG wird mit dem Vorkommen der kleinsten Myometriumzellen im Bereich der Tubenecken erklärt, die bei relativ großer Oberfläche der Stimulation durch das Oxytocin am besten zugänglich sind (Zimmer 1965).

> Aktivitäten des Uterus können schon in den ersten Schwangerschaftswochen bemerkt werden.

Ab dem 4. Monat beginnt die Frucht den Uterus zu dehnen. Dieser Reiz führt zu einem verstärkten Wachstum der Wand, zu einer Arbeitshypertrophie, und zu einem ständigen Druck der Wand auf den Inhalt.

Alvarez-Wellen

Etwa ab der 20. Schwangerschaftswoche treten kleine, unregelmäßige Wehen auf, die infolge ihrer geringen Amplitude als Ausdruck lokaler Muskelverkürzungen betrachtet werden können und ungefähr im Abstand einer Minute erfolgen. Diese *unkoordinierten Lokalkontraktionen* stellen sich im Tokogramm als sog. Alvarez-Wellen dar (Abb. 2.**4**).

Unter physiologischen Bedingungen nehmen die Alvarez-Wellen vor Einsetzen der regelmäßigen Wehentätigkeit am Ende der Tragzeit in ihrer Frequenz auf 4–5/min ab, während ihre Intensität auf etwa 10 mmHg (1,3 kPa) ansteigt. Das gehäufte und prolongierte Auftreten von Alvarez-Wellen vor der 38. Schwangerschaftswoche zeigt eine erhöhte Wehenbereitschaft an und wird zur Diagnose einer drohenden Frühgeburt herangezogen.

Braxton-Hicks-Kontraktionen

Mit Beginn der zweiten Schwangerschaftshälfte finden sich weiterhin Kontraktionen mit einer Amplitude von 10–15 mmHg (1,3–2 kPa), die sich auf größere Areale des Uterus auszubreiten vermögen, aber mit niedrigerer Frequenz, zunächst etwa im Abstand von einer Stunde, zu registrieren sind. Im Anschluß an eine solche Kontraktion erfolgt in der Regel eine längere Pause der Uterusmotilität (Abb. 2.**5**). Es handelt sich um die sog. Braxton-Hicks-Kontraktionen, die früher als Vor- oder Senkwehen bezeichnet wurden. Nach der 30. Schwangerschaftswoche nehmen Frequenz und Amplitude der Braxton-Hicks-Kontraktionen zu. Die obere Grenze der physiologischen Uterusaktivität liegt nach Zahn (1979) bis zur 28. Schwangerschaftswoche bei 3 Kontraktionen pro Stunde und steigt zwischen der 30. und 32. Woche auf 5 pro Stunde an (Abb. 2.**6**).

Uteruskontraktionen ante- und intrapartual

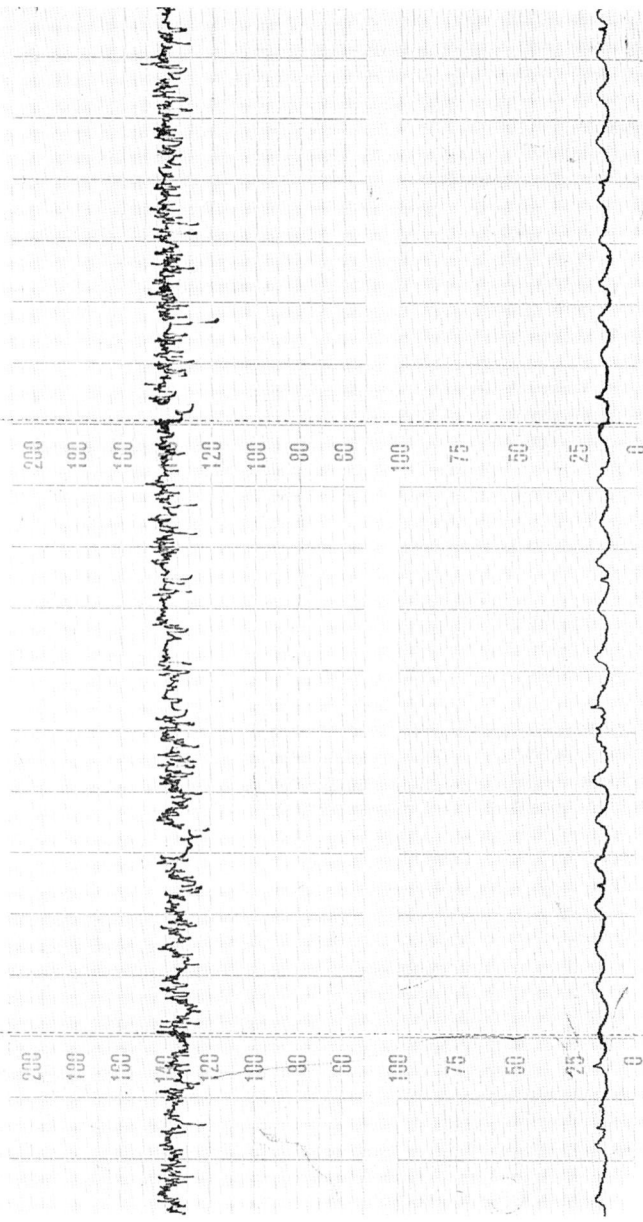

Abb. 2.4 Alvarez-Wellen im Kardiotokogramm. Antenatales Kardiotokogramm in der 28. Schwangerschaftswoche bei drohender Frühgeburt.

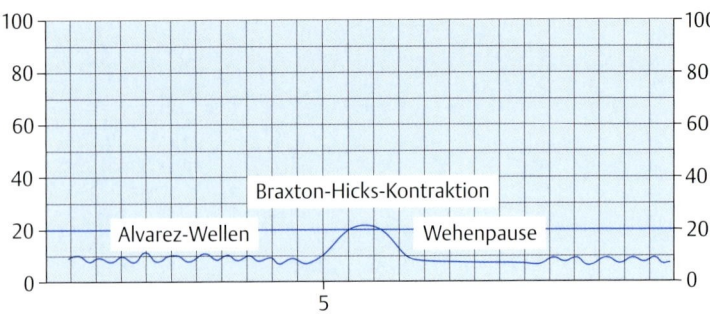

Abb. 2.5 Braxton-Hicks-Kontraktion mit typischer nachfolgender Pause.

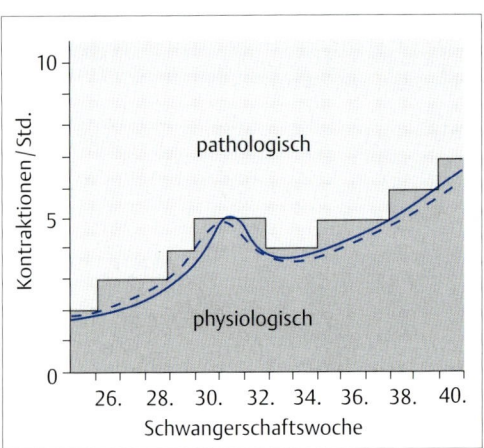

Abb. 2.6 Physiologischer und pathologischer Bereich der Kontraktionshäufigkeit pro Stunde im Verlauf der Schwangerschaft (nach Zahn). 97. Perzentile für Erstgebärende (– – – –) und Mehrgebärende (—) (aus J. W. Dudenhausen: Praxis der Perinatalmedizin. Thieme, Stuttgart 1984).

In den letzten zwei Wochen vor der Geburt breiten sich die Kontraktionen mehr auf den ganzen Uterus aus und erreichen in ihrer Intensität bereits Druckamplituden der Eröffnungsphase. Sie werden jetzt auch *Reifungswehen* genannt, da unter ihrem Einfluß der Zervix reift. Die Braxton-Hicks-Kontraktionen gehen bezüglich der Qualität der Wehen unmerklich in Eröffnungswehen über.

Geburtseintritt

Bei dem Auslösemechanismus des fließenden Übergangs von Schwangerschaftswehen in die Eröffnungswehen handelt es sich um ein multifaktorielles Geschehen. Vereinfacht kann man den Geburtseintritt als

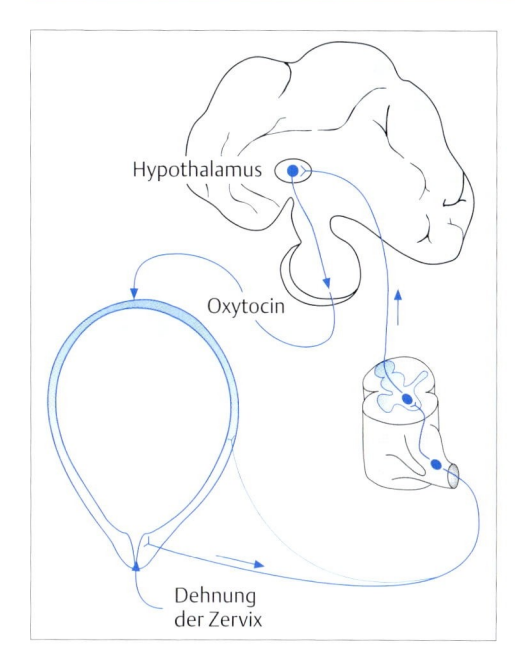

Abb. 2.7 Ferguson-Reflex. Die Dehnung der Zervix führt zu einer reflektorischen Oxytocinfreisetzung aus der Hypophyse und damit zu einer Steigerung der Uterusmotilität. (Die digitale Zervixdilatation mit Ablösung des unteren Eipoles stellt eine Ausnutzung dieses Reflexes für die Praxis dar).

das Ergebnis der östrogenbedingten Hypertrophie der Muskulatur und zunehmenden Sensibilisierung des Myometriums für das Oxytocin, der abnehmenden protektiven Wirkung des Progesterons und der prostaglandin–abhängigen Membrandepolarisation deuten. Die Eröffnungswehen führen zu einer Dehnung der Zervix, die einen starken Reiz für die reflektorische Oxytocinausschüttung aus der Neurohypophyse darstellt (Ferguson-Reflex, Abb. 2.7). In der Dezidua und teilweise auch im Amnion führt Oxytocin über spezifische Rezeptoren zur Stimulation der Prostaglandinsynthese (Husslein 1984). Die Prostaglandine lösen direkt Kontraktionen aus, lassen die Zervix reifen und sensibilisieren die Gebärmutter weiter für Oxytocin. Dadurch kommt es zur erforderlichen Zervixdilatation.

Wie auf S. 15 ff beschrieben, senkt Oxytocin durch Erhöhung der K^+-Leitfähigkeit das Ruhepotential der Membran, woran sich eine Serie von Aktionspotentialen mit tetanischem Charakter anschließt. Durch die gleichzeitig ausgelöste *Abnahme der Erregungsleitungsgeschwindigkeit* wandern die Aktionspotentiale langsamer durch das Muskelsynzytium, so daß die Muskelfaser länger kontrahiert ist und einen stärkeren Druck erzeugen kann. Während der Geburt werden aus der Hypophyse Oxytocingesamtmengen von etwa 1,5–2,5 E freigesetzt, was einer Ausschüttung von 3–5 mE pro Minute entspricht. Unter dem Einfluß von Oxytocin kommt es zu einer *Koordinierung der Wehentätigkeit*. Koordinierung heißt, daß es einerseits zur Regulierung eines unregelmäßigen Wehenrhythmus und zum anderen zur Normalisierung atypischer, an ihrer Mehrgipfligkeit im Tokogramm erkennbarer Kontraktionen kommt.

Pharmakologische Beeinflussung der Uterusmotilität

Eine pharmakologische Beeinflussung der Uterusaktivität erfolgt im wesentlichen unter drei Aspekten. Und zwar können Stimulation, Hemmung und Koordinierung der Wehentätigkeit Ziel der medikamentösen Behandlung sein.

Stimulation der Wehen

■ Oxytocin

Die exogene Zufuhr von Oxytocin führt bei einer schwangeren Frau während der gesamten Gravidität zu einer Steigerung der Uterusmotilität. Die Oxytocinempfindlichkeit des Uterus ist schon in der Frühschwangerschaft größer als im nichtgraviden Zustand. Sie nimmt im Verlauf der Schwangerschaft um ein Vielfaches zu. Oxytocin wird heute in Form einer Dauerinfusion zur Wehenstimulation
➤ beim Oxytocinbelastungstest (OBT) (S. 149),
➤ bei Geburtseinleitungen,
➤ als Substitutionstherapie unter der Geburt

verwendet. Als „physiologische Dosis" wird die in mE/min angegebene Oxytocinmenge erachtet, die bei intravenöser Infusion eine von einer normalen, spontanen Wehentätigkeit im betreffenden Stadium der Geburt nicht zu unterscheidende Uterusaktivität erzeugt. Beim Oxytocinbelastungstest werden Bruchteile von mE/min, bei der eingeleiteten oder unterstützten Geburt 1–12 mE/min je nach Ansprechbarkeit des Myometriums gegeben. Dabei muß die physiologische Uterusmotilität beachtet werden, damit es nicht zu Überstimulierungen kommt.

> Die Tatsache, daß Oxytocin zunächst die Kontraktionsamplitude und -frequenz steigert und erst langsam den Basaltonus erhöht, verhindert ein gehäuftes Auftreten von Zwischenfällen.

Prostaglandine

Die Prostaglandine üben wie das Oxytocin eine stimulierende Wirkung auf den Uterusmuskel aus. Es gibt vier große Gruppen von Prostaglandinen (PG), die mit den Buchstaben A, B, E und F gekennzeichnet sind. In der Geburtshilfe kommen vor allem das $PGF_2\alpha$ und das PGE_2 zur Anwendung.

Wirkung auf den schwangeren Uterus. Neben der Applikationsart (intravenös, intramuskulär, oral, intraamnial, intrazervikal, perizervikal und intramural) ist die Prostaglandinmenge pro Zeiteinheit für die Auslösung von regulären Kontraktionen entscheidend. Die uterine Aktivität läßt sich am besten mit einer kontinuierlichen Infusion steuern und gleicht dann einer spontanen Wehentätigkeit mit kompletter Relaxation zwischen den Kontraktionen. Prostaglandine wirken langsam, die Wehentätigkeit beginnt erst 15–20 min nach Applikation. Die Weheninduktion durch Prostaglandine scheint insbesondere bei nicht vorhandener Geburtsbereitschaft der Zervix zu günstigeren Ergebnissen zu führen. Zunächst wurde das $PGF_2\alpha$, später dann das zehnmal stärker wirkende PGE_2 zur Weheninduktion unter der Geburt eingesetzt. Das PGE_2 geht infolge der niedrigeren Dosierungsmöglichkeit bei gleicher Wirkung mit weniger Nebenerscheinungen einher und weist den willkommenen Begleiteffekt auf, daß es zusätzlich zervixreifend wirkt.

Steiner u. Mitarb. (1976) empfehlen bei Geburtseinleitungen eine PGE_2-Infusion mit einer Zusammensetzung von 0,5 mg PGE_2/1000 ml Glucose, beginnend mit 24 Tropfen pro min (entspr. 1 ml) = 0,5 µg/min. Über die zervixerschlaffende Wirkung kommt es schneller zur Zervixretraktion bei geringeren uterinen Druckmaxima als nach entsprechender Oxytocingabe.

Darüber hinaus besitzen die Prostaglandine gegenüber dem Oxytocin einen weiteren Vorteil: Sie weisen keine antidiuretische Wirkung auf, was sie besonders bei Schwangeren mit Nieren- oder Herzerkrankungen, bei Spätgestosen sowie bestehender Rh-Inkompatibilität zur Geburtseinleitung geeignet erscheinen läßt.

Hemmung der Wehen

Jahrzehntelang bestand die tokolytische Therapie in einer Progesteron- und Gestagensubstitution. Überzeugende klinische Erfolge blieben jedoch aus.

Ferner wurde bereits vor 100 Jahren Äthylalkohol zur Beseitigung von Wehen angewandt, der die Ausschüttung von Oxytocin aus der Neurohypophyse zu bremsen vermag und dadurch die Uterusmotilität mindert. Zur Dauertherapie war Alkohol jedoch nicht geeignet, da eine Wehenhemmung erst bei einem Blutspiegel von etwa 1 Promille auftritt (Fuchs 1965) und damit bei längerer Anwendung eine pränatale Schädigung des Kindes (Alkoholfetopathie) nicht auszuschließen ist.

Auch die Versuche, mit Inhalationsnarkotika (Chloroform und Äther) eine Tokolyse durchzuführen, sind beendet worden.

β-Mimetika

Als Wehenhemmer kommen heute vor allem die β-symphathikomimetischen oder β-adrenergen Substanzen zur Anwendung, die ihre Wirkung über sog. β-Rezeptoren an der Zellmembran der glatten Muskelzelle entfalten. Die klassische Zweirezeptorentheorie von Alquist besagt, daß α-Rezeptoren von Noradrenalin, α- und β-Rezeptoren von Adrenalin und β-Rezeptoren von Isoproterenol erregt werden. Isoproterenol ist demnach der klassische β-Stimulator. Die heute zur Tokolyse verwendeten β-Sympathikomimetika leiten sich von der Struktur dieser Substanz ab. Im allgemeinen besitzt die glatte Muskulatur eine antagonistische Innervation durch den Sympathikus und den Parasympathikus (s. Herz). Obwohl am Uterus direkte Verbindungen postganglionärer Fasern zur glatten Muskelfaserzelle fehlen, ist auch hier das Vorhandensein von α-und β-Rezeptoren wahrscheinlich, da Noradrenalin zur Uteruskontraktion, Adrenalin und die β-Sympathikomimetika zur Wehenhemmung führen. Weiterhin hat sich herausgestellt, daß β-Mimetika auch einen hemmenden Einfluß auf Oxytocin- (Goeschen 1983b, 1984d) und Prostaglandinkonzentrationen (Husslein 1984) im mütterlichen Serum aufweisen.

Da β-Mimetika ihre Wirkung an der gesamten glatten Muskulatur des Körpers entfalten, fehlte es nicht an Bemühungen, Präparate mit hoher Uterusspezifität zu entwickeln. Heute finden vor allem

➤ Fenoterol (Partusisten),
➤ Ritodrin (Pre-Par),
➤ Clenbuterol (Spiropent),
➤ Hexoprenalin (Gynipral),
➤ Terbutalin (Bricanyl)

Verwendung.

Oxytocinrezeptor-Antagonist (Atosiban®)

Atosiban (Tractocile) ist ein kompetitiver Antagonist am Oxytocinrezeptor des Myometriums und der Decidua (Akerlund u. Mitarb. 1986 und 1987, Fuchs u. Mitarb. 1989). Atosiban (Tractocile) ist innerhalb der europäischen Gemeinschaft (EU) seit Januar 2000 zur Behandlung einer vorzeitigen Wehentätigkeit zugelassen. Im Vergleich zu den β-Mimetika ist Atosiban ein spezifisches Tokolytikum, weil es durch direkten Einfluss auf den Rezeptor primär und selektiv die Myometriumskontraktion verhindert, das heißt, eine bessere Wirksamkeit könnte erwartet werden. Demzufolge treten auch die bekannten und oft den Einsatz der β-Mimetika limitierenden Nebenwirkungen auf das Herz-Kreislauf-System, den Kohlenhydratstoffwechsel, die Leber, den Mineralhaushalt (Hypokaliämie) und die Hydratation nicht auf.

Die Anwendung von Atosiban ist bislang nur auf die Gestationsdauer von 24–33 Wochen festgelegt und erfolgt über einen Zeitraum von lediglich 48 Stunden in einer relativ starren dreistufigen Applikationsform:
1. initialer Bolus von 6,75 mg über 1–(3) Minuten
2. hochdosierte Sättigungsinfusion von 18 mg/Std. über 3 Stunden
3. niedrigdosierte Infusion 6 mg/Std. über 45 Stunden

Eine internationale klinische Multicenterstudie („T.R.E.A.S.U.R.E.") ist Ende 2002 abgeschlossen worden. Ob im Ergebnis dieser Studie Atosiban (Tractocile) tatsächlich die β-Mimetika in der klinischen Anwendung ersetzt, bleibt vor dem Hintergrund erheblich höherer Fallkosten (bis zu 50 ×) und den Erfahrungen im Umgang mit den β-Mimetika einschließlich der Prävention resp. Therapie von Nebenwirkungen sehr fraglich.

Calciumantagonisten

Auch durch Hemmung des Einstroms von freiem Calcium in die Zelle ist es über eine elektromechanische Entkopplung möglich, die Uterusmotilität zu mindern. Ca^{2+}-Antagonisten (z. B. *Isoptin*) sind bezüglich ihrer Kontraktionshemmung am Uterusmuskel Synergisten der β-Sympathikomimetika, wobei sie außerdem die unerwünschten Wirkungen der β-Adrenergika am Herzen vermindern sollen. In kliniküblichen Dosierungen (40 mg Verapamil auf 1 mg Fenoterol) vermögen sie allerdings nicht β-Mimetika-induzierte Nebenwirkungen zu verhindern (Richter u. Irmer 1983). Ein solcher Effekt ist erst bei weit höherer Konzentration zu erreichen. Es wären dazu Serumkonzentrationen notwendig (>200 ng/ml), bei denen in Kombination mit β-Mimetika ein massiver Blutdruckabfall und eine starke Einschränkung der uteroplazentaren Durchblutung zu erwarten sind (Nayler u. Mitarb. 1968).

Prostaglandinantagonisten

In der Verabreichung von Prostaglandinantagonisten steht eine weitere Möglichkeit der medikamentösen Wehenhemmung zur Verfügung. So gelingt es z. B. mit *Aspirin* in hohen Dosen (3–6 g/Tag) kurzzeitig Wehen zu hemmen. Eine *Dauermedikation* ist schon wegen der schlechten Magenverträglichkeit *nicht möglich*. Da Prostaglandinantagonisten plazentagängig sind, können bei Neugeborenen nach Dauermedikation Störungen (Thrombopenie, Blutzerfall usw.) auftreten.

Die *Wirkungsweise* der Acetylsalicylsäure beruht, soweit bekannt, auf einer Verminderung der Prostaglandinsynthese, möglicherweise auch auf einer direkten Blockierung zwischen Rezeptor und Zellmembran.

Klinische Anwendung der Tokolyse

Die Tokolyse kommt in zwei Formen zur klinischen Anwendung, und zwar als Langzeittokolyse und Akuttokolyse.

Langzeittokolyse

Die Langzeittokolyse soll der Vermeidung einer Frühgeburt dienen. Sie hat eine Ruhigstellung des Myometriums und somit Unterdrückung einer vorzeitigen Wehentätigkeit zum Ziel und besitzt daher unter den schwangerschaftserhaltenden Maßnahmen nach wie vor eine große Bedeutung. Bei tokographisch verifizierten Kontraktionen, die zur vorzeitigen Zervixreifung führen, wird zunächst eine Infusionstherapie in einer Dosierung von z. B. 1–4 µg/min Partusisten durchgeführt. Wegen der bislang unbeeinflussbaren Frühgeburtenrate wird zunehmend auf eine Verlängerung um 48 Stunden orientiert, um die Lungenreifeinduktion mittels Glucocorticoiden durchzuführen. Danach erfolgt keine weitere Tokolyse. Dieser Trend wird jedoch nicht einheitlich akzeptiert. Die bedarfsgerechte intravenöse Tokolytikadosierung innerhalb der maternen Toleranzgrenze bezüglich der kardiovaskulären Nebenwirkungen insbesondere bewährt sich im klinischen Alltag.

Eine orale Applikation von Fenoterol erscheint wegen der sehr kurzen biologischen Haltwertzeit nicht vertretbar respektive pharmakologisch unsinnig. Das für diese Applikationsform geeignete Clenbuterol (Spiropent) in einer Dosierung von 2 bis 4 (5) Tbl. à 20 µg/die ist klinisch effektiv, aber nicht zugelassen für diese Indikation.

Akuttokolyse, intrauterine Reanimation

Den zweiten Komplex einer tokolytischen Therapie stellt die Wehenhemmung sub partu dar, die auch als Akuttokolyse oder intrauterine Reanimation bekannt ist (Schenk u. Mitarb. 1975). Sie hat im wesentlichen *zwei Aufgaben* zu erfüllen:
▶ kausal, d. h. zur Überwindung der akuten fetalen Asphyxie,
▶ symptomatisch, d. h. zur Überbrückung des Zeitraums bis zur operativen Entbindung.

Die schnelle Verfügbarkeit einer Akuttokolyse muss in jedem Kreißsaal „griffbereit"
organisatorisch abgesichert sein.
Es bieten sich an:
a) Partusisten-Ampullen 0,5 mg/10ml
   Anwendung: 2 ml auf 10 ml verdünnt = 100 µg/10 ml, d. h. 10 µg/ml
b) Partusisten intrapartal Ampulle 0,025 mg/1 ml
   Anwendung: Verdünnung auf 10 ml entspricht 25 µg/10 ml, d. h. 2,5 µg/ml

Dosierung: 20–50 µg Partusisten als Bolus i. v.

Koordinierung der Wehen

Bei der unkoordinierten Wehentätigkeit ist der physiologische „dreifach absteigende Gradient" (S. 18 ff) verlorengegangen. Die Behandlung besteht in dem Versuch, die Präferenz des fundalen Schrittmachers wiederherzustellen. Dies kann mit einer niedrig dosierten Oxytocinfusion (2–8 mE/min) geschehen. Aber auch die kurzzeitige Hemmung der Uterusmotilität durch β-Mimetika oder die kombinierte Gabe von β-Mimetika und Oxytocin vermögen in vielen Fällen die Wehentätigkeit zu rhythmisieren.

Tokographie

Die metrische Überwachung der Wehentätigkeit bildet die Voraussetzung für die Diagnose und Therapie der Wehenstörungen. Zur Kontrolle der Wehentätigkeit steht die fortlaufende Registrierung in Form der Tokographie zur Verfügung, die dank der *graphischen Darstellung* besser verwertbare Befunde liefert als die palpatorische Wehentastung. Ein weiterer Vorteil der Tokographie besteht darin, daß die Wehentätigkeit

mit der fetalen Herzfrequenz korreliert und damit der fetale Zustand bei Belastung beurteilt werden kann. Bei manueller Kontrolle der Uterusmotilität wird hingegen
➤ die Wehenfrequenz nicht sicher,
➤ die Wehendauer kürzer als tatsächlich vorhanden,
➤ die Wehenintensität unsicher und
➤ der Basaltonus gar nicht

erfaßt.

Die apparative Bestimmung der Uterusaktivität kann in Form der *externen* und *internen* Tokographie erfolgen.

Externe Tokographie

Bei der externen Tokographie (Abb. 2.**8**) überträgt ein mit einem elastischen Gurt auf dem Abdomen der Kreißenden befestigter Wehentaster die Hubänderungen des Taststiftes einem elektrischen Meßgerät, das die Wehen in Form einer Druckkurve aufzeichnet. Da jedoch bei der externen Tokographie nicht allein die Härte der Uteruswand, sondern auch die Aufrichtung des Uterus während der Wehe und die Dicke und Spannung der Bauchdecken die Messung beeinflussen, sind metrisch verwertbare *Absolutwerte der Amplitude* und des *Basaltonus* mit der externen Tokographie *nicht zu bekommen*. Verbleibt der Tastkopf während der Registrierzeit an gleicher Stelle, so kann man jedoch zumindest einen Eindruck der relativen Wehenintensität erhalten, aber keinen des Basaltonus. Topographisch ist der Bereich der Mittellinie unter- und oberhalb des Nabels am besten für die externe Wehenschreibung geeignet, da hier infolge der physiologischen Rektusdiastase der Kontakt zwischen Taststift und Uterusmuskulatur am intensivsten ist.

Verläßlich werden durch die externe Tokographie
➤ die Zuordnung der Uteruskonrtraktionen zu den wehenbedingten Änderungen der fetalen Herzfrequenz,
➤ die Kontraktionsfrequenz
➤ und die Wehenform

wiedergegeben. Damit wird auch eine Information über den Wehentyp und die Anstiegssteilheit vermittelt.

Vorteile:
➤ keine Infektionsgefährdung,
➤ geringer apparativer Aufwand,
➤ gleichzeitige Erfassung von Kindsbewegungen.

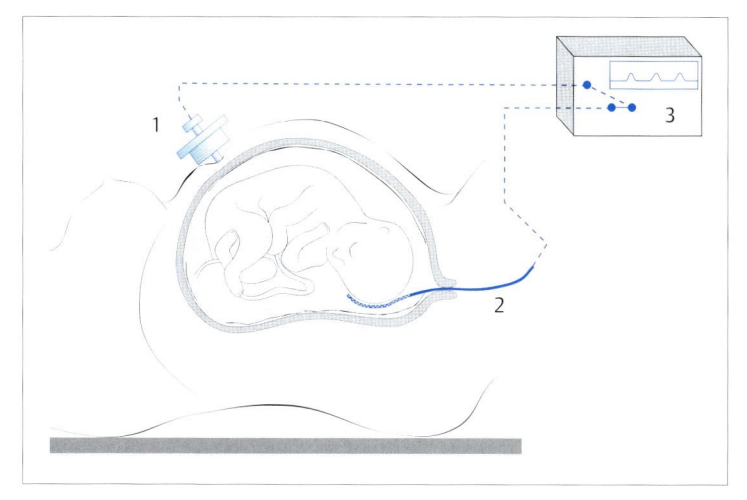

Abb. 2.8 Messung der Uterusmotilität in Form der externen und internen Tokographie. Externe Messung über einen Drucktransducer (1), interne Messung über einen transzervikalen, intrauterinen Druckkatheter (2), Wehenschreiber mit Zugang für externe und interne Tokographie (3).

Nachteile:
- keine Absolutwerte hinsichtlich Wehenstärke und -dauer,
- keine Aussage über den Basaltonus,
- Störanfälligkeit bei Adipositas, mütterlichen Bewegungen.

Interne Tokographie

Vorbedingung

Bei der internen Tokometrie wird der im Verlauf einer Wehe im Cavum uteri erzeugte Druckzuwachs über einen mit Flüssigkeit gefüllten Katheter einem elektrischen Druckumwandler übertragen und in einen elektrischen Impuls umgewandelt. Dabei bedient man sich eines Openend-Katheters, der nach Eröffnung der Fruchtblase in die Amnionhöhle eingeführt wird.

Risiken

Das sich aus der offenen Fruchtblase ergebende Risiko für eine intrauterine bakterielle Kontamination darf nicht vernachlässigt werden. Die Keimbesiedelung und der Leukozytengehalt im Fruchtwasser nehmen unter intrauteriner Drucküberwachung deutlich zu (Larsen u. Mitarb. 1974). Postpartuales Fieber nach vaginaler Geburt mit interner Tokographie tritt allerdings dann nicht gehäuft auf, wenn die Dauer der Überwachung 6 Stunden nicht übersteigt (Chan u. Mitarb. 1973). In eigenen Untersuchungen ergab sich keine Erhöhung der Infektionsrate (Koepcke, 1982).

Indikation

> Da die interne Tokographie Absolutwerte der uterinen Aktivität einschließlich des Basaltonus liefert, ist sie das sicherste Verfahren zur Überwachung und Beeinflussung der Wehentätigkeit.

Kindsbewegungen werden hingegen schlecht registriert. Die interne Art der Druckmessung bietet bei angestrebter vaginaler Geburt in folgenden Situationen Vorteile:
- nach vorausgegangener Sektio oder Uterusoperationen vor allem dann, wenn zur Analgesie die Peridualanästhesie eingesetzt wird (Richter 1978),
- bei Verdacht auf hypertone Wehenstörung,
- bei protrahiertem Geburtsverlauf,
- bei Weheninduktion mit Prostaglandininfusionen (Baumgarten 1966).

Technisches Vorgehen

Nach spontanem oder artefiziellem Blasensprung kann der Intrauterinkatheter transzervikal mit einem *Applikator* (Abb. 2.**9**) oder unter Sicht durch ein Amnioskop am vorangehenden Teil vorbei in den Uterus eingebracht werden. Bei Benutzung einer Einführungshilfe, deren Spitze mit einer stumpfen Olive versehen sein sollte, wird der Katheterapplikator entlang dem Zeige- und Mittelfinger zwischen Zervixhinterwand und kindlichem Kopf bzw. Steiß so plaziert, daß die Applikatorspitze hinter der größten Zirkumferenz des kindlichen Kopfes bzw. Steißes zu liegen kommt. Tritt beim Vorschieben des Katheters jetzt ein größerer Widerstand auf, sollte der Vorgang an einer anderen Stelle wiederholt werden. So wird eine Uterusperforation am sichersten vermieden. Bei

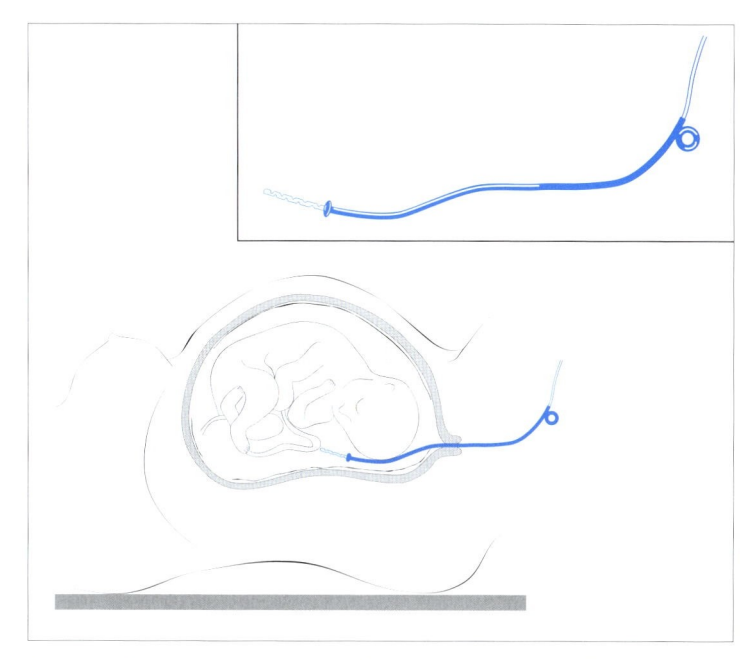

Abb. 2.9 Einführen eines Intrauterinkatheters mit einem Applikator.

ausreichender Erfahrung sind Applikatoren meist überflüssig. Aus Sicherheitsgründen ist die Applikation kontralateral zum Plazentasitz empfehlenswert. Schwierigkeiten treten meist bei einer nicht genügend dilatierten Zervix oder einem tiefstehenden Kopf bzw. Steiß auf. Der *richtige Sitz* des Intrauterinkatheters ist nach etwa 30 cm erreicht und wird in der Regel durch Austritt von Fruchtwasser angezeigt. Der Applikator kann über den Katheter herausgezogen werden. Eine Fixierung des PVC-Schlauches am Oberschenkel der Mutter mit einem Pflaster verhindert ein versehentliches Herausziehen.

Als Intrauterinkatheter empfiehlt sich eine mehrfach perforierte ERU-Duodenalsonde der Firma Rüsch, die mit der Infusionsleitung Intrafix Air der Firma Braun, Melsungen, verlängert werden kann. Die Tropfkammer wird vorher abgeschnitten.

Beim amnioskopischen Vorgehen kann der Intrauterinkatheter mit einer Kornzange ohne weitere Hilfsmittel direkt zwischen Zervix und vorangehendem Teil eingebracht werden. Auch bei dieser Technik darf keine größere Kraftanwendung erfolgen.

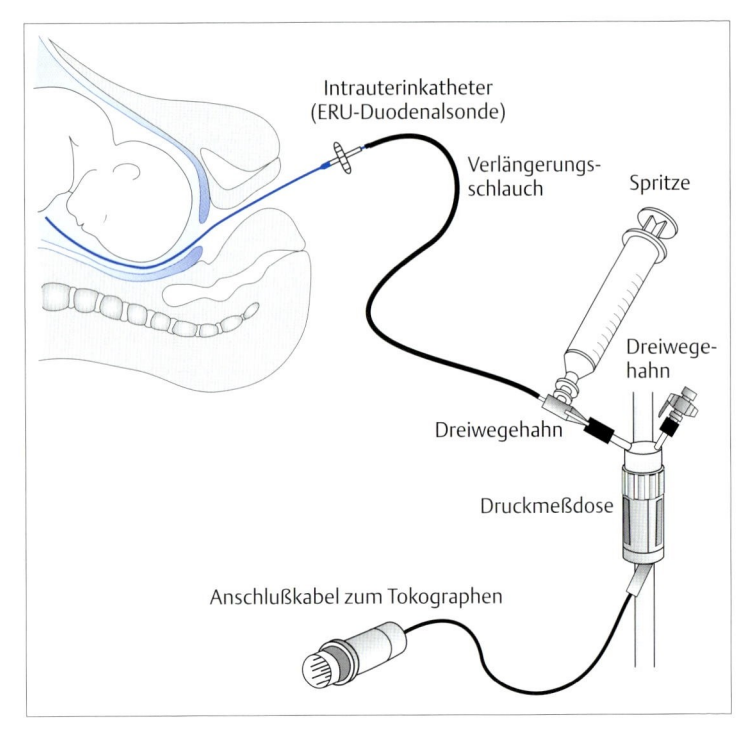

Abb. 2.**10** Prinzip der intrauterinen Druckmessung.

Nach richtiger Plazierung wird der Katheter an den Dreiwegehahn der Druckmeßdose angeschlossen (Abb. 2.**10**), mit ca. 10 ml sterilem Aqua destillata durchgespült und mit dem vorher geeichten Tokographen verbunden.

Vorteile:

➤ Absolutwerte der uterinen Aktivität,
➤ exakte Aussage über den Basaltonus,
➤ Möglichkeit der telemetrischen Übertragung.

Nachteile:

➤ Infektionsgefährdung,
➤ apparativer Aufwand,
➤ Nichterfassen von Kindsbewegungen,
➤ Anwendbarkeit erst nach Blasensprung oder -sprengung.

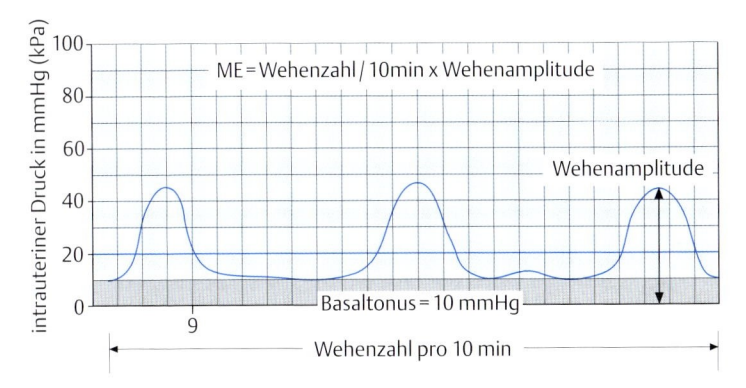

Abb. 2.**11** Montevideo-Einheit (ME), ein Kriterium zur Messung der Uterusmotilität. ME = Produkt aus Intensität und Frequenz der Kontraktionen. Die Kontraktionsfrequenz ist als Anzahl der Kontraktionen pro 10 Minuten, die Intensität als Mittelwert der Kontraktionsamplitude in mmHg (kPa) in diesem Zeitraum definiert.

Da die interne Kardiotokographie zunehmend verlassen wurde, bieten etliche Hersteller diese Option nicht mehr an. Das ist ein eindeutiger Nachteil.

Quantitative Kriterien der Uterusmotilität

Die Wehentätigkeit nimmt vom Eröffnungsbeginn bis zum Geburtsende laufend zu. Dabei steigt die Druckamplitude von 25 mmHg (3,3 kPa) in der frühen Eröffnungsperiode auf 50 mmHg (6,7 kPa) in der späten Eröffnungsperiode und 60 mmHg (8,0 kPa) in der Austreibungsperiode, die Frequenz von 3/10 min über 4/10 min auf 5/10 min.

Montevideo-Einheit. Als Maß für die Uterusmotilität wurde von Caldeyro-Barcia (1957) die sog. Montevideo-Einheit (ME) geschaffen, worunter das *Produkt* aus *Intensität* und *Frequenz* der Kontraktionen verstanden wird. Die Kontraktionsfrequenz ist als Anzahl der Kontraktionen pro 10 min, die Intensität als Mittelwert der Kontraktionsamplitude in mmHg in diesem Zeitraum definiert. Die Bestimmung der Uterusmotilität durch Montevideo-Einheiten stellt für den praktischen Vergleich zur Bestimmung pathologischer Wehentätigkeit einen brauchbaren Maßstab dar (Abb. 2.**11**).

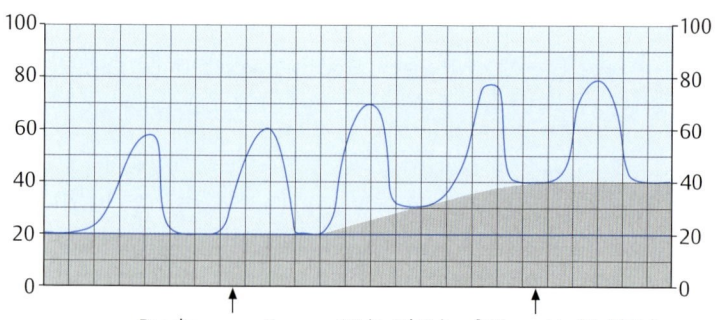

Basaltonusanstieg von 20 (2,7 kPa) auf 40 mmHg (5,4 kPa)

Abb. 2.**12** Basaltonus (BT). Der BT ist definiert als der Druck, den der Uterus zwischen den Kontraktionen auf seinen Inhalt ausübt.

Tab. 2.**1** Bewertungsmerkmale der Uterusaktivität

Parameter	Klinisch	Meßgröße	Bereich
Amplitude	Intensität	mmHg (torr)	30–60 mmHg
Frequenz	Kinetik	n/10 min	3–5/10 min
Produkt aus Amplitude und Frequenz	Aktivität	ME (Montevideo-Einheit)	60–250 ME
Tonus	Basaltonus	mmHg (torr)	$> 0 \leq 15$ mmHg
Wechsel von Form, Frequenz und Amplitude	Rhythmik	Koordination ↔ Dyskoordination	

Basaltonus. Zur weiteren Charakterisierung uteriner Aktivität haben Caldeyro-Barcia u. Alvarez (1942) den Basaltonus (BT) beschrieben, also den Druck, den der Uterus zwischen den Kontraktionen auf seinen Inhalt ausübt (Abb. 2.**12**).

Durch diese zwei Größen wird die Uterusmotilität dennoch nicht vollständig erfaßt, da dabei Wehenform und Wehendauer nicht berücksichtigt sind. So muß die Beeinträchtigung eines Fetus stärker sein, wenn bei gleichem ME und gleichem BT die Druckeinwirkung länger anhält.

Wehentypen

Nach Baumgarten (1966) lassen sich als physiologische Wehentypen im Verlauf der Geburt die folgenden drei differenzieren, die bis zu einem gewissen Grad prognostische Rückschlüsse erlauben:

Wehentyp I. Langsamer Druckanstieg vor, steiler Druckabfall nach der Wehenakme. Die Fläche des Mechanogramms ist damit vor der Wehenakme größer als danach (Abb. 2.**13**). Der Wehentyp I findet sich zu etwa 80% in der frühen Eröffnungsperiode, um bis zur Austreibungsperiode auf etwa 10% abzunehmen.

Wehentyp II. Kontraktion und Erschlaffung verlaufen gleichschnell. Das Kurvenintegral vor und nach der Wehenakme ergibt gleich große Flächen (Abb. 2.**13**). Die Frequenz des Wehentyps II bleibt unter 30%, wobei sie am Anfang und am Ende der Eröffnungsperiode am geringsten ist.

Wehentyp III. Spiegelbildlicher Verlauf des Wehentyps I mit schnellem Druckanstieg und langsamen Abfall (Abb. 2.**13**). Der Wehentyp III verhält sich umgekehrt wie der Wehentyp I. Von 20% in der frühen Eröffnungsperiode nimmt er auf über 90% in der Austreibungsperiode zu. Rasche Muttermundseröffnung und guter Geburtsfortschritt scheinen mit dem Wehentyp III korreliert zu sein.

In Verbindung mit der klinischen Beobachtung der Wehentätigkeit erlaubt die externe, absolut harmlose und die Patientin nicht belastende Tokographie meist auch intrapartual eine ausreichende Aussage über die Uterusaktivität. Überdies bietet die externe Wehenschreibung ge-

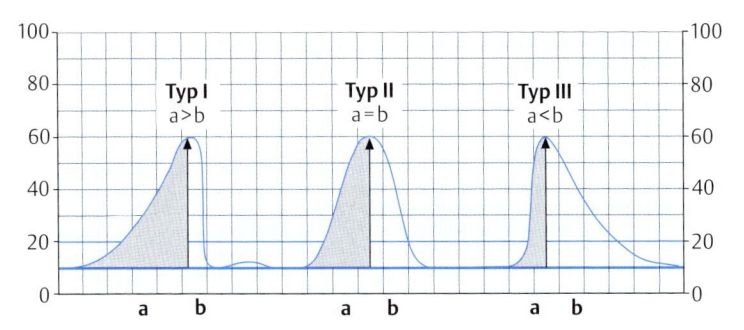

Abb. 2.**13** Wehentypen nach Baumgarten
Wehentyp I: Nach langsamem Druckanstieg erfolgt ein schneller Druckabfall. a > b.
Wehentyp II: Druckanstieg und Druckabfall verlaufen spiegelbildlich. a = b.
Wehentyp III: Nach schnellem Druckanstieg folgt ein langsamer Druckabfall. a < b.

genüber der inneren den entscheidenden *Vorteil,* daß fetale Bewegungen als kleine arrhythmische Zacken mitregistriert werden. Unter physiologischen Bedingungen steigt die fetale Herzfrequenz im Zusammenhang mit Kindsbewegungen an. Der vermehrte Sauerstoffbedarf in der Peripherie wird mit Hilfe dieses Kompensationsmechanismus gedeckt (S. 142).

Pathologische Uteruskontraktionen

Ausgehend von der Tatsache, daß jede Kontraktion des Uterus mit einer temporären *Verminderung* oder gar *Unterbrechung* der uteroplazentaren *Zirkulation* einhergeht, wird die Gefährdung verständlich, die eine pathologische Wehentätigkeit mit sich bringen kann. Bei der Wehe kommt es normalerweise zu einer Störung des Blutflusses im Bereich der Zottengefäße. Das Prinzip läßt sich mit dem Schleusenmechanismus nach Power (1972) erklären. Wenn bei einer Wehe der Druck im intervillösen Raum den umbilikalen venösen Druck übersteigt, so resultiert eine Strömungseinengung und Minderdurchblutung. Bei weiterer Druckzunahme sind auch die arteriellen Gefäße betroffen, der Blutfluß ist unterbrochen. Je nach Dauer und Intensität der Druckeinwirkung löst die belastete plazentare Reservekapazität fetale Reaktionen aus.

Die *normale Wehentätigkeit* ist durch koordinierte Uteruskontraktionen mit einer Intensität von 30–50 mmHg (4–6,7 kPa) und einer Frequenz von 2–5 Kontraktionen pro 10 min ausgezeichnet. Normal heißt dabei, daß die Uterusmuskulatur einem allgemein gültigen Naturgesetz entspricht, das besagt, daß auf eine Einheit Arbeit zwei Einheiten Ruhe zu folgen haben. Das Verhältnis der Wehenflächen zu Ruheflächen sollte sich daher wie 1 : 2 verhalten (Abb. 2.**14**). Der Basaltonus beträgt unter physiologischen Bedingungen ≤15 mmHg (2,0 kPa).

Abweichungen der Uterusmotilität von dieser Norm sind in beide Richtungen möglich.

Uterine Hypoaktivität

Charakteristika

Die Charakteristika der hypotonen Wehenschwäche (Abb. 2.**15**) sind
➤ Kontraktionsamplitude unter 30 mmHg (4,0 kPa) oder
➤ Wehenfrequenz unter 2 pro 10 min,
➤ Wehenaktivität geringer als 100 Montevideo-Einheiten,

Pathologische Uteruskontraktionen

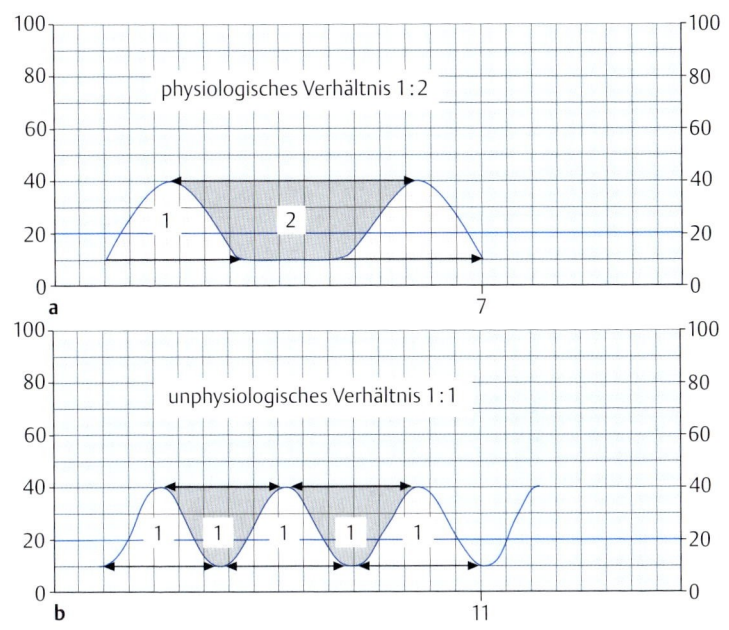

Abb. 2.**14** Verhältnis von Uteruskontraktionsarbeit und -entspannung (nach Hammacher). Ein physiologisches Verhältnis liegt vor, wenn auf eine Einheit Arbeit zwei Einheiten Ruhe folgen.
a: Physiologisches Verhältnis 1:2. **b**: Unphysiologisches Verhältnis 1:1.

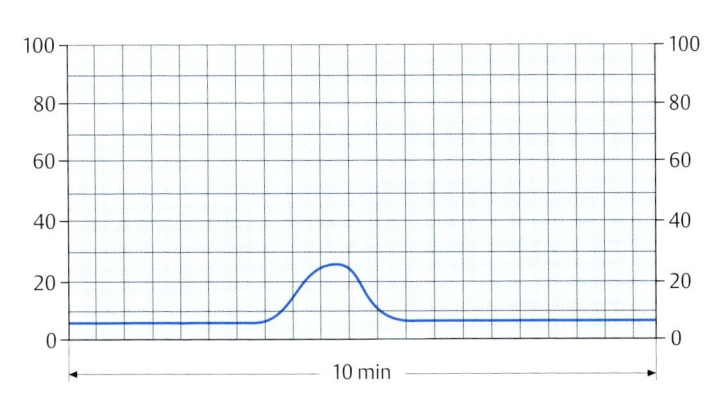

Abb. 2.**15** Uterine Hypoaktivität. Die Wehenschwäche ist durch eine Amplitude unter 30 mmHg (4,0 kPa), einer Frequenz unter 2/10 min, also einer Aktivität unter 100 ME gekennzeichnet. Der Basaltonus liegt unter 10 mmHg (1,3 kPa).

- Basaltonus niedrig, unter 10 mmHg (1,3 kPa),
- Geburtsfortschritt stark verzögert.

Ursache

- Erschöpfung der Uterusmuskulatur bei protrahiertem Geburtsverlauf oder bei Vielgebärenden,
- Mißbrauch zentral sedierender Medikamente,
- Überdehnung des Myometriums bei Zwillingen, Hydramnion oder Riesenkindern.

Therapie

- Parenterale Kalorienzufuhr,
- Oxytocin- bzw. PGE_2-Infusion.

Uterine Hyperaktivität

Charakteristika

- Kontraktionsamplitude über 50 mmHg (6,7 kPa) oder
- Wehenfrequenz größer als 5 pro 10 min,
- Wehenaktivität größer als 250 Montevideo-Einheiten,
- Basaltonus im Normbereich (≤15 mmHg [2,0 kPa]).

Wird nur eine isoliert hohe Wehenfrequenz (>5/10 min) beobachtet, so ist auch der Begriff *uterine Tachysystolie* (Hyperkinetik) gebräuchlich. Bei der uterinen Hyperaktivität (Abb. 2.**16**) kann die während der Uteruskontraktionen strapazierte Sauerstoffmenge des intervillösen Raumes nicht mehr voll ergänzt werden. Es entsteht eine respiratorische, in rascher Folge dann die metabolische Azidose (S. 247 f).

Ursache

- Falsch dosierte Oxytocinapplikation,
- Mißverhältnis,
- zervikale Dystokie,
- Lage- und Einstellungsanomalien,
- vorzeitige Lösung der Plazenta.

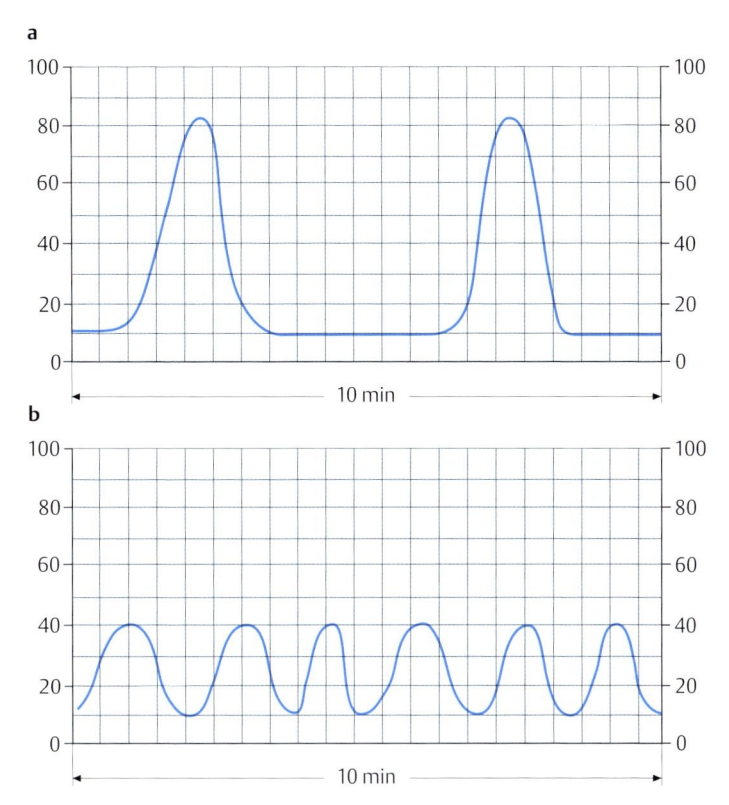

Abb. 2.16 Uterine Hyperaktivität. Bei normalem Basaltonus findet sich entweder eine Amplitude > 50 mmHg (6,7 kPa) oder eine Frequenz > 5/10 min, also eine Aktivität von über 250 ME. **a** Amplitude > 50 mmHg (6,7 kPa). **b** Tachysystolie = Frequenz > 5/10 min.

Therapie

Therapeutisch führt die Gabe von β-Mimetika bei den ersten vier Ursachen verläßlich zur Wehenhemmung und häufig zur Wehennormalisierung (Abb. 2.17).

Vor einer Tokolyse bei uteriner Hyperaktivität sollte immer eine vorzeitige Lösung der Plazenta ausgeschlossen werden, da sonst die Symptomatik verschleiert werden kann. Die Diagnose einer Abruptio placentae kann allerdings äußerst schwierig sein, wenn die klassischen Symptome wie vaginale Blutung und Unterbauchschmerzen bei uteri-

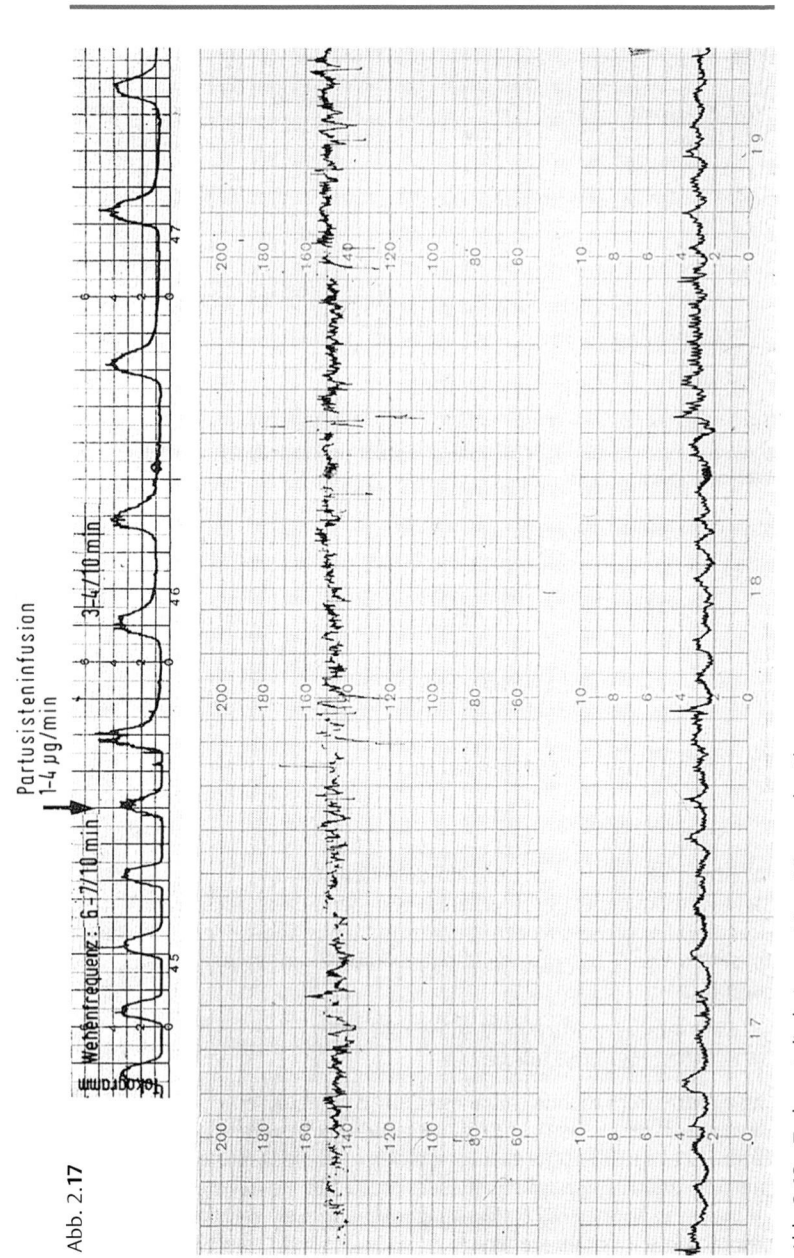

42 2 Physiologie und Pathologie der Uterusmotilität

Abb. 2.**17**

Abb. 2.**18** Tachysystolie bei vorzeitiger Lösung der Plazenta.

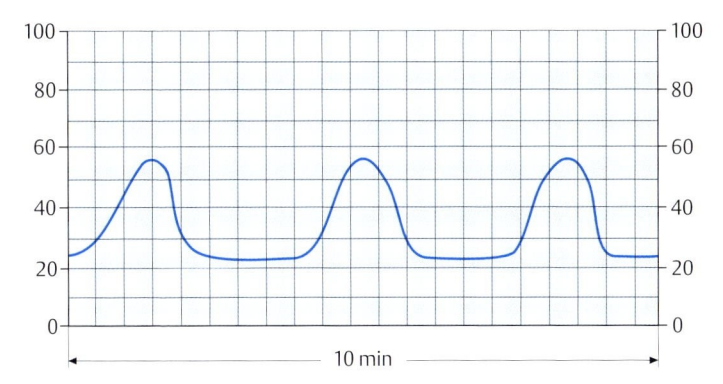

Abb. 2.**19** Hypertone Motilitätsstörung. Sie zeichnet sich durch einen Basaltonusanstieg >15 mmHg (2 kPa) aus bei normaler, hypotoner oder hypertoner Wehentätigkeit.

ner Hyperaktivität fehlen oder nur diskret ausgeprägt sind. Hier hilft zeitweilig die Kardiotokographie weiter (Herrmann u. Walther 1984), vor allem wenn bei uteriner Hyperaktivität der Verdacht durch eine leichte vaginale Blutung bzw. durch Unterbauchschmerzen in diese Richtung gelenkt wird (Abb. 2.**18**). Frühzeichen stellt eine hypointensive hyperkinetische Wehentätigkeit dar mit Zeichen der fetalen Hypoxämie (s. u.)

Hypertone Motilität

Charakteristika

- Pathologisch erhöhter Basaltonus über 15 mmHg (2,0 kPa),
- Wehenamplitude normal, hypo- oder hyperintensiv (Abb. 2.**19**).
- Wehenfrequenz normal, hypo- oder hyperkinetisch.

Ursache

- Oxytocin- bzw. Prostaglandinüberdosierung,
- erhöhter Widerstand der Zervix bei Geburtsunreife, Konglutinatio, Narben nach Cerclage usw.

◀ Abb. 2.**17** Behandlung einer uterinen Hyperaktivität. Die Wehenfrequenz von 10–11 pro 10 min nimmt unter Partusisteninfusion auf 5–6 pro 10 min ab (aus G. Martius: Lehrbuch der Geburtshilfe, 9. Aufl. Thieme, Stuttgart 1977).

Klinisch geht in vielen Fällen dem Basaltonusanstieg eine Tachysystolie (Hyperkinetik) voran. Infolge des frühen Einsetzens einer neuen Kontraktion bei hoher Frequenz hat der Uterus keine Zeit zur vollständigen Erschlaffung. Die hypertone Motilität wirkt sich nicht nur verzögernd auf den Geburtsverlauf aus, sondern gefährdet auch das Kind in hohem Maße. Die uteroplazentare Durchblutung wird entscheidend eingeschränkt, die O_2-Versorgung des Fetus ist unzureichend, so daß sich schnell eine Azidose ausbildet.

Therapie

Um die für den Fetus gefährliche Situation schnell zu beheben, werden intravenös β-Mimetika verabreicht als initialer Bolus mit evtl. nachfolgender Infusion von 0,5–1,5 µg Fenoterol/min.

Diskoordinierte Wehentätigkeit

Charakteristika

Während bei den vorher genannten Wehenstörungen der „dreifach absteigende Gradient" (S. 18 ff) erhalten war, handelt es sich bei der Diskoordination um Uteruskontraktionen mit vollständiger oder partieller Inversion des TDG. Die vielfältigen Formvarianten der Wehen sind durch
- wechselnden zeitlichen Abstand und
- wechselnde Amplitudengröße

des Kontraktionsablaufs charakterisiert (Abb. 2.**20**). Eine besondere Bedeutung kommt den *Mutter-und-Kind-Wehen* oder „Kamelwehen" (Abb. 2.**21**) zu. Es konnte gezeigt werden, daß die Geburt um so protrahierter verläuft, je häufiger dieser Typus der Wehenstörung auftritt (Rüttgers u. Mitarb. 1972). Die Diagnose ist durch externe und interne Tokographie leicht zu stellen.

Ursache

- Geburtsunreife,
- häufig zu Beginn der Eröffnungsperiode.

Pathologische Uteruskontraktionen

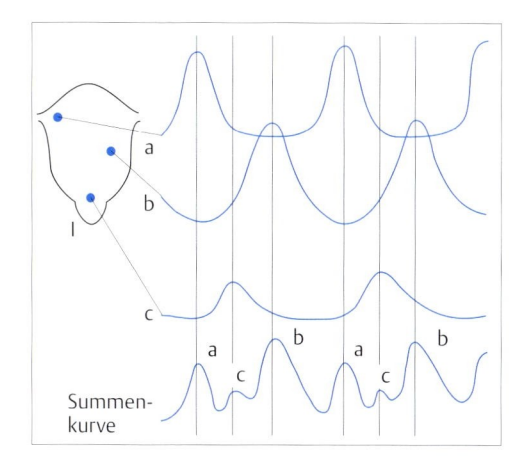

Abb. 2.20 Inkoordination der Wehentätigkeit durch Überlagerung der Kontraktionsabläufe von 3 Erregungszentren. Das Resultat ist eine mehrgipflige Summenkurve (nach Caldeyro-Barcia).

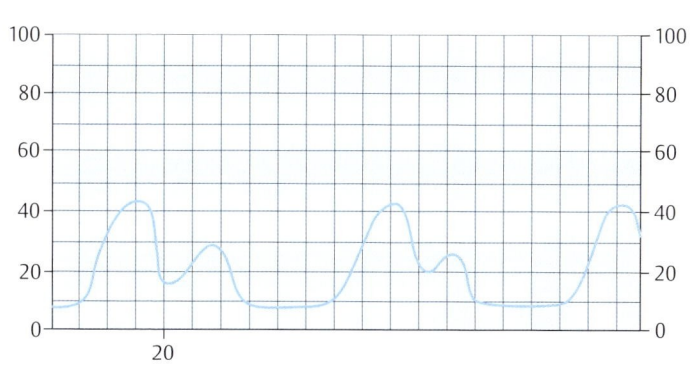

Abb. 2.21 Diskoordinierte Wehentätigkeit in Form der Mutter-und-Kind-Wehen.

Therapie

Die Therapie besteht in dem Versuch, durch
- Oxytocininfusion
- β-Mimetikaapplikation oder
- kombinierte β-Mimetika- und Oxytocin- bzw. Prostaglandingabe

die Funktion des fundalen Schrittmachers wiederherzustellen.

3 Technik der Kardiotokographie

Registrierprinzipien

Fetale Herzfrequenz

Definition

Die fetale Herzfrequenz (FHF), also die Zahl der fetalen Herzschläge während einer Minute, ist durch die Größe der Zeitintervalle zwischen den einzelnen Herzaktionen bestimmt und dabei diesen umgekehrt proportional. Die FHF läßt sich z. B. durch Auszählen der Herztöne mit dem Stethoskop ermitteln. Werden in einer Minute 60 Herzschläge gezählt, so beträgt die FHF 60 Schläge pro Minute = spm. Dabei kann der Zeitabstand zwischen den einzelnen Herzschlägen, die sog. Periodendauer, sich von Schlag zu Schlag ändern oder konstant sein.

Periodendauer. Unter physiologischen Bedingungen unterliegt die Periodendauer durch die permanente Beeinflussung von Sympathikus und Vagus ständigen Variationen. Diese Information geht aber bei der FHF-Bestimmung durch Auskultation verloren. Mit den modernen Mitteln der Technik hingegen gelingt es, jedes einzelne Intervall zwischen zwei Herzschlägen zu messen. Aus dem Meßwert läßt sich umgehend die momentane Minutenfrequenz errechnen und digital oder in Form einer Kurve darstellen. Hat der Kardiotokograph z. B. eine Periodendauer von 1000 ms gemessen, so rechnet er diese Zeit sofort in den zugehörenden Minutenfrequenzwert von 60 spm um. Beträgt die folgende Schlag-zu-Schlag-Differenz nur 600 ms, so ergibt sich eine Frequenz von 100 spm. Diese *momentane* oder *instantane* (engl. instant = sofort) Hochrechnung der Minutenfrequenz, die auch Schlag-zu-Schlag- oder Beat-to-beat-Registrierung genannt wird, gibt also neben der Minutenfrequenz eine zusätzliche genaue Auskunft über die Feinstruktur der fetalen Herzrhythmik:

> Bei intrauterinem Wohlbefinden des Fetus gleicht kein FHF-Wert dem folgenden.

Die Zahl der bei kontinuierlicher Registrierung anfallenden Einzeldaten ist groß. So setzt sich die fetale Herzfrequenzkurve während einer fünfstündigen Überwachung aus etwa 10 000 Einzelmeßwerten zusammen. Dieser Informationsreichtum erklärt die Variabilität der kardiotokographischen Kurvenverläufe, aber auch die Probleme bei der Interpretation.

CTG-Geräte, die aus den Zeitintervallen von drei oder mehr Herzaktionen eine mittlere Herzfrequenz errechnen, sind abzulehnen, weil wertvolle Information über den jeweiligen Schlag-zu-Schlag-Abstand verloren gehen. Daher wird die mittlere Herzfrequenzmessung heute im allgemeinen für die fetale Zustandsdiagnostik abgelehnt (Kubli u. Rüttgers 1974).

Darstellung

Aus dem Zeitintervall zwischen zwei Herzaktionen, der Periodendauer, errechnet der Kardiotokograph nach der Formel

$$\text{FHF} = \frac{60 \text{ s}}{\text{Periodendauer (s)}}$$

die momentane bzw. instantane Herzfrequenz.

Bei einer Periodendauer von 1 s = 1000 ms ergibt sich also eine FHF von 60 spm. Beträgt die Zeitdauer zwischen zwei Impulsen konstant 1 s, so bleibt die momentane Herzfrequenz unverändert bei 60 spm und kommt als gerade Linie zur Darstellung (Abb. 3.**1**). Die Zeitintervalle werden jedoch durch den unter physiologischen Bedingungen schwankenden Sympathiko- und Vagotonus laufend modifiziert. Eine Verkürzung der Periodendauer bedeutet dabei einen Anstieg, eine Zunahme hingegen einen Abfall der instantanen FHF.

Graphisch resultiert daher im Normalfall eine Kurve, die als Schwingung um einen Mittelwert aufgezeichnet wird. Die Frequenz dieser Schwingung wird als *Oszillationsfrequenz* bezeichnet. Sie läßt sich am einfachsten erkennen an der Anzahl der höchsten Umkehrpunkte (Gipfelpunkte). Die *Oszillationsamplitude* kann bestimmt werden aus dem Amplitudenabstand der höchsten und niedrigsten Umkehrpunkte.

Signal- und Meßwertverarbeitung

Die elektronische Registrierung der FHF setzt die Aufnahme eines konstanten Rohsignals mit Hilfe der Elektroden oder geeigneten Meßwertaufnehmern (Transducern) voraus. Für die fortlaufende Erfassung der Herzfrequenz können als *Rohsignale* verwendet werden:

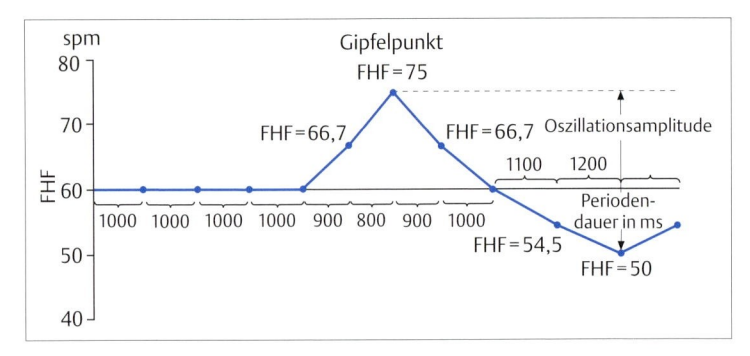

Abb. 3.1 Schematische Darstellung der momentanen Herzfrequenz im Kardiotokogramm. Bei unverändert gleicher Periodendauer von z. B. 1000 ms wird die instantane Herzfrequenz als gerade Linie aufgezeichnet mit einer Fequenz von 60 spm. Verkürzt sich die Periodendauer z. B. auf 900 ms, so steigt die FHF auf 66,7 spm, bis die Zeitintervalle zwischen zwei Impulsen wieder zunehmen. Mit Hilfe der Gipfelpunkte der Frequenzumkehr kann man die Zahl der Herzfrequenzschwankungen/min = Oszillationsfrequenz bestimmen. Die Oszillationsamplitude ist durch die minimalen und maximalen Amplitudenhöhen der Frequenzänderungen gegeben.

➤ Herzschall,
➤ elektrische Aktionspotentiale,
➤ mechanische Tätigkeit des Herzens.

Die entsprechenden Registrierverfahren heißen:
➤ Phonokardiographie,
➤ Elektrokardiographie,
➤ Ultrasonokardiographie.

Die Qualität der aufgenommenen Rohsignale ist abhängig von der Güte der Meßwertaufnehmer, der Transducer, und dem Ort der Ableitung. Nach Unterdrückung von Störsignalen wird das Eingangssignal verstärkt und durch einen elektrischen Impuls ersetzt. Dieser Vorgang der Umwandlung eines Rohsignals in einen elektrischen Impuls ist mit dem Begriff *„Triggerung"* belegt.

Bei der Schwellenwertstriggerung muß das aufgenommene Rohsignal einen definierten, durch die Empfindlichkeit des Gerätes bestimmten Schwellenwert überschreiten, um in einen elektrischen Impuls, Triggerimpuls, umgewandelt werden zu können. Diese Umwandlung unterbleibt, wenn das Signal die Schwelle nicht erreicht. Bei der Spitzentriggerung erzeugt die jeweils größte Amplitude des Eingangssi-

Tab. 3.1 Mögliche Registrierverfahren von Rohsignalen

Rohsignal	Registrierverfahren	Extern	Intern
Herzschall	Phonokardiographie	ja	nein
Elektrische Aktionspotentiale	Elektrokardiographie	ja	ja
Mechanische Aktion des Herzens	Ultrasonographie	ja	nein

gnals den Triggerimpuls. Bei beiden Verfahren können Artefakte zu Triggerunsicherheiten führen und die Interpretation einer FHF-Kurve erschweren bzw. unmöglich machen.

In Tab. 3.**1** werden die für die Erfassung geeigneten Rohsignale der Herzfrequenz den Registrierverfahren gegenübergestellt und zwischen externer Ableitung (über die Bauchdecken der Mutter) und interner (direkt vom Kind) unterschieden.

Logik und technische Qualität

Vor der endgültigen Aufzeichnung werden die eingehenden Triggerimpulse in logischen Schaltkreisen auf ihre Glaubwürdigkeit hin überprüft und *Störsignale eliminiert.* Liegt ein Impuls außerhalb eines durch die Logik des Gerätes vorgegebenen Erwartungsintervalls, so wird er ignoriert. Der letzte akzeptierte Meßwert wird über einen bestimmten Zeitraum (z. B. 3 s) gehalten und dient als Bezugswert für den nächsten glaubwürdigen Impuls. Geht während dieser Zeit kein realer Wert ein, hebt der Schreibstift ab, die Registrierung ist unterbrochen. Das Abheben des Schreibstiftes bei Störimpulsen wird auch als „pen-lift" bezeichnet. Arrhythmien und Extrasystolien werden daher nicht dargestellt. Insofern kann bei mannigfaltigen Störimpulsen mit häufigem 3-s-Arrest eine Kurve mit einer breiten, verwischten *Pseudofluktuation* (*Jitterkurve* = engl. unruhig, nervös) entstehen, die aufgrund der kantigen, mäanderförmigen Zeichnung leicht als solche identifizierbar ist (Abb. 3.**2**).

Frequenzwerte, die die beschriebenen Kontrollen passiert haben, werden über in die Geräte integrierte Schreiber aufgezeichnet und ergeben so die Herzfrequenzkurve.

Rüttgers (1976) empfiehlt, die technische Qualität einer Herzfrequenzkurve in der sog. *Frequenz-Fehlerzeit* anzugeben:

$$\frac{\text{Dauer der Fehlregistrierungen (min)} \cdot 100}{\text{Gesamtregistrierdauer des Kardiotokogramms (min)}} = \text{Prozent-Fehlerzeit}$$

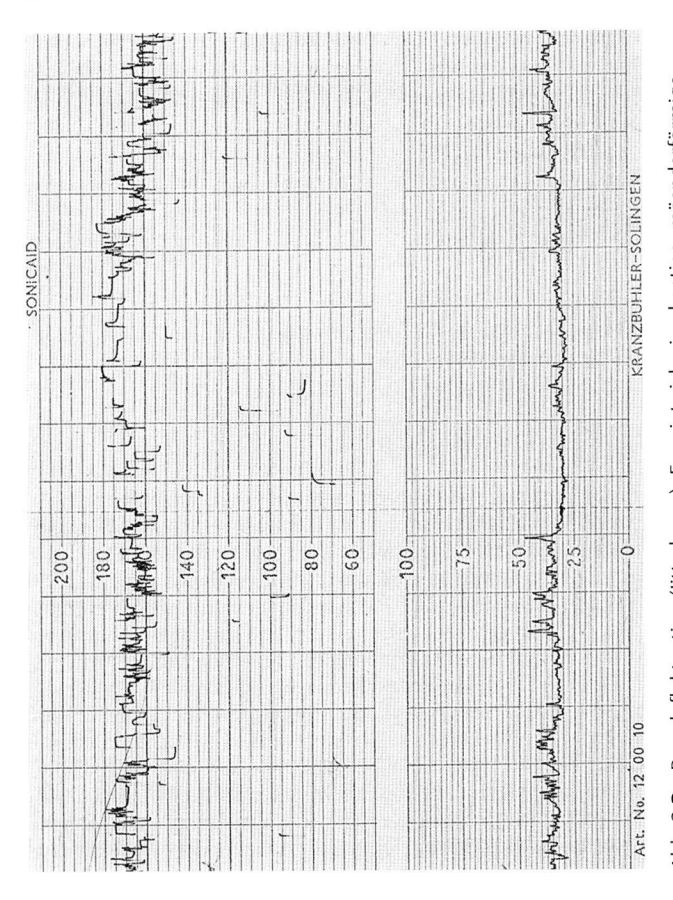

50 3 Technik der Kardiotokographie

Abb. 3.2 Pseudofluktuation (Jitterkurve). Es zeigt sich eine kantige, mäanderförmige Zeichnung mit häufigem 3-s-Arrest. Diese CTG-Registrierung ist nicht auszuwerten und technisch schlecht.

Als „sehr gut" wird eine durchgehende Kurve bezeichnet, die alle Einzelheiten der fetalen Herzfrequenz zu jedem Zeitpunkt der Registrierung erkennen läßt mit weniger als 5% Fehlerzeit.

Bei einer „guten Kurve" dürfen vereinzelt Störungen auftreten mit 5–15% Fehlerzeit.

Eine „schlechte Kurve" weist ausgeprägte Störungen mit einem nur teilweise auswertbaren Kurvenverlauf und eine Fehlerzeit von 15–20% auf.

Als „nicht auswertbar" gelten Fehlregistrierungen mit mehr als 50% Fehlerzeit. Solche Kurven müssen als nicht beurteilbar zurückgewiesen und wiederholt werden.

Fehlregistrierungen kommen vor allem vor, wenn
- der Transducer am Abdomen falsch plaziert ist bzw. sich die Skalpelektrode z. B. nach einer vaginalen Untersuchung gelöst hat,
- die kindliche und mütterliche Herzfrequenz gleichzeitig aufgezeichnet werden (S. 57),
- der Thermoschreiber für Herzfrequenz- und Wehenspur zu heiß eingestellt sind,
- der Papiertransport defekt oder das Papier falsch gefaltet ist,
- der Schreiber durch Schmutzablagerungen blockiert ist.
- Bei negativer Wehenaufzeichnung muß die Lage des Wehentransducers überprüft werden.

Methoden der Herzfrequenzregistrierung

Die Aufzeichnung der fetalen Herzfrequenz kommt in zwei Formen zur klinischen Anwendung, und zwar
- extern, d. h. von außen durch die Bauchdecken der Mutter als Phonokardiographie, abdominale Elektrokardiographie und als Ultrasonokardiographie;
- intern, d. h. transzervikal mit einer direkt am Kind angebrachten Elektrode als direkte Elektrokardiographie.

Externe Kadiotokographie

■ Ultrasonokardiographie

Prinzip

Die Ableitung der fetalen Herzaktionen erfolgt mit einem auf die mütterlichen Bauchdecken aufgesetzten Transducer.

Im Gegensatz zur Phono- und Elektrokardiographie wird bei der Ultrasonokardiographie kein vom Fetus direkt ausgesandtes biophysikalisches Signal verwendet, sondern zunächst apparativ ein Impuls erzeugt, der sekundär vom Fetus verändert wird. Und zwar nutzt man bei dem hier zugrunde liegenden Ultraschall-Doppler-Verfahren Frequenzalterationen aus, die ein ausgesandter Schallstrahl erfährt, wenn er von einer bewegten Grenzfläche reflektiert wird.

Das nach C. Doppler benannte Phänomen kommt im Alltag häufig vor. Fährt z. B. ein Krankenwagen mit eingeschaltetem Martinshorn vorbei, so nimmt die physikalisch gleichbleibende Tonfrequenz in ihrer Tonhöhe zu, solange der Wagen sich nähert. Entfernt sich das Fahrzeug hingegen, so fällt die Tonhöhe. In diesem Beispiel entsteht der Dopplerref-

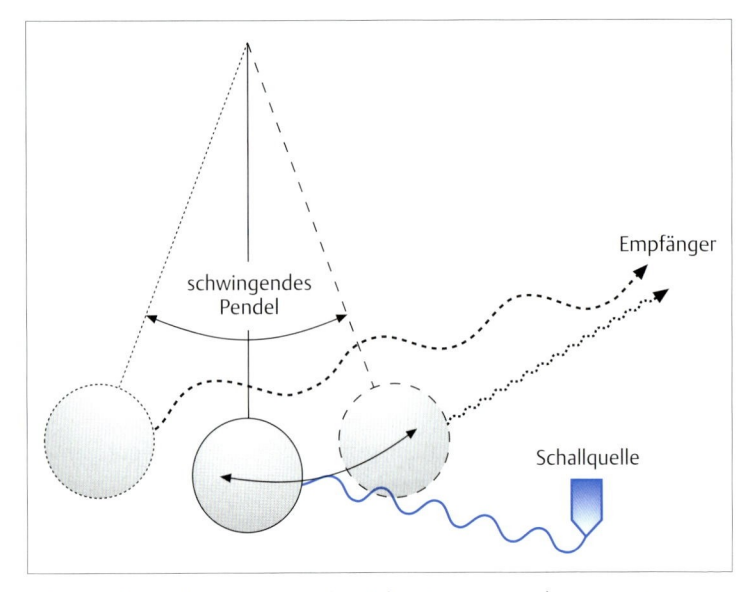

Abb. 3.3 Darstellung eines Dopplereffekts. Ein mit einer konstanten Frequenz ausgesandter Schallstrahl trifft auf ein schwingendes Pendel und wird reflektiert. Bewegt sich das Pendel zum Empfänger hin, so erhöht sich die Frequenz, und umgekehrt. Der Frequenzunterschied wird zur Triggerung verwendet.

fekt durch Addition bzw. Subtraktion der Schallgeschwindigkeit zur oder von der Fahrgeschwindigkeit des Schallerzeugers.

In der Medizin wird der Stauch- bzw. Dehneffekt von Schallwellen (Abb. 3.3) unter Zuhilfenahme von Ultraschall nutzbar gemacht. Die Ultraschalltechnik bedient sich dabei der *Piezoelektrizität* (griech. piezein = pressen, drücken) unter Verwendung eines Quarzkristalls, der bei mechanischer Beeinflussung seiner Oberfläche durch Schalldruck elektrische Ladungen auftreten läßt. Umgekehrt führt eine Wechselspannung zu synchronen, mechanischen Schwingungen des Kristalls, die als Schallwellen registrierbar sind. Der Kristall kann damit sowohl *Schallwellen erzeugen* (Sender) als auch in eine meßbare elektrische *Spannung umwandeln* (Empfänger).

Treffen die ausgesandten hochfrequenten Schallwellen mit bekannter Frequenz auf bewegte Grenzflächen, so wird die ursprüngliche Frequenz dahingehend verändert, daß sie zunimmt, wenn sich die Reflexionswand der Schallquelle nähert, und umgekehrt. Die Frequenzdifferenz wird von dem Empfangsgerät erkannt und zur Triggerung benutzt (Abb. 3.3).

Praktisches Vorgehen

Zur Fixierung der Ultraschallaufnehmer haben sich elastische Textilschläuche bewährt, unter denen die Ultraschallköpfe gehalten oder schnell nachjustiert werden können. Da sich Ultraschallwellen in Luft nicht ausbreiten, muß ein luftblasenfreies Koppelmedium zwischen Bauchhaut und Transducer gebracht werden.

Eine Registrierung in Rückenlage sollte wegen der möglichen Kompression der V. cava inferior durch den schwangeren Uterus vermieden werden. Dies kann zu einer Drosselung des maternalen venösen Rückstroms zum Herzen mit einem dramatischen Abfall des Herzminutenvolumens und damit zum Kreislaufkollaps führen. Beschwerden in Rückenlage äußern 28–43% der Schwangeren (Künzel 1984), 5–17% lehnen es ab, eine Rückenlage einzunehmen.

Als Ausdruck der durch das Vena-cava-Syndrom bedingten reversiblen uterinen Minderdurchblutung resultieren fetale Reaktionen, die in Verkennung der Ursache ein hoch pathologisches Kardiotokogramm vortäuschen, andererseits manifeste Zeichen einer fetalen Gefährdung dadurch verschleiern können, daß suspekte Passagen auf das Vena-cava-Syndrom zurückgeführt werden (Abb. 3.**4**).

Die Registrierungen sollten daher möglichst in *halbsitzender Stellung* oder so in *Seitenlage* der Mutter vorgenommen werden, daß der fetale Rücken nach oben zeigt.

Durch Trennung des Herzfrequenz- und Wehentransducers ist es möglich, eine *simultane Wehenregistrierung* an immer derselben Stelle, zweckmäßigerweise im Bereich des Fundus uteri, vorzunehmen, um so im Verlauf der Schwangerschaft qualitativ vergleichbare Tokogramme zu erhalten.

Ergebnisse

Der *Vorteil* der Ultrasonokardiographie besteht gegenüber anderen Verfahren darin, daß eine Registrierung der FHF schon ab der 9. Schwangerschaftswoche möglich ist. Zur routinemäßigen Überwachung in der Schwangerschaft eignet sich dieses Verfahren etwa ab der 24. Woche.

Schwierigkeiten in der Auswertung von Ultrasonokardiogrammen ergeben sich vor allem bei der Verwendung von sog. breitstrahlenden Transducern. Ein breit auf das fetale Herz gerichtetes Schallbündel trifft nacheinander auf unterschiedlich bewegte fetale Strukturen. Vom Empfänger kann aber nicht erkannt werden, ob Herzkammern, Vorhöfe, Klappen bzw. Gefäße jeweils als Reflexionswand wirken oder ob der Reflexionsort sogar wechselt. Kompliziert wird die Aufnahme eines konstanten Ultraschallrohsignals noch durch die Tatsache, daß die mütter-

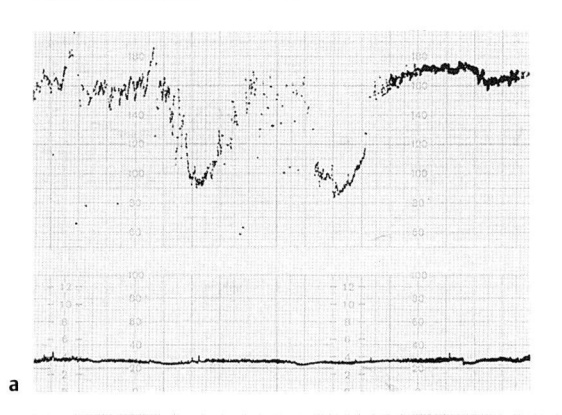

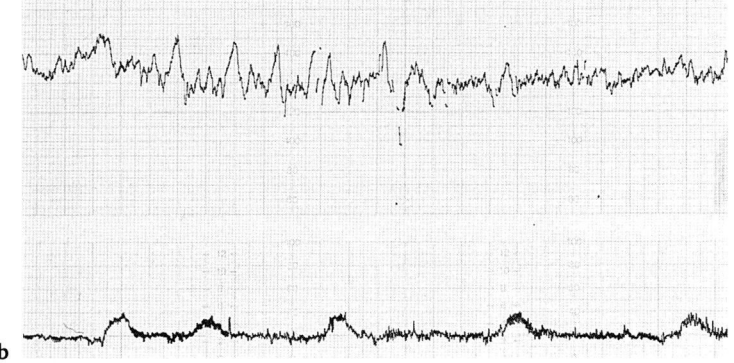

Abb. 3.**4** CTG-Veränderungen infolge eines Vena-cava-Syndroms. **a** Rückenlage, **b** Seitenlage.

lichen Atemexkursionen den Fetus und damit auch das fetale Herz in wechselnder Richtung verschieben. Dadurch treten immer andere Strukturen als Reflektor in Erscheinung. Die Folge davon ist, daß die mit Ultraschallbreitstrahlern aufgenommenen Kardiotokogramme häufig eine breite, verwischte Pseudofluktuation (jitter = engl. unruhig, nervös) aufweisen, die keine sichere Beurteilung der Kurvenmerkmale zuläßt (Abb. 3.**5**).

Die Industrie hat daher Geräte konstruiert, die aus einer bestimmten Anzahl von Herzperioden einen Frequenzmittelwert errechnen und graphisch darstellen (S. 46 ff). Die so erhaltenen Bilder sehen zwar gefällig aus, lassen aber keine zuverlässige Aussage über den fetalen Zustand zu oder verschleiern sogar das Bild. Solche Apparate sollten daher keinesfalls Verwendung finden.

Methoden der Herzfrequenzregistrierung

Abb. 3.5 Jitterkurve, aufgenommen mit einem breitstrahlenden Ultraschalltransducer. Die breite, verwischte Pseudofluktuation läßt keine sichere Beurteilung der Kurve bezüglich Oszillationsfrequenz und -amplitude zu.

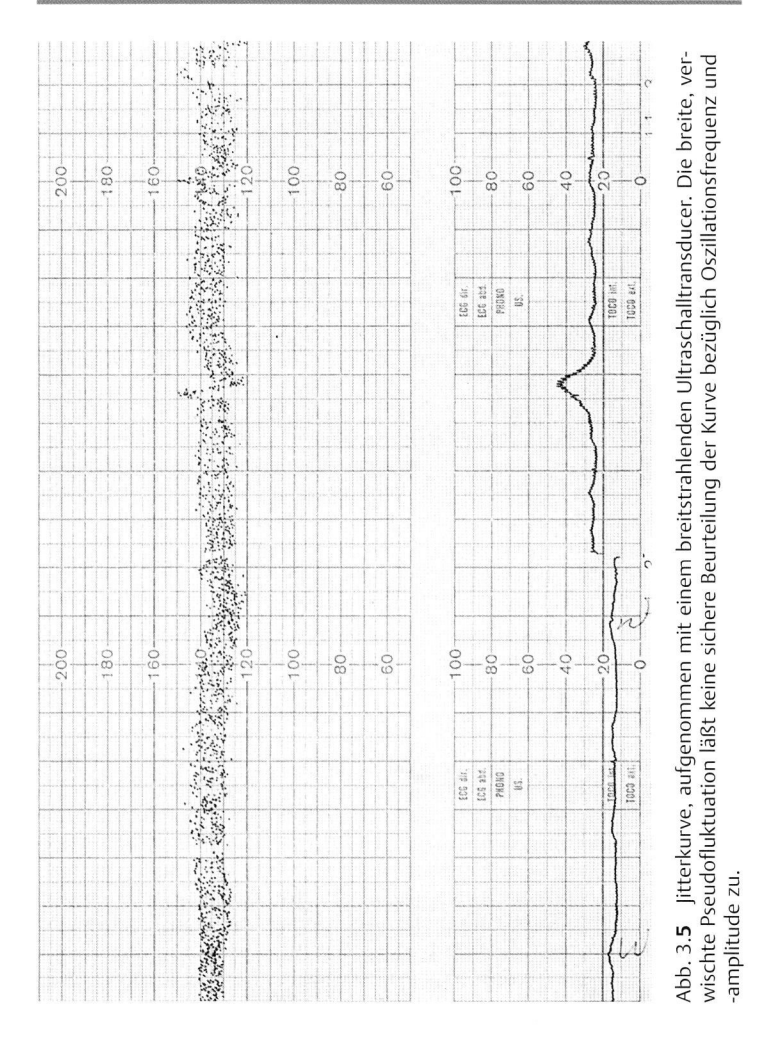

Für eine *zuverlässige Ultraschall-FHF-Registrierung* eignet sich vor allem ein schmalstrahlendes System, das sorgfältig auf die Ebene der fetalen Herzklappen ausgerichtet werden muß. Das Auffinden des Punctum maximum bereitet hierbei keine Schwierigkeiten, da an dieser Stelle ein scharf akzentuiertes, kurzes, klickendes Geräusch zu hören ist. Der Schmalstrahltransducer erfordert in der Regel ein häufigeres Nachjustieren, da sich das Reflexionsziel u. a. atemsynchron verschiebt.

Komplikationen bei Anwendung von Ultraschallwellen sind nicht bekannt geworden.

Autokorrelation. Die heutige Computertechnologie hat es ermöglicht, die vielen bei der Kardiographie gewonnenen Signale in Einzelwerte zu zerlegen und einer komplizierten mathematischen Analyse zu unterziehen. Die dabei über einen bestimmten Zeitraum erhaltenen Zahlenkombinationen werden dann mit denen der vorangehenden bzw. nachfolgenden Signalkomplexe verglichen. Nur bei hoher Übereinstimmung der Ergebnisse wird das jeweils neue Signal als Triggerimpuls akzeptiert. Ein solcher Ähnlichkeitsvergleich ist in der Mathematik mit dem Begriff Autokorrelation („mit sich selbst vergleichen") belegt.

Der Vorteil dieses Verfahrens liegt darin, daß eine Periodizität relativ unabhängig von der Signalform als ähnlich erkannt wird, wenn das Signal von einer Quelle, also z. B. vom fetalen Herzen kommt. Auf die Ultrasonokardiographie übertragen heißt das, daß Ähnlichkeiten zwischen den eingehenden Signalen auch dann festgestellt werden, wenn der Reflexionsort am fetalen Herzen wechselt. Keine Übereinstimmung errechnet sich hingegen, wenn ein mütterliches Gefäß getroffen wird.

Die Einführung der Autokorrelationstechnik bei der Ultraschallbreitstrahl-Registrierung hat zu einer deutlichen Verbesserung dieser Methode beigetragen: Artefakte treten wesentlich seltener auf. Dennoch kommen auch bei diesem Verfahren Fehlregistrierungen vor, und zwar bei
- fetalen Arrhythmien und
- Schluckphasen des Fetus.

Ferner wird in der Spätschwangerschaft gelegentlich statt der fetalen die mütterliche Herzfrequenz aufgezeichnet (Abb. 3.**6**). Die mütterlichen Signale stammen vor allem von Uterus- und Iliacalarterien. Die Interpretation einer solchen CTG-Kurve bereitet insbesondere dann Schwierigkeiten, wenn eine Tachykardie bei der Mutter vorliegt, d. h., kindliche und mütterliche Herzfrequenz sind nur wenig unterschieden. In diesen Fällen lassen sich die beiden Herzfrequenzen nur durch eine gleichzeitige Kontrolle des mütterlichen Pulses auseinanderhalten.

Die Hoffnung, daß sub partu auf die invasive Überwachung zugunsten der Autokorrelationsmethode verzichtet werden kann, hat sich ebenfalls nicht erfüllt. Nach Rüttgers u. Auer (1983) sind mit Fortschreiten der Geburt ab 6–8 cm Zervixdilatation erhebliche Signalausfälle zu beobachten, so daß in diesen Fällen oft nicht auf die direkte Kardiographie verzichtet werden kann. Die aktuelle und überwiegend ausschließlich externe Überwachung sub partu bleibt auch heute durchaus bezüglich Sicherheit sehr fragwürdig. Der Verzicht auf die direkte Kardiotokographie bedeutet ein fetales Sicherheitsrisiko.

Methoden der Herzfrequenzregistrierung 57

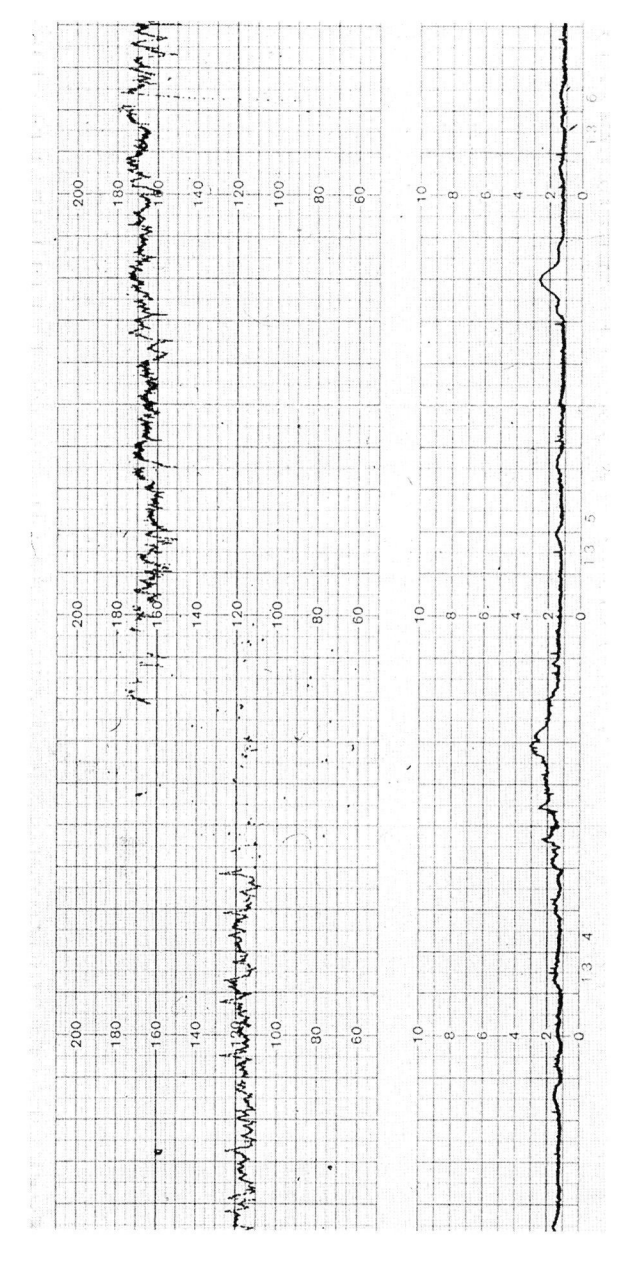

Abb. 3.6 Pseudobradykardie durch wechselnde Registrierung der mütterlichen und kindlichen Herzfrequenz.

Historisch bedeutungsvolle Verfahren

Phonokardiotokographie

Prinzip

Die Ableitung der fetalen Herztöne mit einem auf die mütterlichen Bauchdecken aufgesetzten *Mikrophon* stellte die logische Weiterentwicklung der konventionellen Auskultation dar. Grundsätzlich reagierte der empfindliche Schallaufnehmer auf alle von dem Kind, der Mutter und der Umwelt ausgehenden Geräusche. Mit Hilfe einer besonderen elektronischen Schaltung war es Hammacher (1962) jedoch gelungen, unter Verwendung des Zeitvergleichs zwischen dem ersten und zweiten Herzton ein präzises Signal zu empfangen, das eine getreue Wiedergabe der instantanen FHF zuläßt. Dabei wurde die Dauer einer Herzaktion (T, tempus) z. B. vom ersten zum nächsten ersten oder vom zweiten zum nächsten zweiten Herzton gemessen und aus dieser Zeit die momentane Herzfrequenz errechnet (Abb. 3.**7**).

Ergebnisse

Ab der 25. Schwangerschaftswoche ließen sich mit der Phonokardiographie in etwa 70% technisch einwandfreie CTG-Kurven ableiten. *Schwierigkeiten* ergaben sich bei Patientinnen mit

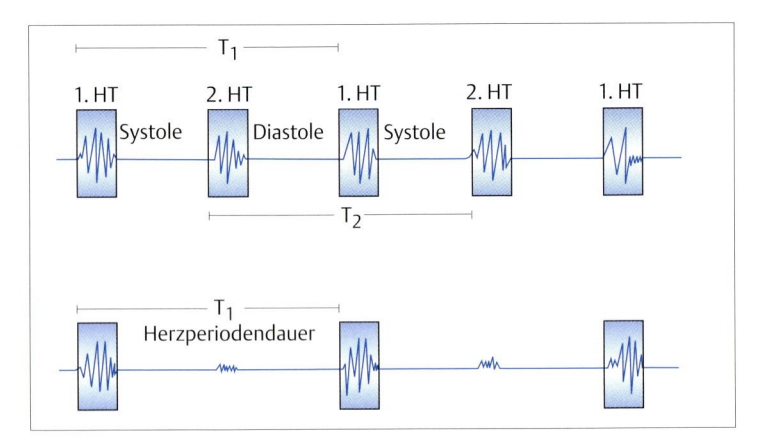

Abb. 3.**7** Prinzip der Phonokardiographie. Die Dauer einer Herzaktion (Systole + Diastole) wird vom ersten zum nächsten ersten Herzton (HT) = T_1 bzw. vom zweiten zum nächsten zweiten Herzton = T_2 gemessen.

- Vorderwandplazenta,
- ausgeprägter Adipositas,
- starken Kindsbewegungen.

Unter der Geburt beschränkte sich die erfolgreiche Anwendung auf die frühe Eröffnungsperiode. Die Phonokardiotokographie besitzt heute nur noch einen historischen Wert.

Abdominale fetale Elektrokardiographie

Prinzip

Dieses von den externen Methoden technisch aufwendigste Verfahren hat keinen Eingang in den klinischen Routinebetrieb gefunden.

Als *Rohsignal* dient die R-Zacke des fetalen EKG, die einen idealen Impuls für die instantane Herzfrequenz darstellte, da die Dauer einer Herzperiode als R-R-Abstand zuverlässig definiert ist. Zur Ableitung eines fetalen EKG waren drei Elektroden erforderlich, von denen zwei als Meßelektroden und eine als Erdungselektrode dienten (Abb. 3.**8**).

Für die kontinuierliche fetale Herzfrequenzregistrierung mußte zunächst der mitabgeleitete mütterliche EKG-Komplex unterdrückt werden. Es wurden elektronische Schaltungen entwickelt, die nach Erkennen des maternen EKG dieses ausblendeten und die kleineren fetalen R-Zacken als Triggerimpuls verwendeten.

Voraussetzung für eine gute Kurvenqualität war eine fetale R-Zacken-Amplitude von über 10 µV. Diese Technik konnte daher nicht zur Überwachung unreifer Kinder angewandt werden, die infolge ihres noch vorhandenen Vernixüberzuges bis etwa zur 36. Woche eine Niedervoltage aufweisen.

Nach der 36. Woche war eine befriedigende Aufzeichnung der FHF in mehr als 80% der Fälle zu erzielen. Hypotrophe Kinder, bei denen aufgrund der Plazentainsuffizienz die Vernix-caseosa-Produktion häufig gering ist, konnten schon in früheren Schwangerschaftswochen mit dem Abdominal-EKG überwacht werden. Schlechte Ergebnisse ergeben sich bei *unruhigen Patientinnen,* wohingegen eine Vorderwandplazenta oder eine Adipositas der Patientin die Aufzeichnungsqualität nicht beeinträchtigen sollten (Berger u. Mitarb. 1978).

Auch das *sub partu abgeleitete abdominale EKG* lieferte zuverlässige Ergebnisse, unabhängig davon, ob die Fruchtblase erhalten oder gesprungen war. Für die Überwachung in der Preßperiode eignete sich diese Methode allerdings nicht, da die zunehmenden Aktionspotentiale der Bauchdecken- und Uterusmuskulatur zu Störungen führten.

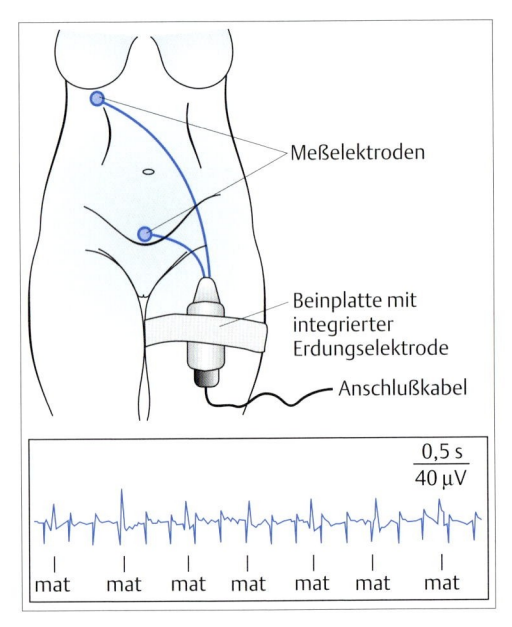

Abb. 3.**8** Abdominale fetale Elektrokardiographie. Die maternen Herzaktionspotentiale (mat) sind miterfaßt. Die maximalen fetalen R-Zacken erreichen eine Amplitude von 127 µV.

Interne Kardiotokographie

Direkte fetale Elektrokardiographie

Prinzip

Die direkte EKG-Ableitung vom Fetus erfolgt fast ausschließlich über eine Schraubelektrode (Abb. 3.**9**), die nach Blasensprung oder -sprengung am vorangehenden kindlichen Teil, also in der Regel am Kopf, fixiert wird. Klebeelektroden, mit denen sich die fetalen Herzaktionspotentiale ohne Verletzung der Haut ableiten lassen (Schmidt u. Mitarb. 1982) haben sich nicht durchsetzen können. Als Rohsignal dient, wie bei der abdominalen fetalen Elektrokardiographie, die R-Zacke. Die gleichzeitig mitaufgenommenen mütterlichen EKG-Potentiale sind wesentlich kleiner als die beim Abdominal-EKG registrierten oder werden durch Wechselstromüberlagerungen völlig verdeckt (Abb. 3.**10**).

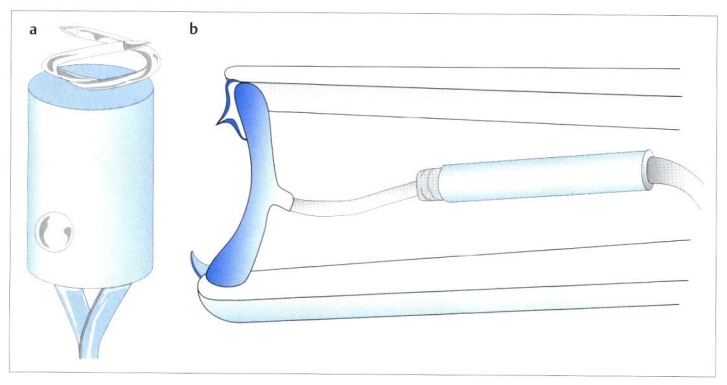

Abb. 3.**9** **a** Schraubelektrode. **b** Clipelektrode (historisch).

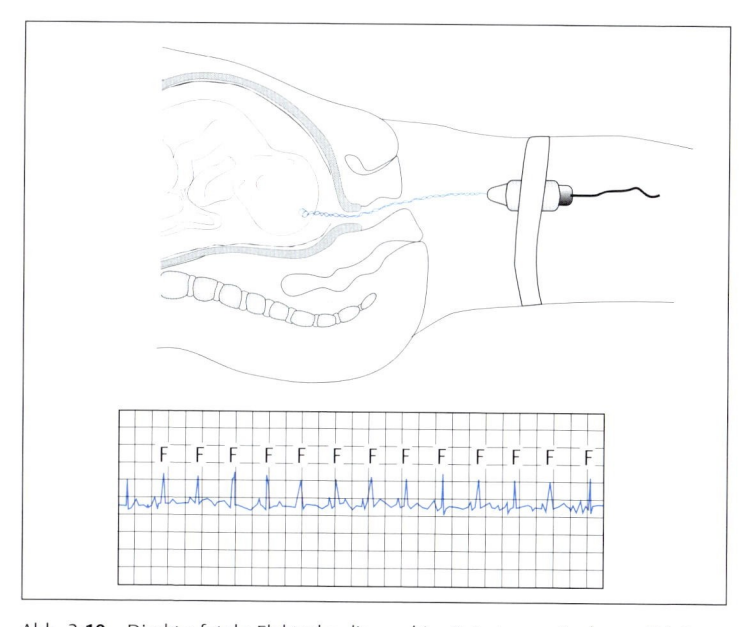

Abb. 3.**10** Direkte fetale Elektrokardiographie. Bei einer unipolaren Ableitung über eine Schraubelektrode, deren Ableitungskabel mit einer geerdeten Beinplatte verbunden sind, können die fetalen EKG-Komplexe (F) deutlich registriert werden, während die mütterlichen EKG-Potentiale durch Wechselstromüberlagerung nicht zur Darstellung kommen.

Nach einem intrauterinen Fruchttod können allerdings mütterliche EKG-Komplexe von dem automatisch arbeitenden Regelverstärker so nachverstärkt werden, daß sie als Triggerimpuls von der Elektronik erfaßt werden. Da die materne Herzfrequenz normalerweise unter 100 spm liegt, können sie als schwere fetale Bradykardie imponieren. Diese falsch interpretierte Situation ist mittels Ultraschall bzw. Kontrolle des maternalen Pulses sicher zu klären (Abb. 3.11).

Praktisches Vorgehen

Die *Applikation* einer heute üblichen *Silberchlorid-Schraubelektrode* (Abb. 3.9a) kann im Rahmen einer vaginalen Untersuchung im Längsbett erfolgen. Die Fingerspitze wird dann an dem kindlichen Kopf belassen und die mit einer Schraubelektrode geladene Einführungshilfe vorsichtig entlang der Innenseite des untersuchenden Fingers zum Kopf vorgeschoben. Die scharfe Elektrodenspitze ist während des Einführens durch die Schutzhülse bedeckt, so daß eine Verletzung der Vagina vermieden wird. Nach richtiger Platzierung des Applikators kann bei dem in der Abb. 3.12 dargestellten Mechanismus die Elektrodenspitze durch Vorschieben des Applikatorgriffs freigegeben und durch eine Drehung im Uhrzeigersinn um 180° mühelos an der Kopfhaut angebracht werden. Nach Entfernen der Einführhülse werden die beiden Ableitungskabel an die Beinplatte angeschlossen.

Ergebnisse

Das direkte fetale EKG stellt das schärfste und zuverlässigste Signal zur Aufnahme der momentanen FHF dar. Die *Vorteile* der direkten Elektrokardiotokographie liegen darin, daß unter der Geburt eine einwandfreie FHF-Aufzeichnung bis zum Durchtritt des Kopfes erreicht wird. Dies ist auch der Fall bei unruhigen Patientinnen und beliebiger Lageänderung der Schwangeren. Da für die Applikation der Elektrode nur eine einmalige Manipulation erforderlich ist, wird die Gebärende minimal belästigt. Im übrigen kann im Rahmen der Untersuchung gleichzeitig ein Katheter zur intrauterinen Druckmessung gelegt und der mit der internen Tokometrie verbundene größere Informationsgehalt ausgenutzt werden.

Als *Nachteil* fällt hingegen ins Gewicht, daß diese Methode erst nach Eröffnung der Fruchtblase angewendet werden kann und daß bei mangelnder Asepsis ein Infektionsrisiko von etwa 1% (Rüttgers 1976) vorhanden ist. Im eigenen Material waren es 0,5% (Koepcke, 1982).

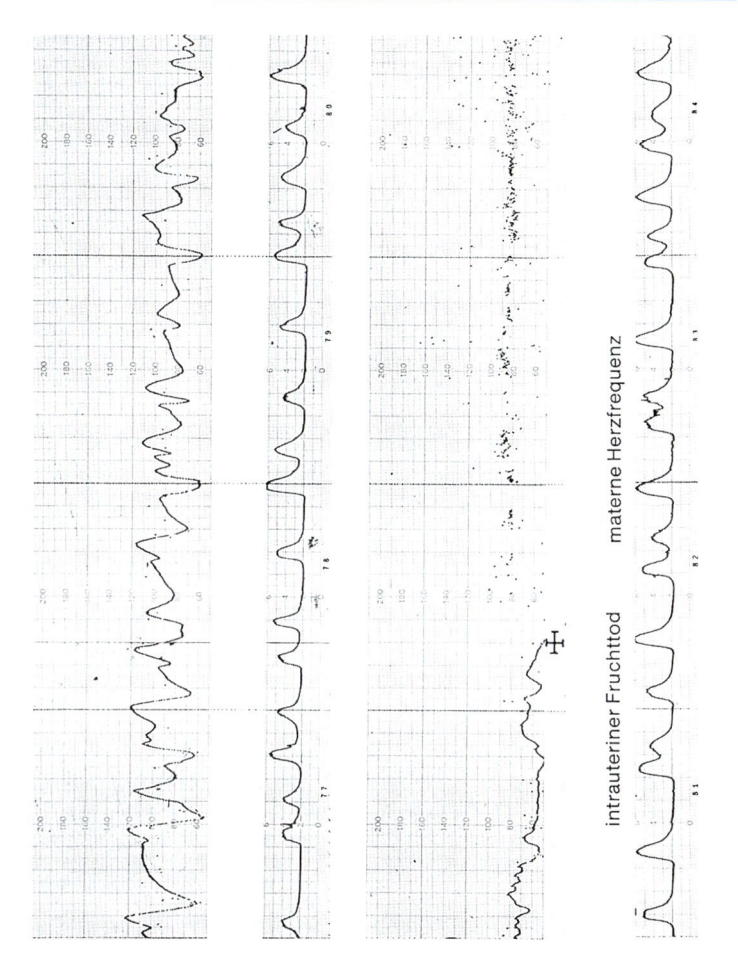

Abb. 3.11 Registrierung der mütterlichen Herzfrequenz im direkt abgeleiteten Kardiotokogramm. Nach dem intrauterinen Fruchttod wird die materne Herzfrequenz über die Skalpelektrode aufgezeichnet und kann fälschlicherweise als schwere fetale Bradykardie imponieren.

Das direkte Verfahren der kontinuierlichen FHF-Registrierung unter der Geburt ist in bezug auf die Kurvenqualität und in der fetalen Konditionsbeurteilung konkurrenzlos und daher aus einer qualifizierten geburtshilflichen Routine nicht mehr wegzudenken.

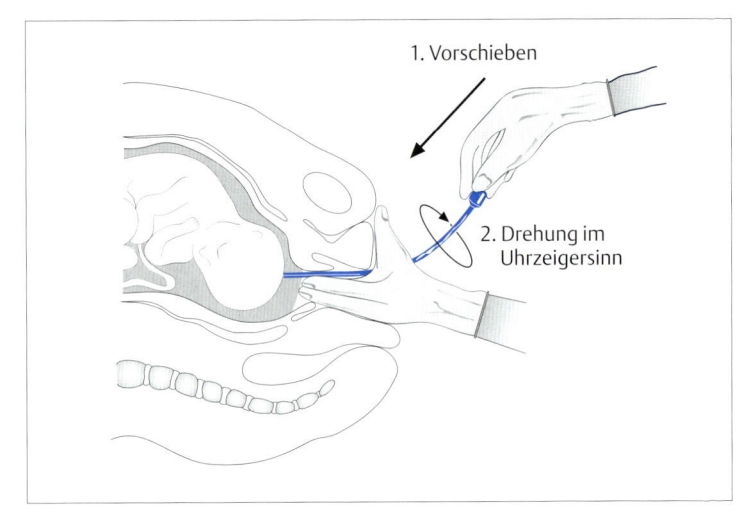

Abb. 3.**12** Anlegen einer Schraubelektrode mit einer Einführhilfe.

Bedeutung der externen und internen CTG-Ableitung

Vergleichen wir die Bedeutung und die Leistungsfähigkeit der genannten externen und internen Verfahren, so ergibt sich folgendes Bild (Tab. 3.**2**):

Tab. 3.**2** Bedeutung der externen und internen Ableitungsverfahren im Vergleich

	Anwendungsbereich	Registrierqualität	Aufwand	Risiken
Ultrasonokardiographie	ab 24. SSW	fehlerhaft, bei Autokorrelation gut	gering	wahrscheinlich keine
Direkte Elektrokardiographie	nur sub partu bei offener Fruchtblase	sehr gut	gering	in ca. ≤ 1,0% Infektionen

Der Anwendungsbereich der *externen Methoden* erstreckt sich vornehmlich auf die Spätschwangerschaft und die frühe Eröffnungsperiode.

Obwohl Phonokardiographie und das abdominale fetale EKG die technisch besten Signale lieferten, hat sich im Routinebetrieb die Ultrasonokardiographie durchgesetzt.

Der internen CTG-Ableitung in Form der *direkten fetalen Elektrokardiographie* ist nach Eröffnung der Fruchtblase sub partu der Vorzug zu geben. Sie liefert intrapartual konkurrenzlos die qualitativ besten FHF-Registrierungen.

Kardiotokographiegeräte

Die von Rüttgers u. Kubli (1969) geforderten Spezifikationen für Kardiotokographen sind weitgehend von den Geräteherstellern erfüllt worden. Es gibt Kardiotokographen, die nur zur Überwachung des antenatalen Zeitraums eingesetzt werden und sich daher auf die externe Ableitungsmöglichkeit der fetalen Herzfrequenz und der Wehentätigkeit beschränken. Ferner sind Geräte im Handel, die eine externe und interne Registrierung der FHF und der Uterusmotilität zulassen und somit ante- und intranatal Anwendung finden. Die Wiedergabe der instantanen Herzfrequenz und die Möglichkeit der Fehlerentdeckung sind bei den modernen Geräten eine Selbstverständlichkeit. Die Vorschubgeschwindigkeit des Registrierpapiers ist den klinischen Bedürfnissen angepaßt worden und beträgt im allgemeinen 1 und 2 cm/min. Für die Routine hat sich erwiesen, daß eine papiersparende Geschwindigkeit von 1 cm/min eine zuverlässige Interpretation eines Kardiotokogramms erlaubt, wenn auch das Erkennen der Kurvenmerkmale durch schnelleren Papiervorschub erleichtert wird. Ein kurzfristiger Wechsel der Geschwindigkeit sollte besser vermieden werden, da die verändert erscheinenden Kurvenbilder zu Fehlbeurteilungen Anlaß geben können.

4 Nomenklatur der Kardiotokographie

Aufgrund der bisherigen klinischen Erfahrungen mit der Kardiotokographie kann die Aussage getroffen werden, daß bei technisch einwandfreier Ableitung und richtiger Interpretation des Kardiotokogramms ein Absterben des Kindes unter kontinuierlicher Überwachung zu einem vorhersehbaren und daher weitgehend vermeidbaren Ereignis geworden ist. Zur Charakterisierung der Herzfrequenzveränderungen sind spezielle Begriffe notwendig geworden, die eine Beschreibung der verschiedenen CTG-Merkmale zulassen. Die Nomenklatur der Beurteilungskriterien geht auf die Arbeitskreise um Caldeyro-Barcia (1966), Hammacher (1967) und Hon (1968) zurück. Für die Beschreibung der Herzfrequenzveränderungen hat sich die Unterteilung in folgende drei Gruppen bewährt (Heinrich u. Seidenschnur 1977):
➤ langfristige FHF-Veränderungen,
➤ mittelfristige FHF-Veränderungen,
➤ kurzfristige FHF-Veränderungen.

Langfristige FHF-Veränderungen

■ Basalfrequenz

Die über einen längeren Zeitraum mit einem etwa konstanten Mittelwert beobachtete Herzfrequenz wird *basale fetale Herzfrequenz, Basalfrequenz* oder *Grundfrequenz* genannt. Sie entspricht damit am ehesten den durch die frühere intermittierende Auskultation mit dem Stethoskop gewonnenen Stichproben.

Das *Niveau* der Basalfrequenz kann dadurch bestimmt werden, daß eine gerade, horizontal verlaufende Linie durch den über längere Zeit beibehaltenen Frequenzmittelwert gezogen wird (Abb. 4.1). Diese Mittelwertslinie trägt die Bezeichnung *Baseline*. Sind mittelfristige Herzfrequenzveränderungen vorhanden (S. 74 ff), dann gilt als Basalfrequenz die Herzfrequenz, die zwischen den Akzelerationen und Dezelerationen zu registrieren ist (Abb. 4.1). Manchmal kann es schwierig sein, auf den ersten Blick sicher zu entscheiden, wo die Basalfrequenz liegt. In dem vorliegenden Beispiel (Abb. 4.2) könnte es sich um eine Tachykardie mit

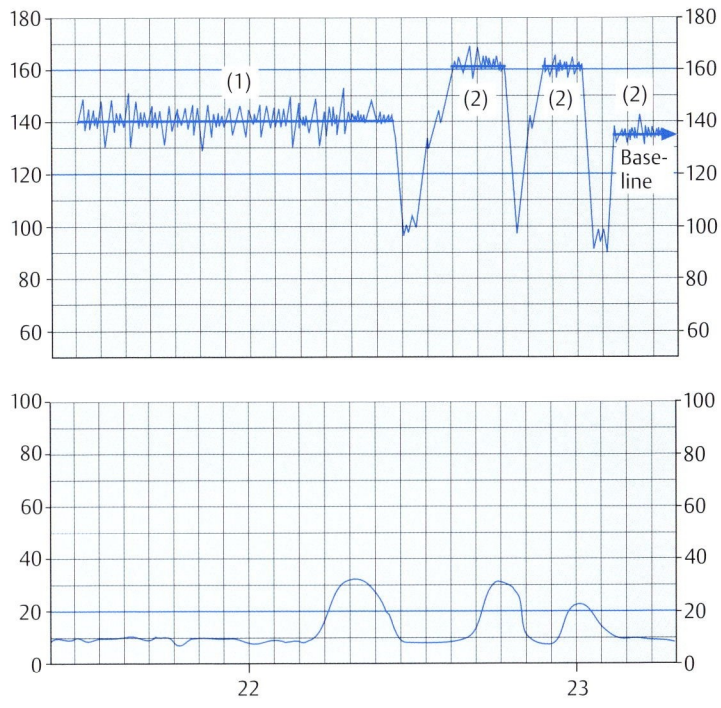

Abb. 4.1 Bestimmung der Basalfrequenz = Baseline bei Fehlen (1) und bei Vorliegen von mittelfristigen FHF-Veränderungen (2). Der über längere Zeit beibehaltene Mittelwert der FHF entspricht der Baseline.

Dezelerationen, aber auch um eine Normokardie mit Akzelerationen handeln. In diesen Fällen hat es sich bewährt, die FHF über einen Zeitraum von mindestens 40 min zu kontrollieren. Da Aktivphasen des Kindes in der Regel nicht länger als 40 min dauern, läßt sich zumeist innerhalb dieser Zeit die Diagnose sicher stellen (Abb. 4.3).

Die *Normalwerte* der basalen fetalen Herzfrequenz liegen im Bereich zwischen 120 und 160 spm (Abb. 4.4). Nach Empfehlungen der FIGO wird eine Herzfrequenz zwischen 150 und 110 spm als normal bezeichnet. Für den klinischen Gebrauch haben sich allerdings die alten Grenzwerte bewährt.

Eine Änderung der Basalfrequenz über einen längeren Zeitraum wird langfristige FHF-Alteration genannt. Grundsätzlich kann die Basalfrequenz ansteigen oder abfallen. Der Bewertungszeitraum für die Diffe-

68 4 Nomenklatur der Kardiotokographie

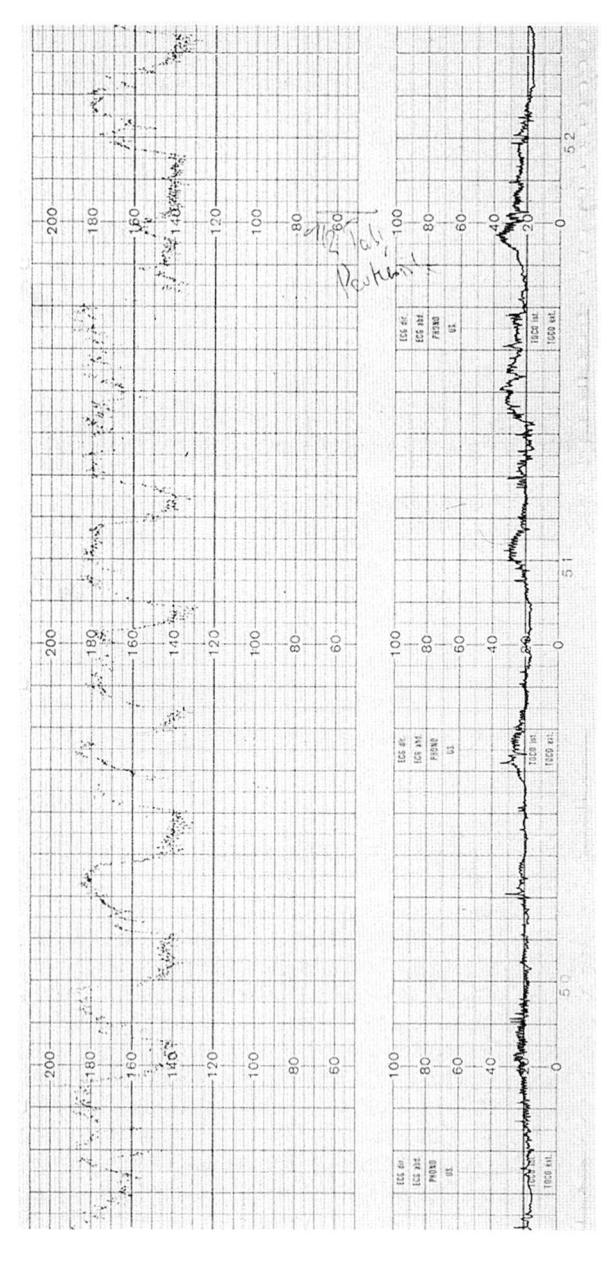

Abb. 4.2 Akzelerationen bei Normokardie, die wie Dezelerationen bei Tachykardie aussehen.

4 Nomenklatur der Kardiotokographie

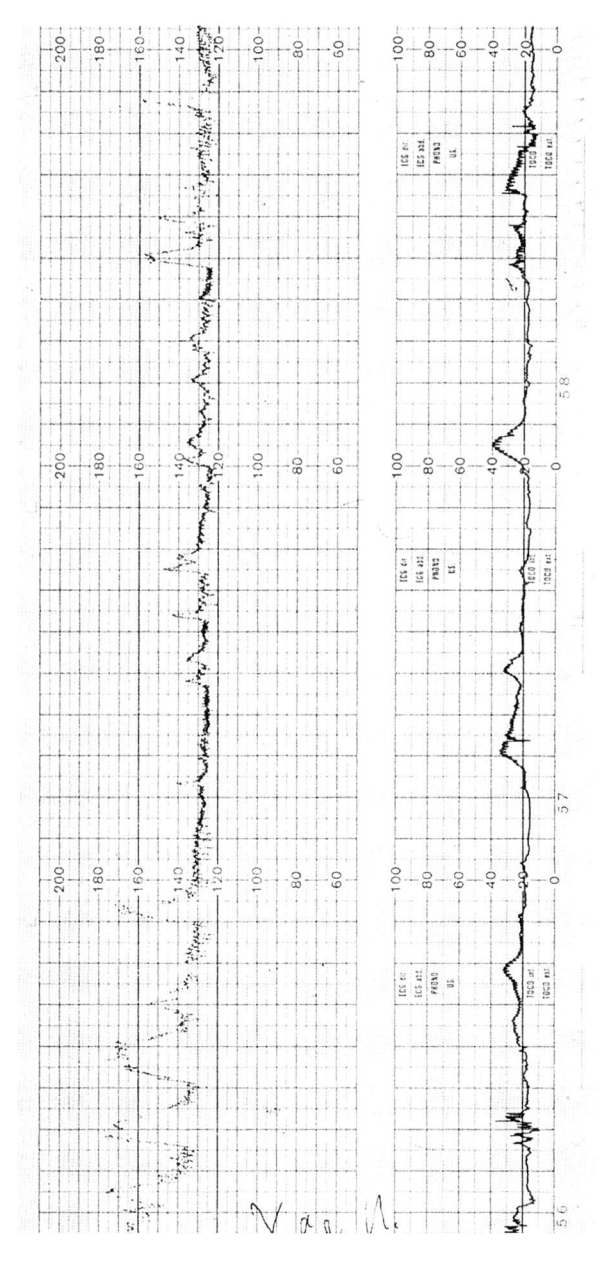

Abb. 4.3 Gleiche Patientin wie in Abb. 4.2 nach 30 min.

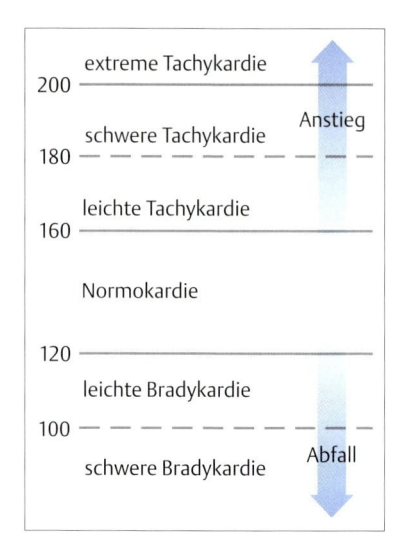

Abb. 4.4 Einteilung der langfristigen FHF-Veränderungen nach v. Winckel. Ein länger als 10 min andauernder Frequenzanstieg über 160 spm wird leichte, über 180 spm schwere und über 200 spm extreme Tachykardie, ein über 3 min anhaltender Frequenzabfall unter 120 spm leichte, unter 100 spm schwere Bradykardie genannt.

renzierung der langfristigen von den mittelfristigen FHF-Alterationen beträgt bei der Frequenzzunahme 10 min, beim Abfall 3 min.

Tachykardie. Ein länger als 10 min anhaltender Anstieg der Grundfrequenz bis 180 spm ist mit dem Begriff leichte, von 181–200 spm mit dem Begriff schwere und ab 201 spm mit dem Begriff extreme Tachykardie belegt (Abb. 4.**3**).

Bradykardie. Ein länger als 3 min dauernder Abfall des Frequenzniveaus unter 120 spm wird leichte, unter 100 spm schwere Bradykardie genannt (Abb. 4.**3**).

■ Tachykardie

Ursachen

Fetale Tachykardien finden sich im antenatalen und intranatalen Kardiotokogramm relativ häufig. Abhängig vom Entstehungsmechanismus unterscheiden wir die drei in ihrer Prognose nicht einheitlich zu bewertenden Tachykardieformen:
▶ prognostisch günstig,
▶ prognostisch unklar,
▶ prognostisch ungünstig.

Prognostisch günstig

Externer oder interner Reiz. Unter physiologischen Bedingungen liegt in der Schwangerschaft als Ausdruck der kindlichen Unreife ein erhöhter Sympathikotonus vor. Diese sympathikotone Reaktionslage kann durch eine akustische, thermische, optische oder taktile Reizung des Fetus noch verstärkt werden. Der Anstieg der Basalfrequenz imponiert zumeist als leichte Tachykardie.

Medikamente. Auch eine β-Mimetika- oder Parasympathikolytikagabe an die Mutter kann der Grund für eine fetale Tachykardie sein.

Streß der Mutter. Des weiteren führt ein anhaltender Streß der Mutter (Fieber, übermäßige Belastung) infolge verstärkter Catecholaminausschüttung zur fetalen Tachykardie.

Paroxysmale Tachykardie. Ferner sind beim Fetus auch sog. paroxysmal auftretende Tachykardien bekannt, deren Ursache unklar ist.

Prognostisch unklar

Amnioninfektionssyndrom. Eine Tachykardie kann ebenfalls Ausdruck eines beginnenden oder bereits bestehenden Amnioninfektionssyndroms sein.

Heterotope Reizbildung, AV-Block, Extrasystolie. Extreme Tachykardien lassen in erster Linie an heterotope Reizbildung und Extrasystolie denken, die sich pathophysiologisch oft nicht erklären lassen. Tachyarrhythmien sind oft Folge eines AV-Blocks, z. B. bei Vorliegen eines Herzfehlers oder einer Myokarditis (S. 130).

Reaktive Tachykardie. Nach einem Ereignis, das die edeplativen Mechanismen des Fetus befördert und möglicherweise zur Hypoxämie führte (Hypotensivsyndrom, Tetanus uteri).

Prognostisch ungünstig

Fetale Hypoxämie. Eine fetale Tachykardie kann weiterhin Ausdruck einer beginnenden oder abklingenden Hypoxämie sein.

Konsequenz

Die Mehrdeutigkeit des Symptoms Tachykardie erfordert in jedem Falle eine Abgrenzung einer physiologischen von einer pathologischen Situation. In dieser Hinsicht ist besonders auf Grad und Progredienz der Tachykardie zu achten.

Eine *zunehmende Tachykardie* bei sonst unauffälligem CTG-Muster wird vor allem bei einem Amnioninfektionssyndrom angetroffen. Der Nachweis weiterer Entzündungszeichen, wie Fieber der Mutter, Leukozytose, Linksverschiebung, Thrombozytenabfall bzw. positives C-reaktives Protein, erhärten die Diagnose.

Eine *schwere Tachykardie,* also ein Ansteigen der Basalfrequenz über 180 spm, muß nach Ausschluß einer Infektion weiterhin an eine persistierende fetale Hypoxämie denken lassen. Insbesondere wenn zusätzlich suspekte mittelfristige oder kurzfristige FHF-Veränderungen auftreten, ist die Tachykardie als Hinweis auf eine fetale Gefährdung zu werten und bedarf einer weiteren diagnostischen Abklärung (Kreislaufzentralisationen?).

Bei *extremer Tachykardie* sollte eine Ultraschalluntersuchung des fetalen Herzens erfolgen und die Vorhof- und Kammerfrequenz auf rhythmische Zusammenarbeit hin kontrolliert werden. Differentialdiagnostisch ist an eine paroxysmale Tachykardie zu denken und eine Kardiokonversion in Betracht zu ziehen.

Sofern eine fetale Hypoxämie als Ursache des Basalfrequenzanstieges nicht auszuschließen ist, muß die Tachykardie als Warnsymptom gelten und im Rahmen der antenatalen Überwachung (S. 119 ff) kurzfristige kardiotokographische Kontrollen zur Folge haben. Sub partu (S. 187 ff) ist der Zustand des Kindes durch eine Fetalblutanalyse zu überprüfen.

Klinische Bedeutung

Die Häufigkeitsangaben über das Zusammentreffen einer *fetalen Tachykardie* und *Azidose* weichen in der Literatur entsprechend der vielschichtigen Ätiologie voneinander ab. Caldeyro-Barcia u. Mitarb. (1969) und Kubli u. Rüttgers (1969) fanden, daß intrapartuale Tachykardien, besonders bei zunehmender Tendenz, mit erniedrigten pH_{NA}- und Apgar-Werten der Neugeborenen einhergehen. Saling 1968 und 1971 konnte bei Tachykardiefällen in 23% bis 30% erniedrigte pH-Werte im fetalen Kapillarblut nachweisen.

■ Bradykardie

Ursachen

Prognostisch günstig

Essentielle Bradykardie. Fetale Bradykardien werden im antenatalen Kardiotokogramm selten beobachtet. Zumeist läßt sich dieser Alteration der Basalfrequenz kein pathologisches Substrat zuordnen. Jener nicht abzuklärende Formenkreis wird als essentielle Bradykardie bezeichnet. Essentielle Bradykardien bestehen sub partu häufig fort und sind als Ausdruck eines erhöhten Vagotonus und nicht einer fetalen Gefährdung anzusehen.

Maternogen. Ein Vena-cava-Syndrom, eine forcierte Hyperventilation sowie eine orthostatische Dysregulation können ebenfalls eine Bradykardie bedingen.

Iatrogen. Eine medikamentöse Überstimulierung des Uterus führt zeitabhängig zur Dauerkontraktion und damit zur uteroplantaren Minderdurchblutung. Die Folge davon ist ein Absinken der Basalfrequenz.

Prognostisch ungünstig

Vitium cordis. Ätiologisch kann in Ausnahmefällen auch einmal eine Störung der kardialen Reizbildung und Erregungsleitung bei einem Vitium cordis eine Bradykardie bewirken. Vor allem bei einer schweren Bradykardie zwischen 50 und 70 spm sollte ein AV-Block ausgeschlossen werden (S. 133).

Persistierende Azidose. Eine Bradykardie kann aber auch Folge einer persistierenden Azidose sein. Die Diagnose läßt sich in diesen Fällen so gut wie immer aus dem vorherigen pathologischen Frequenzverhalten ableiten. In der Regel sind typische mittel- und kurzfristige Herzfrequenzveränderungen vorausgegangen, die auf den zunehmenden Gefahrenzustand des Fetus hinweisen. Bleibt die FHF als Endstadium dann bradykard, so handelt es sich um das Bild der sog. *präfinalen Bradykardie* (Abb. 4.**5**).

Konsequenz

Ein maternogen bzw. iatrogen ausgelöster Frequenzabfall läßt sich durch Beseitigung der Ursache normalisieren, während die Prognose eines Kindes mit einem Vitium cordis unklar ist. Bei Vorliegen einer präfinalen Bradykardie ist der Fetus stark hypoxiegefährdet, so daß sofort therapeutische Schritte einzuleiten sind (S. 203 f).

Klinische Bedeutung

Wird die langfristige Bradykardie im Zusammenhang mit dem fetalen Säure-Basen-Haushalt betrachtet, so läßt sich in der Mehrzahl der Untersuchungen keine eindeutige Korrelation (Saling 1968, Rüttgers u. Mitarb. 1972) nachweisen. In jedem Falle muß die Bradykardie als *Warnsymptom* gelten, das einer weiteren Abklärung bedarf. Die Konse-

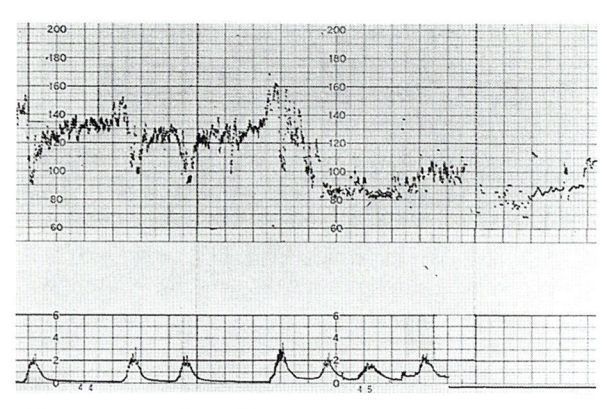

Abb. 4.5 Terminale Bradykardie der Preßperiode. Der anhaltenden Bradykardie gehen mittelfristige Herzfrequenzverlangsamungen voraus (variable Dezelerationen).

quenzen, die sich aus der Diagnose einer Bradykardie ergeben, werden im Rahmen der antenatalen (S. 133 f) und intranatalen (S. 208 ff) Überwachung besprochen.

Mittelfristige FHF-Veränderungen

Mittelfristige sind wie die langfristigen FHF-Veränderungen durch eine Frequenzzunahme oder -abnahme gekennzeichnet. Die Frequenzänderung beansprucht jedoch im Vergleich zu den langfristigen FHF-Alterationen einen kürzeren Zeitraum. Für die mittelfristigen FHF-Veränderungen sind die Begriffe
➤ Frequenzbeschleunigung oder Akzeleration,
➤ Frequenzverlangsamung oder Dezeleration

vorbehalten.

Akzeleration. Im Unterschied zur Tachykardie wird eine Frequenzbeschleunigung bis zu 10 min, unabhängig vom Ausmaß der Frequenzzunahme, Akzeleration genannt (Abb. 4.**6**).

Dezeleration. Im Gegensatz zur Bradykardie heißt eine Frequenzverlangsamung bis zu 3 min, unabhängig von der Amplitude des Frequenzabfalls, Dezeleration (Abb. 4.**6**).

Akzelerationen und Dezelerationen können von normokarder, tachykarder und bradykarder Basalfrequenz ausgehen.

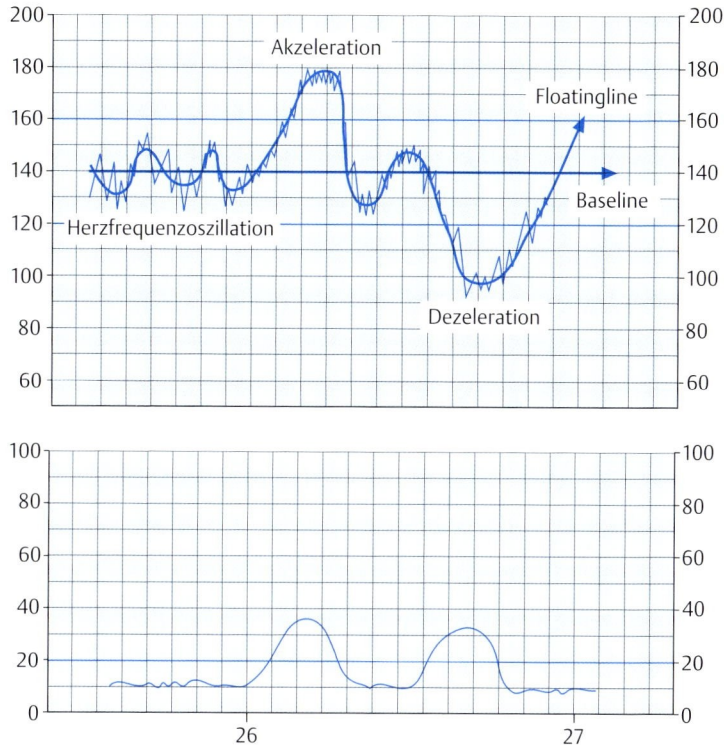

Abb. 4.**6** Darstellung der Floatingline. Der über längere Zeit beibehaltene Mittelwert der Frequenz entspricht der Baseline. Die Floatingline hingegen, die die Herzfrequenzoszillationen in ihrer Amplitudenmitte schneidet, folgt den Akzelerationen und Dezelerationen.

Floatingline. Auch den mittelfristigen FHF-Veränderungen kann eine konstruierbare Mittellinie zugeordnet werden, die sich in jedes Kardiotokogramm hineindenken oder einzeichnen läßt (Abb. 4.**6**). Im Unterschied zur Baseline folgt sie den Akzelerationen und Dezelerationen, indem sie die Herzfrequenzoszillationen in ihrer Amplitudenmitte schneidet oder bei fehlender Oszillation mit ihnen deckungsgleich wird. Diese *Oszillationsmittellinie* heißt Floatingline. Sie hat in der Praxis keine Bedeutung.

■ Akzelerationen

Akzelerationen kommen im Zusammenhang mit Kindsbewegungen, Wehen oder kurzfristigen passageren meist funktionellen vor, wobei die Herzfrequenz nach hypoxämischen Ereignissen raschem Anstieg und vergleichbar schnellem Abfall zur Basalfrequenz zurückkehrt. Der Zeitraum der Frequenzbeschleunigung kann bis zu 10 min betragen.

Pathophysiologisch ist die Akzeleration als Ausdruck eines Adaptations- bzw. Kompensationsmechanismus des fetalen Herz-Kreislauf-Systems an einen sporadischen bzw. periodischen Reiz zu bewerten, der im Unterschied zur Tachykardie nur einen kürzeren Zeitraum anhält. Abhängig vom Auslösemechanismus unterscheiden wir zwei Formen der Akzeleration, die sporadische und die periodische.

■ Sporadische Akzeleration

Ursachen

Unter sporadischen Akzelerationen verstehen wir das Auftreten einer Herzfrequenzbeschleunigung bis zu 10 min Dauer im Zusammenhang mit spontanen oder exogen ausgelösten *Kindsbewegungen*.

Aktivitäten des Kindes in und außerhalb des Mutterleibes bewirken unter physiologischen Bedingungen über eine Adrenalin- und Noradrenalinausschüttung eine kurzfristige Herzfrequenzsteigerung. Wenn das ungeborene Kind im Bauch „joggt", muß die Herzfrequenz zunehmen (Abb. 4.**7**).

Entsprechend führen z. B. kurzfristige Berührungsreize des Kindes bei der Palpation durch die Bauchdecke, bei einer vaginalen oder rektalen Untersuchung, beim Anlegen einer Kopfschwartenelektrode oder bei einer Fetalblutuntersuchung im Normalfall zu Kindsbewegungen und damit zu Akzelerationen. Auch ein akustischer, thermischer oder optischer Weckversuch bewirkt in der Regel eine derartige Herzfrequenzbeschleunigung.

Konsequenz und klinische Bedeutung

Sporadisch auftretende Akzelerationen stellen die physiologische sympathikotone Antwort des Kindes auf einen Erregungszustand bzw. Stimulus dar und gelten als *prognostisch günstig*. Sie können somit als kindliche Reaktion auf einen Eustreß, also einen physiologischen Streß, verstanden werden und sind die Folge einer erhöhten Catecholaminausschüttung oder eines durch die Kindsbewegungen aus dem venösen Niederdrucksystem mobilisierten vermehrten Volumenangebot an das fetale Herz, das durch Zunahme der Frequenz abtransportiert werden muß.

4 Nomenklatur der Kardiotokographie 77

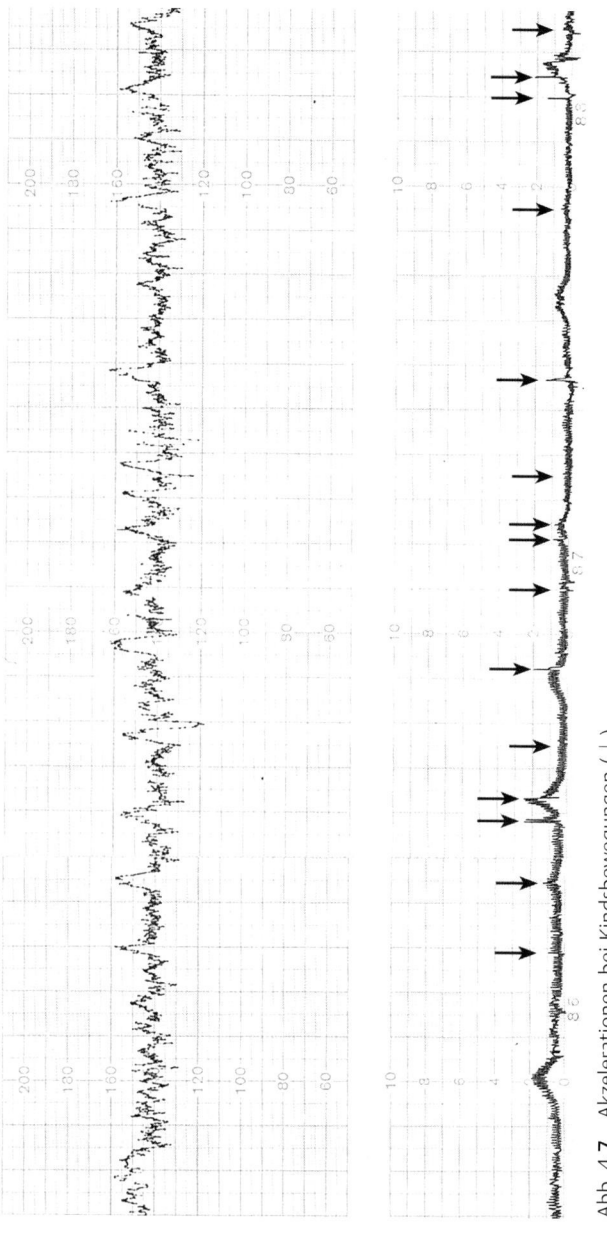

Abb. 4.7 Akzelerationen bei Kindsbewegungen (↓).

4 Nomenklatur der Kardiotokographie

■ Periodische Akzeleration

Ursachen

Unter periodischen Akzelerationen (Abb. 4.**8**) verstehen wir ein Auftreten von mittelfristigen FHF-Beschleunigungen im Zusammenhang mit mindestens drei aufeinanderfolgenden Wehen.
  Dabei können die resultierenden FHF-Bilder
➤ der topographischen Wehenform gleichen,
➤ durch einen steilen Anstieg oder Abfall gekennzeichnet oder
➤ mit einer Dezeleration vergesellschaftet sein.

Konsequenz und klinische Bedeutung

Die der *Wehenform ähnlichen* Akzelerationen sind wahrscheinlich durch eine wehensynchrone uteroplazentare Minderdurchblutung be-

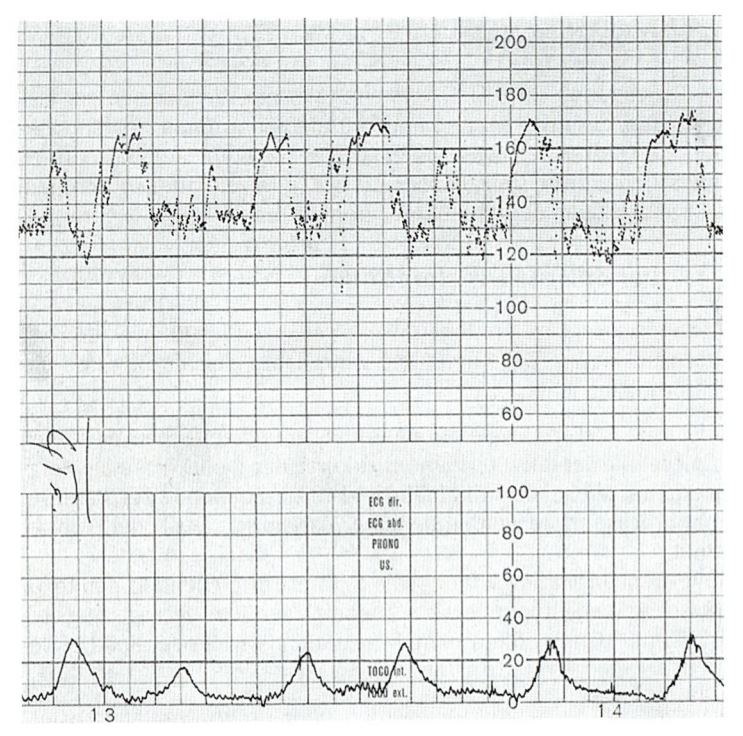

Abb. 4.**8** Periodische Akzelerationen mit rascher Frequenzänderung.

dingt. Die Hypoxämie führt zu einem Chemorezeptorenreiz und löst eine Sympathikussteigerung aus.

Die Entstehung der *steil ansteigenden* und *abfallenden* Akzelerationsformen kann mit einer Kompression der Nabelschnur erklärt werden, die nur die V. umbilicalis betrifft. Die Verminderung des O_2-haltigen Blutstromes zum Herzen hat einen Blutdruckabfall und über die Pressorezeptoren einen Anstieg der Herzfrequenz zur Folge.

Die periodische Frequenzbeschleunigung muß in beiden Fällen als erfolgreicher Versuch des fetalen Herz-Kreislauf-Systems verstanden werden, einen passageren O_2-Mangel zu kompensieren. Reicht dieser Kompensationsmechanismus nicht aus, so können periodische Akzelerationen bei anhaltender Tendenz über eine Erhöhung des Basalfrequenzniveaus zur Tachykardie führen und somit frühzeitig eine beginnende fetale Gefährdung anzeigen.

Periodische Akzelerationen *vor Beginn* oder *nach Beendigung* einer *Dezeleration* sind in ihren Auswirkungen auf den Fetus als günstig anzusehen.

Dezelerationen

Unter Dezeleration (Dip, Tief) verstehen wir einen Abfall der FHF unter die Basalfrequenz bis zu 3 min, der im zeitlichen und kausalen Zusammenhang zu einer Wehe, zu Kindsbewegungen oder zu einer akuten uteroplazentaren Minderdurchblutung steht (Abb. 4.**9**, 4.**10**). Dezelerationen kommen wie Akzelerationen periodisch und sporadisch vor.

Periodische Dezelerationen

Die periodischen Dezelerationen weisen eine zeitliche Korrelation zur Wehentätigkeit auf. Das Kurvenbild kann dabei gleichförmig und ungleichförmig aussehen.

gleichförmig		ungleichförmig
frühe Dezelerationen	späte Dezelerationen	variable Dezelerationen
FHF		
IUD		

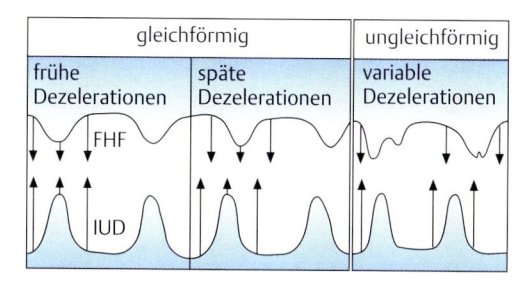

Abb. 4.**9** Schematische Darstellung der periodischen Dezelerationen.

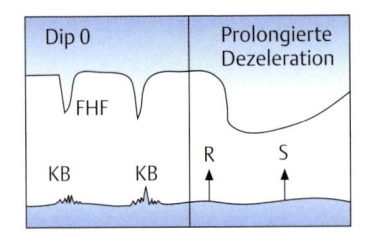

Abb. 4.10 Schematische Darstellung der sporadischen Dezelerationen. Das Auftreten von Dip 0 wird im Zusammenhang mit Kindsbewegungen (KB) beobachtet. Prolongierte Dezelerationen kommen z. B. im Verlauf eines Vena-cava-Syndroms vor (R = Rückenlage, S = Seitenlage).

Gleichförmig. Stellen Dezelerationen in Form und zeitlichem Auftreten das Spiegelbild der intrauterinen Druckkurve dar, wobei die fetale Herzfrequenz mit Wehenbeginn abfällt und mit Wehenende zur Basalfrequenz zurückkehrt, so werden sie *frühe Dezeleration,* Dip I oder Frühtief genannt.

Eine Frequenzverlangsamung, die in ihrer Form ebenfalls den tokographischen Wehentyp reflektiert, aber eine zeitliche Verzögerung aufweist, ist mit den Begriffen *späte Dezeleration,* Dip II oder Spättief belegt.

Ungleichförmig. Am häufigsten werden periodische Dezelerationsformen beobachtet, die mit jeder Wehe ein anderes Bild annehmen, in zeitlich variablen Bezug zur intrauterinen Druckkurve stehen und daher *variable Dezeleration* heißen.

■ Frühe Dezeleration

➤ Das *Kurvenbild* der Herzfrequenz verläuft spiegelbildlich uniform zur intrauterinen Druckkurve.
➤ Der *Abfall der FHF* erfolgt, meist von normaler Basalfrequenz ausgehend, ohne oder mit nur geringer zeitlicher Verzögerung zum Wehenbeginn.
➤ Der *Tiefpunkt* fällt in die Zeit des oberen Wehendrittels, annähernd mit der Wehenakme zusammen (Abb. 4.**11**).
➤ Die Ausgangsfrequenz ist mit dem Wehenende wieder erreicht.
➤ Die *Dezelerationsamplitude* beträgt in der Regel weniger als 30 spm, so daß ein Frequenzniveau von 100 spm selten unterschritten wird.

Ursachen

Die frühen Dezelerationen werden als Ausdruck einer verstärkten *Kopfkompression* über einen Grenzwert während der Wehen gewertet. Es kommt zur zerebralen Durchblutungsstörung und hypoxisch bedingten Funktionsbeeinträchtigung des Sympathikuszentrums, das gegenüber

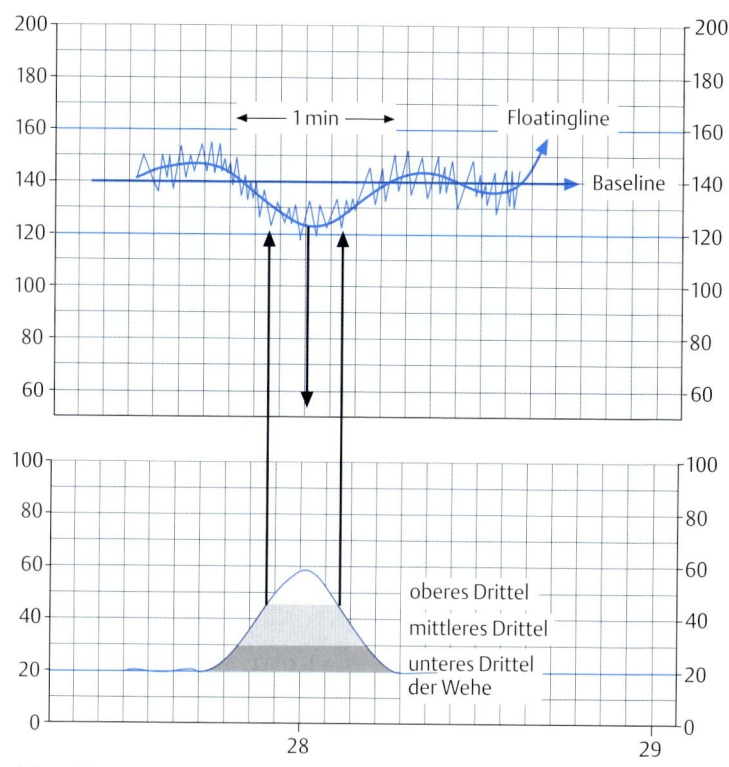

Abb. 4.11　Frühe Dezeleration (nach Hammacher). Der tiefste Punkt der Dezeleration fällt in die Zeit des oberen Wehendrittels.

dem Vaguszentrum durch eine erhöhte Empfindlichkeit ausgezeichnet ist. Die Folge ist ein relatives Überwiegen des Vagotonus mit nachfolgender Herzfrequenzverlangsamung. Mit abklingendem Kopfdruck am Wehenende normalisiert sich die Hirndurchblutung, so daß der Sympathikus zu seiner ursprünglichen Funktion und damit die FHF zur Basalfrequenz zurückkehrt. Für diese Theorie spricht, daß sich frühe Dezelerationen durch Atropingabe beseitigen lassen.

Frühe Dezelerationen entstehen somit wahrscheinlich durch eine lokale Hypoxämie, die in der Regel nicht zu einer globalen Hypoxämie oder fetalen Azidose führt.

Konsequenz und klinische Bedeutung

Werden frühe Dezelerationen länger als 30 min beobachtet, so sollten sie als Warnsymptom gelten, das auf eine verstärkte intrakranielle Druckgefährdung hinweist (Heinrich u. Seidenschnur 1977). Erhöhte Gaben von Wehenmitteln sind kontraindiziert, um die passagere Beeinträchtigung der Hirndurchblutung nicht zu verstärken. Seidenschnur u. Mitarb. (1972) empfehlen, in der Austreibungsperiode den Durchtritt des Kopfes bei der Geburt mit einer kompressionsarmen Parallelzange zu erleichtern.

■ Späte Dezeleration

- ➤ Sie zeichnen sich wie die frühen Dezelerationen durch eine konstante Form aus. Das *Kurvenbild* verläuft auch hier spiegelbildlich zur intrauterinen Druckkurve.
- ➤ Im Unterschied zur frühen Dezeleration findet sich aber eine charakteristische *Phasenverschiebung,* d. h., der Beginn der Dezeleration ist gegenüber dem intrauterinen Druckanstieg verzögert und tritt in typischen Fällen erst dann auf, wenn letzterer sein Maximum erreicht hat (Abb. 4.**12**). Die Verzögerungszeit wird „lag-time" genannt. Der Tiefpunkt der Dezeleration liegt in der Regel 30–60 s nach der Wehenakme. Er fällt hinter das obere Wehendrittel.
- ➤ Die FHF kehrt erst einige Zeit nach Wehenende zur Basalfrequenz zurück, so daß nach Beendigung der Kontraktion eine *Restbradykardie* besteht.
- ➤ Die *Dezelerationsdauer* beträgt im allgemeinen weniger als 90 s, wobei ein Frequenzniveau von 60 spm selten unterschritten wird.

Ursachen

Späte Dezelerationen sind pathognomonisch für eine unzureichende O_2-Versorgung des Fetus, und zwar durch eine uteroplazentare Mangeldurchblutung. Die Ursachen des gestörten Gasaustausches sind mannigfaltig. Prinzipiell kann es bei normalen plazentaren Austauschbedingungen durch eine uterine Hyperaktivität oder bei Plazentainsuffizienz und normaler Wehentätigkeit (plazentare Ursachen S. 10 f) zum Auftreten von späten Dezelerationen kommen. Obwohl der Zusammenhang der verzögert eintretenden FHF-Verlangsamung mit der unzureichenden O_2-Versorgung der Frucht bewiesen werden konnte, ist der zugrunde liegende pathophysiologische Mechanismus nicht eindeutig geklärt. Junge u. Mitarb. (1973) konnten experimentell an Schafen zeigen, daß erst eine Verminderung einer bereits pa-

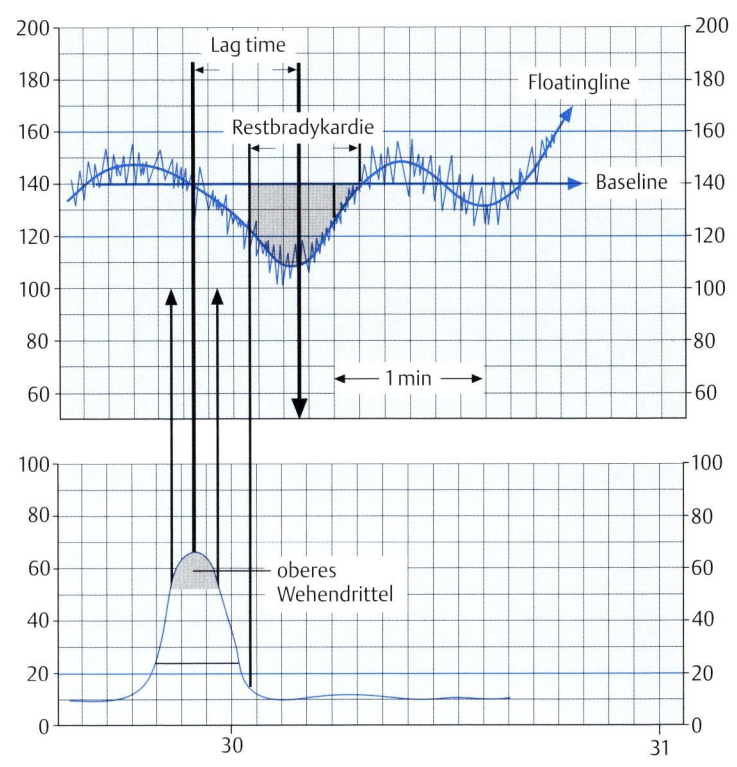

Abb. 4.**12** Späte Dezeleration (nach Hammacher). Die Dezeleration tritt, bezogen auf die Wehe, mit einer Verzögerungszeit (lag time) auf. Der Wendepunkt fällt hinter das obere Wehendrittel. Nach Beendigung der Wehe besteht eine Restbradykardie. Das Bild der Dezeleration ist spiegelbildlich zur intrauterinen Druckkurve phasenverschoben.

thologischen Uterusdurchblutung zu späten Dezelerationen führt. Auch Caldeyro-Barcia u. Mitarb. (1968) vermuten, daß wehensynchrone Spätdezelerationen die Folge eines zusätzlichen O_2-Abfalls bei bereits vor Geburt oder im Laufe der Entbindung erniedrigtem pO_2 ist. Nach tierexperimentellen Untersuchungen von Berg (1971, 1972, 1973) scheint es einen kritischen O_2-Druck zu geben. Bei Unterschreiten dieses Wertes wird zunächst eine Akzelerationsschwelle erreicht, die einen Anstieg der basalen FHF bewirkt. Bei weiterem O_2-Abfall wird die Dezelerationsschwelle unterschritten und eine FHF-Verlangsamung ausgelöst. Ein primär erniedrigter O_2-Druck führt bei weiterer wehenbedingter O_2-Abnahme ohne Akzeleration zur verzögerten Dezeleration.

Fest steht also, daß für die Ausbildung des späten Dezelerationsmusters vorwiegend biochemische Veränderungen mit Ansprechen der Chemorezeptoren verantwortlich sind. Eine nicht kompensierte Hypoxämie beeinflußt zunächst die Funktion des Sympathikuszentrums. Dadurch kommt es zum Überwiegen des Vagotonus. Der bleibende O_2-Mangel bewirkt zusätzlich eine Reizung der Chemorezeptoren, die sich oft in einer initialen Akzeleration oder Verschiebung des Frequenzniveaus in Richtung Tachykardie dokumentiert. Im weiteren Verlauf nimmt die Ansprechbarkeit der Chemorezeptoren ab, die Basalfrequenz kann in eine Bradykardie übergehen. Das Myokard reagiert auf den O_2-Mangel mit einer Verlangsamung der Erregungsbildung, womit ebenfalls der FHF-Abfall zu erklären ist. Durch diese Mechanismen nimmt die Hypoxie zu, so daß nur noch eine anaerobe Energiegewinnung möglich ist und sich neben der respiratorischen auch eine metabolische Azidose ausbildet (S. 247 f).

Klinische Bedeutung

Nach Kubli u. Mitarb. (1969) gehen späte Dezelerationen in über 70% mit einer Abnahme der pH-Werte unter 7,25, einer Verminderung des pO_2 und der O_2-Sättigung sowie einem Anstieg des CO_2-Drucks einher. Sie haben versucht, Spätdezelerationen nach der Amplitude in drei *Schweregrade* zu differenzieren (Tab. 4.**1**).

- Bei einer *leichten* Spätdezeleration beträgt die Dezelerationsamplitude < 15 spm,
- bei einer *mäßigen* 15–45 spm,
- bei einer *schweren* > 45 spm.

Die Bedeutung einer solchen Einteilung ist nicht unwidersprochen, da Spätdezelerationen generell Ausdruck eines fetalen O_2-Mangels sind und schwere Azidosen auch bei minimaler Amplitude beobachtet werden.

Tab. 4.1 Einteilungsprinzipien der späten Dezelerationen nach ihrem Schweregrad (*Kubli* u. Mitarb. 1969)

	Grad der Dezeleration		
	leicht	mäßig	schwer
Amplitude des Frequenzabfalls	< 15 spm	15–45 spm	> 45 spm

Heinrich u. Mitarb. (1975) empfehlen einen sog. *Dezelerations-Kontraktions-Quotienten,* d. h. das Verhältnis der Anzahl von Dezelerationen zur Zahl der Kontraktionen in einem Zeitraum von 10 min. Eine Näherung an 1 kennzeichnet eine Verschlechterung der Situation des Fetus.

Nach Caldeyro-Barcia u. Mitarb. (1968, 1969) resultieren normale Apgar-Verteilungen, wenn weniger als 5% der Kontraktionen mit Spätdezelerationen einhergehen, während mit pathologischen Apgar-Werten zu rechnen ist, wenn mehr als 30% der Kontraktionen zu Spätdezelerationen führen.

Nach Fischer (1976) ist bis zu einer Gesamtzahl von maximal 20 Spätdezelerationen noch mit der Geburt eines lebensfrischen Neugeborenen zu rechnen.

Grundsätzlich muß man davon ausgehen, daß bei späten Dezelerationen keinesfalls immer eine Gefährdung des Kindes vorliegt. Im Einzelfall ist also bei späten Dezelerationen allein aufgrund des CTG nicht zu entscheiden, ob bzw. wie schnell die Geburt beendet werden muß (Goeschen u. Mitarb. 1984 a). Es muß aber mit Nachdruck darauf verwiesen werden, daß viel zu häufig hämodynamisch bedingte variable Dezelerationen mit prognostisch ungünstigen Zusatzkriterien nach Fischer (1976) fälschlich als späte Dezelerationen bezeichnet werden (Abb. 4.**14**).

Konsequenz

Die Konsequenzen, die aus dem Auftreten später Dezelerationen abzuleiten sind, werden je nach Phase der Schwangerschaft oder der Geburt unterschiedlich sein. Ihre Besprechung findet bei der antenatalen (S. 119 ff) und intranatalen (S. 187 ff) Kardiotokographie statt.

Variable Dezeleration

▶ Sie zeichnet sich durch ein inhomogenes, bizarres, häufig rechteckförmiges *Kurvenbild* aus. Sie kann mit jeder Wehe eine andere Form annehmen und ist außerdem in der zeitlichen Zuordnung zur Wehe variabel, so daß ihr *Tiefpunkt* vor, zum Zeitpunkt oder nach der Wehenakme liegt (Abb. 4.**13**). Taucht die Floatingline nach dem oberen Wehendrittel noch einmal weg, so sollte diese Form der variablen Dezeleration nach Hammacher (1977) in seinem Schweregrad als Dip II beurteilt werden (S. 82 ff):
▶ Es findet sich häufig eine große *Dezelerationsamplitude.* Nach raschem, nur wenige Sekunden dauerndem FHF-Abfall, der häufig ein Niveau von 100 spm unterschreitet und Werte von 60–70 spm er-

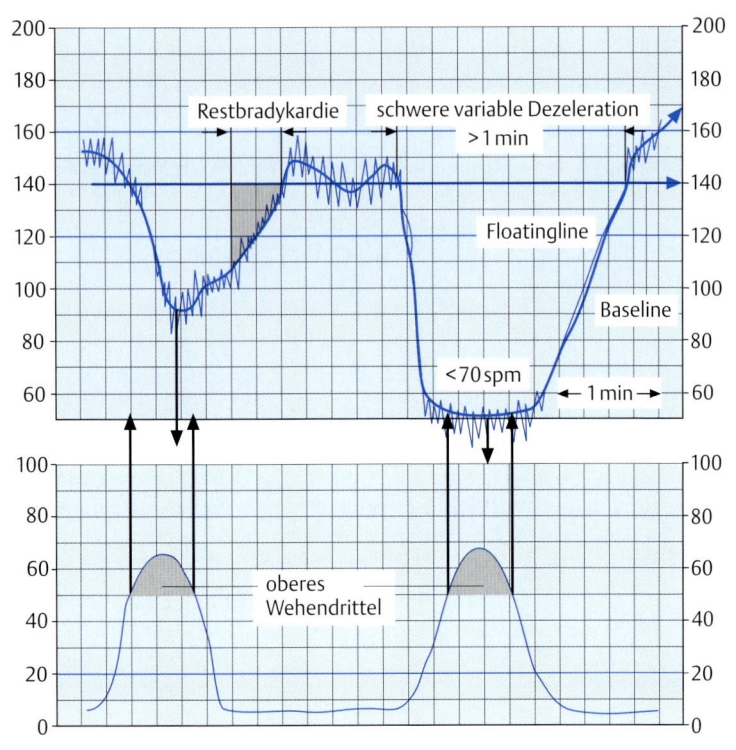

Abb. 4.**13** Variable Dezelerationen (nach Hammacher). Formen und zeitliche Zuordnung zur Wehe sind variabel.

reicht, kehrt die Frequenz in der Regel ebenso plötzlich zur Basalfrequenz zurück.
➤ Variable Dezelerationen gehen oft mit Akzelerationen vor und nach Beendigung der Dezeleration einher.
➤ Die *Dezelerationsdauer* reicht von wenigen sec bis zu 3 min.

Ursachen

Variable Dezelerationen sind pathognomonisch für eine *Behinderung der umbilikoplazentaren Durchblutung*. Dabei kann die Störung im kapillären Bereich der Plazenta liegen oder durch eine Kompression der Nabelschnur ausgelöst sein. In jedem Fall kommt es durch Unterbrechung zunächst des venösen Blutstromes zu einem verminderten Angebot O_2-

Tab. 4.2 Einteilungsprinzipien der variablen Dezelerationen nach ihrem Schweregrad (*Kubli* u. Mitarb. 1969)

	Grad der Dezeleration		
	leicht	**mittelschwer**	**schwer**
Niveau und Dauer des Frequenzabfalls	<30 s Dauer oder minimale FHF ≥80 spm, unabhängig von der Dauer	minimale FHF ≤70 spm, Dauer 30–60 s oder minimale FHF 70–80 spm, Dauer >60 s	minimale FHF ≤70 spm, Dauer ≥60 s, minimale FHF ≤60 spm, Dauer ≥30 s

haltigen Blutes zum fetalen Herzen und über einen Pressorezeptorenreiz zur FHF-Beschleunigung, der initialen Akzeleration. Bei passagerem Verschluß auch des arteriellen Blutstroms steigt der Widerstand in der Kreislaufperipherie und führt über einen Pressorezeptorenreiz reflektorisch zur Vagusstimulation. Dieser abrupt einsetzende Anteil des FHF-Abfalls läßt sich durch Atropinabgabe beeinflussen. Eine anhaltende Unterbrechung der umbilikoplazentaren Durchblutung bewirkt zeitabhängig eine Hypoxie, die über eine Sympathikushemmung den hypoxisch bedingten Anteil der variablen Dezeleration ausmacht. Hon (1959) konnte den ätiologischen Zusammenhang tierexperimentell beweisen.

Klinische Bedeutung

Je nach Ausmaß und Dauer der Zirkulationsunterbrechung können verschiedene Dezelerationsmuster entstehen. Kubli u. Mitarb. (1969) differenzieren variable Dezelerationen nach ihrem *Schweregrad* in leichte, mittelschwere und schwere Formen, wobei Dauer und Amplitude des Frequenzabfalls berücksichtigt werden (Tab. 4.**2**).

Leicht. Leichte variable Dezelerationen sind charakterisiert entweder durch eine Dezelerationsamplitude von bis zu 80 spm unabhängig von der Dauer oder durch eine Zeitdauer von weniger als 30 s, wobei der Grad des FHF-Abfalls unberücksichtigt bleibt.

Mittelschwer. Unter einer mittelschweren variablen Dezeleration wird eine FHF-Verlangsamung von bis zu 70 spm über 30–60 s verstanden.

Schwer. Eine minimale FHF unter 70 spm länger als 60 s oder unter 60 spm länger als 30 s wird als schwere variable Dezeleration bezeichnet.

Kubli u. Mitarb. (1969) sowie Rüttgers u. Mitarb. (1971) konnten nachweisen, daß es bei Persistenz mittelschwerer und schwerer variabler Dezelerationen zu einem signifikanten pH-Abfall kommt, während die leichten variablen Dezelerationen mit normalen pH-Werten einhergehen und die respiratorische Situation des Fetus nicht beeinträchtigen. Letztere können aber ein frühes Warnsymptom für eine evtl. an Schwere zunehmende Nabelschnurkompression gelten.

Variable Dezelerationen stellen die am häufigsten beobachtete mittelfristige FHF-Alteration dar. Hon (1963) findet bei 14% aller Wehen, Rüttgers u. Mitarb. (1971) bei 50% und Berg (1973) sogar bei 90% variable Dezelerationen. Kombinationsformen mit anderen Dezelerationsmustern kommen ebenfalls vor und werden von Hon in 10%, von Rüttgers u. Mitarb. in 20% im Zusammenhang mit Wehen angegeben.

Fischer u. Mitarb. (1976) haben zur Beschreibung der vielfältigen variablen Dezelerationsmuster *Zusatzkriterien* empfohlen und auf ihre besondere Bedeutung hingewiesen (Abb. 4.**14**). Sie kommen den Anforderungen an eine ätiopathogenetische CTG-Interpretation am nächsten und haben sich bewährt (Koepcke, 1982):

Prognostisch günstig

Große Anstiegssteilheit, gute Oszillation an der Basis der Dezeleration, initiale Akzeleration, kompensatorische Akzeleration, Frequenzrückkehr zur ursprünglichen Ausgangsfrequenz.

Prognostisch ungünstig

Abflachung der Anstiegssteilheit, Oszillationsverlust während der Dezeleration, Verlust der initialen Akzeleration, Fortbestehen einer kompensatorischen Tachykardie, Nichterreichen des ursprünglichen Frequenzniveaus, Auftreten von gedoppelten Dezelerationen.

Konsequenz

Eine ernst zu nehmende Einschränkung der umbilikoplazentaren Durchblutung, deren Folge ein Absinken der pH-Werte aufgrund der sich ausbildenden Azidose ist, kann sich im Kardiotokogramm also in

Abb. 4.**14** Zusatzkriterien zur Beurteilung der klinischen Bedeutung variabler ▶ Dezelerationen. Die prognostisch günstiger zu beurteilenden Herzfrequenzmuster sind links, die prognostisch ungünstiger zu bewertenden Veränderungen rechts dargestellt (aus W. M. Fischer: Kardiotokographie, 2. Aufl. Thieme, Stuttgart 1976).

4 Nomenklatur der Kardiotokographie

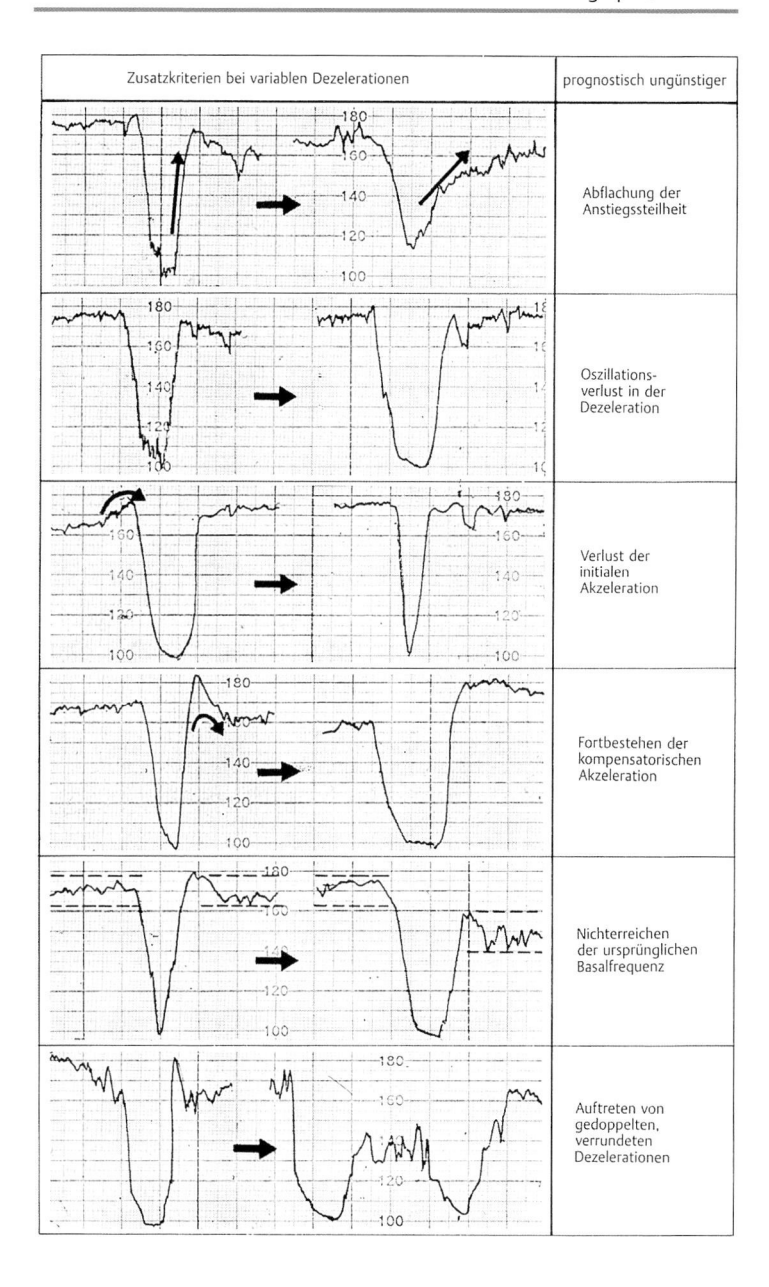

Zusatzkriterien bei variablen Dezelerationen	prognostisch ungünstiger
	Abflachung der Anstiegssteilheit
	Oszillationsverlust in der Dezeleration
	Verlust der initialen Akzeleration
	Fortbestehen der kompensatorischen Akzeleration
	Nichterreichen der ursprünglichen Basalfrequenz
	Auftreten von gedoppelten, verrundeten Dezelerationen

dem Schweregrad und der Frequenz variabler Dezelerationen sowie der Ausbildung prognostisch ungünstiger Zusatzkriterien äußern. Die sich ergebenden klinischen Konsequenzen werden im Rahmen der antenatalen (S. 153 f) und intranatalen (S. 211 ff) Kardiotokographie besprochen.

■ Sporadische Dezelerationen

Sporadische Dezelerationen (Abb. 4.**10**) lassen sich nach Auslösemechanismus und Form von den periodischen Dezelerationen trennen. Sie kommen im Gegensatz zu periodischen Dezelerationen unabhängig von regelmäßigen Uteruskontraktionen vor, und zwar als Dip 0 und prolongierte Dezeleration.

■ Dip 0 (Spikes)

Unter Dip 0 (Abb. 4.**15**) wird
➤ ein kurzfristiges Wegtauchen der FHF von bis zu 30 s Dauer,
➤ unabhängig von Uteruskontraktionen

verstanden.

Ursachen

Pathophysiologisch ist der plötzliche FHF-Abfall durch einen reflektorischen Vagusreiz bedingt. Als auslösende Faktoren wirken:
➤ eine Nabelschnurkompression im Zusammenhang mit Kindsbewegungen,
➤ rhythmische Zwerchfellkontraktionen bei fetalem Singultus.

Klinische Bedeutung und Konsequenz

Spikes stellen zumeist einen harmlosen Befund dar. Gehäuft auftretende Dip 0 können jedoch einen frühen Hinweis auf eine Nabelschnurumschlingung geben, wobei dann allerdings im weiteren Verlauf ein Übergang in variable Dezelerationen zu erwarten ist. Heute sollte daher bei Vorkommen von Dip 0 der Verlauf der Nabelschnur per Ultraschall-B-Bild und evtl. Farbdoppler kontrolliert werden. Hierdurch gelingt zumeist die frühzeitige, bereits intrauterine Diagnose einer Nabelschnurumschlingung bzw. eines echten Nabelschnurknotens. Beim Nachweis einer Nabelschnurumschlingung sind engmaschige CTG-Kontrollen empfehlenswert, um eine eventuell zunehmende Gefährdung des Kindes anhand von FHF-Veränderungen erkennen zu können. Handelt es

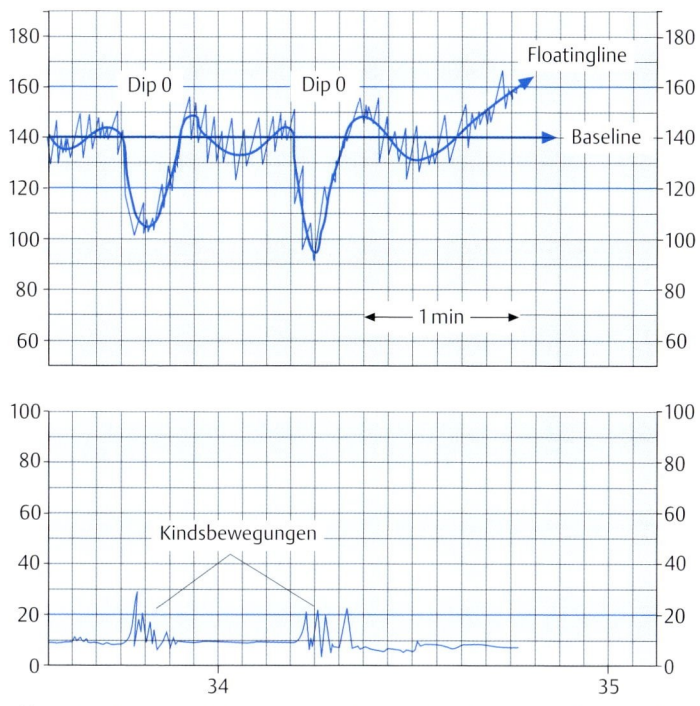

Abb. 4.15 Dip 0 (nach Hammacher). Es handelt sich um ein wehenunabhängiges, kurzfristiges Wegtauchen der Herzfrequenz, hier ausgelöst durch Kindsbewegungen.

sich hingegen um einen echten Nabelschnurknoten, so ist abhängig vom Schwangerschaftsalter eine baldige Schwangerschaftsbeendigung anzustreben.

Prolongierte Dezeleration

- Im Gegensatz zur länger anhaltenden periodischen Dezeleration läßt sich der prolongierten Dezeleration immer ein definiertes *auslösendes Ereignis* zuordnen (materner spontaner oder iatrogener [z. B. PDA] Blutdruckabfall, Dauerkontraktion).
- Die Dezeleration *hält über Minuten an.* Der Übergang zur Bradykardie ist fließend, abhängig von der Dauer des auslösenden Ereignisses.
- Die *Form* der Dezeleration kann mit der einer Wanne oder Schüssel verglichen werden (Abb. 4.**16**).

Ursachen

Prolongierte Dezelerationen stehen im zeitlichen und kausalen Zusammenhang zu dem verursachenden Ereignis. Bei primär normalen fetomaternalen Austauschbedingungen kommt es zu einer akuten plazentaren Minderdurchblutung und damit zur fetalen Hypoxämie. Der erniedrigte O_2-Druck kann zunächst über einen Chemorezeptorenreiz eine Akzeleration auslösen. Im weiteren führt der Sauerstoffmangel durch Sympathikushemmung zum Überwiegen des Vagus und zum FHF-Abfall.

Als auslösendes Ereignis wirken akuter, ausgeprägter Blutdruckabfall der Mutter, Dauerkontraktion, Beeinflussung des fetalen Herzleitungssystems nach einer Parazervikalanästhesie.

Materne Hypotonie. Ein übermäßig starker Blutdruckabfall ist in der Schwangerschaft am häufigsten durch ein Vena-cava-Syndrom (S. 8) bedingt. Infolge Kompression der V. cava durch den schwangeren Uterus in Rückenlage staut sich das venöse Blut in den Beinen und Beckenorganen. Die zirkulierende Blutmenge nimmt ab, der Blutdruck sinkt. Kompensatorisch steigen die mütterliche Herz- und Atemfrequenz an. Die Minderdurchblutung der peripheren Organe betrifft auch den Uterus. Infolge der Zirkulationsstörung ist der fetomaternale Gas- und Stoffaustausch erschwert, so daß sich eine Hypoxämie und zeitabhängig eine Azidose ausbilden.

Nach Hammacher (1977) löst eine Minderdurchblutung im Bereich der Plazentahaftstelle weiterhin häufig eine verlängerte Uteruskontraktion aus, die zusätzlich die uteroplazentare Reservekapazität belastet und die Dauer und das Ausmaß der Dezeleration bestimmt.

Die Vena-cava-Dezeleration kann in der Form einer länger anhaltenden späten Dezeleration gleichen. Zur Differenzierung läßt sich jedoch die Wehenkurve heranziehen, sofern die mütterliche Atmung an kleinen Zackenbildungen erkennbar ist (Abb. 4.**16**). Ist die Atemfrequenz, die normalerweise zwischen 16 und 20 pro min liegt, erhöht, so spricht das für ein Vena-cava-Syndrom.

Des weiteren werden mütterliche Hypotonien in Verbindung mit prolongierten Dezelerationen bei orthostatischer Dysregulation bzw. nach Spinal- oder Periduralanästhesien beobachtet.

Dauerkontraktion. Die häufigste Ursache einer Dauerkontraktion stellt die Oxytocin- bzw. Prostaglandinüberstimulierung dar. PGE_2 wird heute zunehmend mit gutem Erfolg lokal zur Zervixreifung eingesetzt (Goeschen 1982). Eine Kontrolle der FHF ist dabei notwendig, da prolongierte Dezelerationen in Verbindung mit Dauerkontraktionen etwa in einer Frequenz von 1–2% vorkommen (Goeschen u. Saling 1982). Des

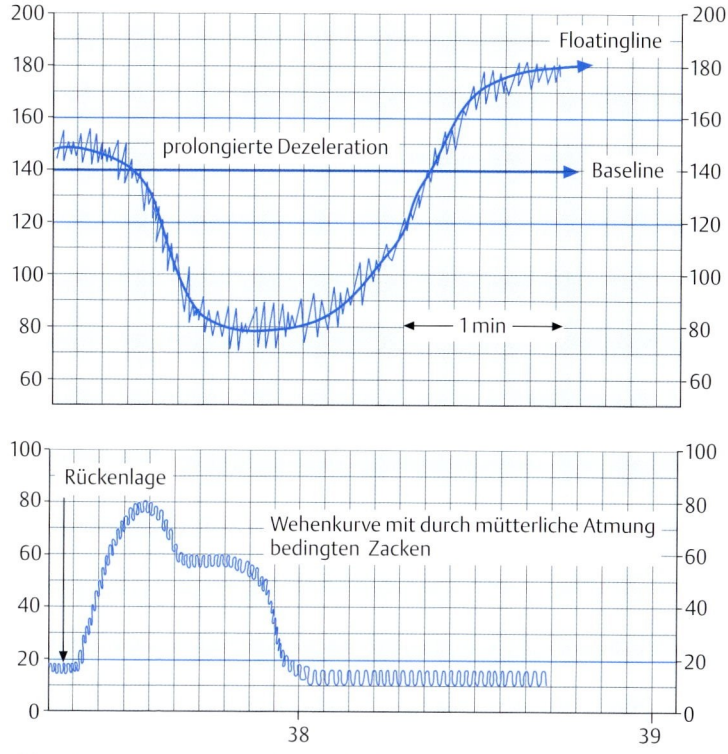

Abb. 4.16 Prolongierte Dezeleration. In dieser Darstellung handelt es sich um eine Vena-cava-Dezeleration, die zumeist mit einer verlängerten Uteruskontraktion und einer erhöhten mütterlichen Atemfrequenz einhergeht. Die der Wehenkurve aufgesetzten kleinen Zacken (27–30/min) entsprechen den mütterlichen Atemzügen, häufig sind intitial verstärkte Kindsbewegungen erkennbar („Fluchtreflex"?).

weiteren kann aus der uterinen Tachysystolie ein Basaltonusanstieg entstehen (S. 43).

Parazervikalanästhesie. Nach Anlegen einer Parazervikalanästhesie treten in 5–10% der Fälle prolongierte Dezelerationen als Folge einer direkten Beeinflussung des fetalen Herzleitungssystems (Rüther u. Stockhausen 1975) oder eines durch die Anästhesie ausgelösten Basaltonusanstieges auf. Aus diesem Grunde ist die parazervikale Blockade verlassen worden. Bei einer Dauerparazervikalanästhesie tritt dieser Effekt nicht auf (Koepcke, 1973).

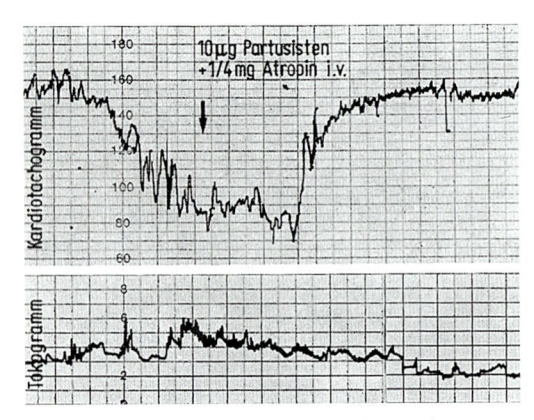

Abb. 4.17 Intrauterine Reanimation bei prolongierter Dezeleration mit Übergang zur Bradykardie infolge Basaltonuserhöhung. Nach Injektion von 10 μg Partusisten und 1/4 mg Atropin kehren Basaltonus und fetale Herzfrequenz zur Norm zurück (aus G. Martius: Lehrbuch der Geburtshilfe, 9. Aufl. Thieme, Stuttgart 1977).

Klinische Bedeutung und Konsequenz

Prolongierte Dezelerationen sind ätiologisch nahezu immer abzuklären und kausal zu behandeln. Nach Beseitigung der Ursache durch entsprechende Therapie geht die FHF häufig in eine kompensatorische Tachykardie über, die in Abhängigkeit von der Dezelerationsdauer mehr oder minder lange anhält. Nur bei Fortbestehen einer prolongierten Dezeleration ist das Kind durch eine zunehmende metabolische Azidose gefährdet. Bei richtiger Therapie ist die Prognose jedoch fast immer als günstig zu bezeichnen.

> Die Therapie beim Vena-cava-Syndrom besteht in der Seitenlagerung der Patientin, bei der Hypotonie infolge einer Spinalanästhesie in rechtzeitiger Volumensubstitution. Orthostatische Dysregulationen lassen sich durch Behandlung mit Dihydroergotamin vermeiden.

Der FHF-Abfall nach pathologisch verstärkter Wehentätigkeit wird sich in der Regel schnell nach β-Mimetikagabe normalisieren (Abb. 4.17).

■ Nichtklassifizierbare Dezelerationen

Es gelingt nicht immer, alle Dezelerationsformen in das aufgezeigte Schema einzuordnen, vor allem wenn kombinierte Muster von Früh- und Spättiefs oder von späten und variablen Dezelerationen vorhanden sind. Baumgarten u. Fröhlich (1972) mißlang eine solche Zuordnung in etwa 15%. Für die prognostische Bewertung der nichtklassifizierbaren Dezelerationen sollten die für den Fetus belastenderen CTG-Merkmale zur Anrechnung kommen und das weitere Vorgehen bestimmen. Bestehen also bei der Auswertung eines Kardiotokogramms Zweifel, ob es sich bei z. B. mittelfristigen FHF-Veränderungen um frühe oder späte Dezelerationen handelt, so ist die Dezeleration als spät einzustufen. Häufiger treten Kombinationen oder Verwechslungen von variablen und späten Dezelerationen auf.

Kurzfristige FHF-Veränderungen

Die fetale Herzfrequenzkurve stellt die Resultante des in physiologischen Grenzen schwankenden Vagus- und Sympathikustonus am Herzschrittmacher dar. Durch die zentralnervös bedingte Frequenzmodulation kann das fetale Herz der ständigen Variation des Blutverteilungsmusters nachkommen, indem es schneller schlägt, wenn mehr Blut angeboten wird, und umgekehrt. Die Frequenzänderung erfolgt dabei nicht sprunghaft. Vielmehr verläuft die notwendige Anpassung an die je nach Blutvolumen unterschiedlich schwere Arbeit in einzelnen Schritten.

Bei Mehrangebot nimmt unter physiologischen Bedingungen die Periodendauer (S. 47) von Schlag zu Schlag ab, die Frequenz also von Schlag zu Schlag zu, bis die dem Herzen angebotene größere Blutmenge weggepumpt ist. Der Erfolg dieser Maßnahme wird durch eine Umkehr der Frequenz angezeigt, die je nach Ausmaß des weiteren Blutstromes ebenfalls schrittweise bis zu einem Tiefpunkt fällt, um erneut anzusteigen. Diese Schwingungen um einen Mittelwert mit einer Frequenz unter physiologischen Bedingungen von 2–6 pro min ist mit den Begriffen *Oszillation* oder *Fluktuation* belegt. Die mit Hilfe der instantanen Kardiotokographie aufgezeichnete Oszillation gibt das unterschiedliche Volumenangebot an das Herz wieder.

Die Anzahl der Oszillationen pro Minute wird *Oszillationsfrequenz* oder *Makrofluktuation* genannt, die Höhe der Oszillationsausschläge stellt die *Oszillationsamplitude* oder *Bandbreite* dar.

Beim genauen Betrachten des oszillierenden Frequenzverlaufs wird deutlich, daß die aufgezeichnete CTG-Kurve nicht aus einem fortlaufenden Strich besteht, sondern aus vielen Einzelpunkten zusammengesetzt ist (Abb. 4.**18**). Bei stärkerer Vergrößerung können sogar die einzelnen Punkt-zu-Punkt-Abstände beurteilt werden. Zudem ist zu erkennen, daß die Frequenzzu- oder -abnahme in unterschiedlich großen Schritten erfolgt. Diese der Oszillation (Makrofluktuation) aufgesetzte hochfrequente, treppenförmige Überlagerung gibt den mit jedem Schlag

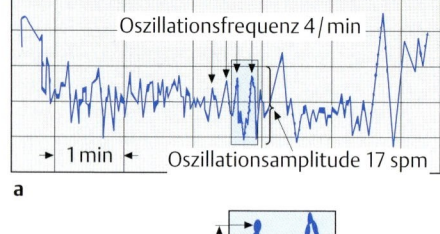

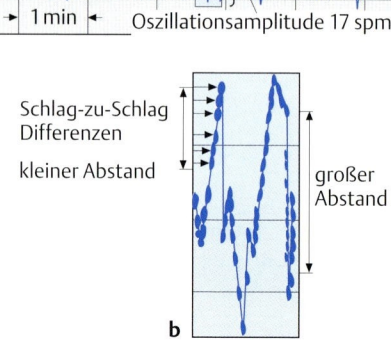

Abb. 4.**18** Makrofluktuation und Mikrofluktuation. **a** Darstellung der Oszillationsfrequenz (4/min) und der Oszillationsamplitude (17 spm). **b** Ausschnittvergrößerung zur Verdeutlichung der Schlag-zu-Schlag-Differenzen (nach Saling u. Dudenhausen).

wechselnden Einfluß der efferenten Herznerven auf den Sinusknoten und damit die eigentliche Schlag-zu-Schlag-Variation der Herzfrequenz wieder und wird *Mikrofluktuation* genannt.

■ Mikrofluktuation

Da die Trägheit der heute zur Verfügung stehenden CTG-Geräte eine exakte Dokumentation einer jeden Schlag-zu-Schlag-Differenz in der Routine nicht zuläßt, gelangen die Schlag-zu-Schlag-Abstände normalerweise nicht lückenlos zur Darstellung. Daher kann die Mikrofluktuation mit den üblichen Registriergeräten in der Regel nicht sicher beurteilt werden, so daß ihre Bedeutung für die Zustandsdiagnostik des Fetus in der Praxis gering ist.

Besteht jedoch die Möglichkeit, die einzelnen Schlag-zu-Schlag-Differenzen mit einem Computer zu erfassen, so kann über die Mikrofluktuation auf die Leistungsfähigkeit und damit die Sauerstoffversorgung des vegetativen Nervensystems geschlossen werden. Denn unter physiologischen Bedingungen variieren die Schlag-zu-Schlag-Abstände permanent.

Weisen die Zeitintervalle zwischen zwei Triggerimpulsen nur noch geringe oder keine Schwankungen auf, so spricht das für die Ausschaltung der vagalen und sympathischen Efferenzen, wonach das Herz nur noch im konstanten Sinusrhythmus schlägt. Pathophysiologisch ist an eine Lähmung des Vasomotorenzentrums infolge hoher Dosen zentral sedierender Medikamente oder an eine prognostisch ungünstige Hypoxie des Zentralnervensystems zu denken.

Oszillationsfrequenz

Die Oszillation stellt sich im Kardiotokogramm als Sinusschwingung dar. Die Schnittpunkte dieser periodischen Schwingung, auch *Perioden* genannt, mit der Mittelwerts- oder Nullinie (Floatingline) heißen *Nulldurchgänge.*

Einer Periode entsprechen drei Nulldurchgänge, zwei Perioden fünf Nulldurchgänge usw. (Abb. 4.**19**).

Die Oszillationsfrequenz kann demzufolge auf zweierlei Weise ermittelt werden, und zwar durch
- Anzahl der Schwingungen bzw. Perioden pro min,
- Anzahl der Nulldurchgänge pro min.

Aus praktischen Gründen hat es sich erwiesen, nicht die Schnittpunkte der Oszillation mit der Nullinie, sondern besser die jeweils höchsten Umkehrpunkte einer Schwingung, die sog. *Gipfelpunkte,* für die Zählung heranzuziehen (Hammacher 1977).

Prognostisch günstig

Die Änderungsgeschwindigkeit der Oszillationen ist unter physiologischen Bedingungen gekennzeichnet durch

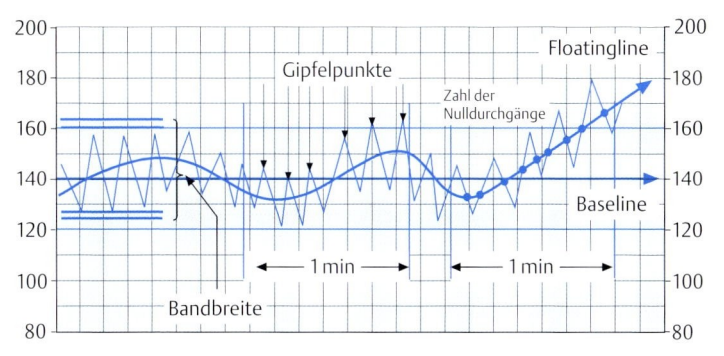

Abb. 4.**19** Schematische Darstellung der Oszillationsamplitude und -frequenz.
↓ Gipfelpunkte. Die Oszillationsfrequenz beträgt 6/min.
● Nulldurchgänge. Die Anzahl der Nulldurchgänge beträgt 9/min.
≡ Bandbreite. Die Oszillationsamplitude (Bandbreite) beträgt ca. 28 spm.

- 2–6 Gipfelpunkte bzw. Perioden pro min oder
- 5–13 Nulldurchgänge pro min.

Die *Form der Umkehrpunkte* ist bei physiologischen fetalen Verhältnissen spitz.

Auch beim Auftreten von mittelfristigen FHF-Veränderungen kann die Oszillationsfrequenz bestimmt werden, wobei eine normale Makrofluktuation an der Basis der Dezeleration oder Akzeleration als prognostisch günstiges, ein Fehlen der Oszillation als ungünstiges Zeichen gewertet wird.

Prognostisch ungünstig

Auf eine Dämpfung des Herz-Kreislauf-Systems z. B. durch Einwirkung zentraldepressorischer Pharmaka, mehr noch durch einen chronischen Sauerstoffmangel weisen die folgenden zwei Veränderungen hin:
- Verrundung der Umkehrpunkte,
- Absinken der Herzfrequenzoszillationen unter 2 Perioden pro min.

Pathophysiologisch führt ein anhaltender Sauerstoffmangel zu einer Minderdurchblutung der Peripherie zugunsten lebensnotwendiger Organe. Infolge dieser sog. Kreislaufzentralisation (S. 218) bleibt die zirkulierende Blutmenge relativ konstant, so daß das Herz bei nahezu gleichem Blutangebot gleichförmig schlägt. Im Extremfall stellt sich die FHF als Strich dar, die Floatingline wird mit der Baseline kongruent.

> Ein Absinken der Herzfrequenzoszillationen unter 2 Perioden pro min und/oder eine Verrundung der Umkehrpunkte erfordert daher allerhöchste Beachtung (Abb. 4.**20**).

■ Interferenzmuster

Steigt die *Zahl der Umkehrpunkte* über 6 pro min, so ist das ein Zeichen dafür, daß neben den physiologischen Blutvolumenvariationen ein weiterer Faktor zusätzliche Schwankungen der Blutmenge verursacht. Hammacher (1977) hat einen Anstieg der Oszillationsfrequenz von 6 und mehr pro min im Zusammenhang mit *Nabelschnurkomplikationen* gesehen und Interferenzmuster genannt (Abb. 7.**19**). Bei einer Überkreuzung der Nabelschnur infolge einer mehrfachen Umschlingung, eines Knotens oder eines Konglomerates können sich Druck- und Zugspannungen ausbilden, die den venösen Rückstrom zum Herzen so lange behindern, bis das vor der Kreuzungsstelle gestaute Blut durch

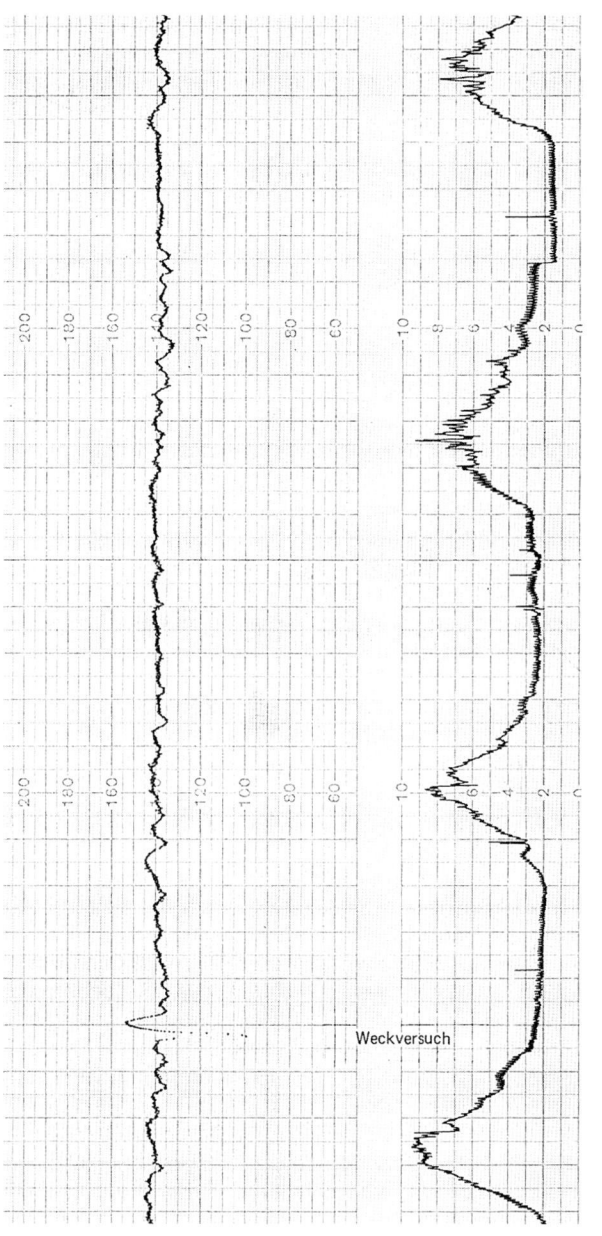

Abb. 4.20 Silentes CTG mit Verrundung der Umkehrpunkte 2 Stunden vor dem intrauterinen Fruchttod (Registriergeschwindigkeit 2 cm/min).

den zunehmenden Druck das Passagehindernis überwindet. Die Kreuzungsstelle wirkt dabei wie ein Ventil, das hin und wieder vermehrt Volumen zum Herzen abfließen läßt und damit die erwähnte Zunahme der Oszillationsfrequenz auslöst.

Für die klinische Routine bringt die Bewertung eines derartigen Interferenzmusters den Hinweis auf ein bestehendes Nabelschnurproblem (Dip 0, S. 90).

Oszillationsamplitude

Die Oszillationsamplitude oder Bandbreite ist durch die Höhe der Oszillationsausschläge gekennzeichnet und läßt sich aus dem Amplitudenabstand der höchsten und niedrigsten Umkehrpunkte erkennen (Abb. 4.**19**).

Die Bandbreite gibt über das Ausmaß der Blutvolumenschwankungen Auskunft. Eine große Variation der vom Herzen zu bewältigenden Blutmenge erfordert einen stärkeren Amplitudenwechsel als ein gleichbleibendes Blutangebot. Im Normalfall wird daher ein wacher, sich bewegender Fetus eine größere Oszillationsamplitude aufweisen als ein schlafender.

Oszillationstypen

Hammacher (1969) hat die Bedeutung der Oszillationsamplitude als erster beschrieben und eine heute allgemein anerkannte Einteilung in vier verschiedene Oszillationstypen vorgeschlagen (Abb. 4.**21**): silent, eingeengt undulatorisch, undulatorisch, saltatorisch.

Silente FHF (Bandbreite unter 5 spm)

Die Einengung der Bandbreite kann Ausdruck eines *physiologischen Ruhezustandes* des Fetus sein. In diesen Fällen ist es möglich, durch einen Weckreiz in Form einer äußeren oder inneren Untersuchung eine Amplitudenverbreiterung, meist kombiniert mit Akzelerationen, auszulösen (Abb. 4.**22**).

Im Wachzustand kommt es durch einen erhöhten Sympathikotonus zu einer größeren Oszillation. Bleibt diese physiologische Reaktion aus, so muß eine andere Ursache vorliegen.

Zentralsedierende (z. B. Dolantin) oder parasympatholytische (z. B. Atropin) *Medikamente* gehen nach intramuskulärer oder intravenöser Verabreichung an die Mutter schon nach etwa 10 min auf den Fetus über und führen ebenfalls zu einer Einengung der Bandbreite, und zwar häufig über viele Stunden.

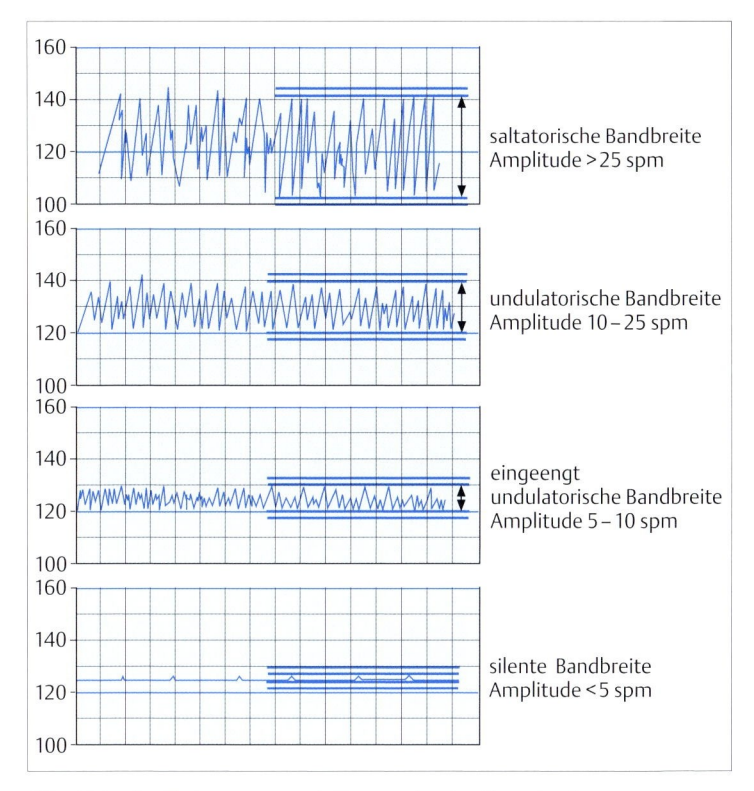

Abb. 4.**21** Oszillationstypen nach Hammacher im Phonokardiogramm.

saltatorische Bandbreite
Amplitude >25 spm

undulatorische Bandbreite
Amplitude 10–25 spm

eingeengt undulatorische Bandbreite
Amplitude 5–10 spm

silente Bandbreite
Amplitude <5 spm

Auch zerebrale (z. B. Anenzephalus) oder kardiale *Mißbildungen* sind seltene Ursachen eines silenten FHF-Musters. Bei einem silenten Muster sollten daher immer vor einer weiteren Entscheidung Fehlbildungen durch eine Ultraschall-Untersuchung ausgeschlossen werden.

Von prognostisch großer Bedeutung ist eine silente Oszillationsamplitude jedoch dann, wenn die genannten Ursachen ausscheiden und die Silenz der Ausdruck einer chronischen *Hypoxie* ist. Ein anhaltender Sauerstoffmangel bedingt aufgrund des gemeinsamen pathophysiologischen Mechanismus neben der silenten Bandbreite in der Regel zusätzlich eine Abnahme der Oszillationsfrequenz.

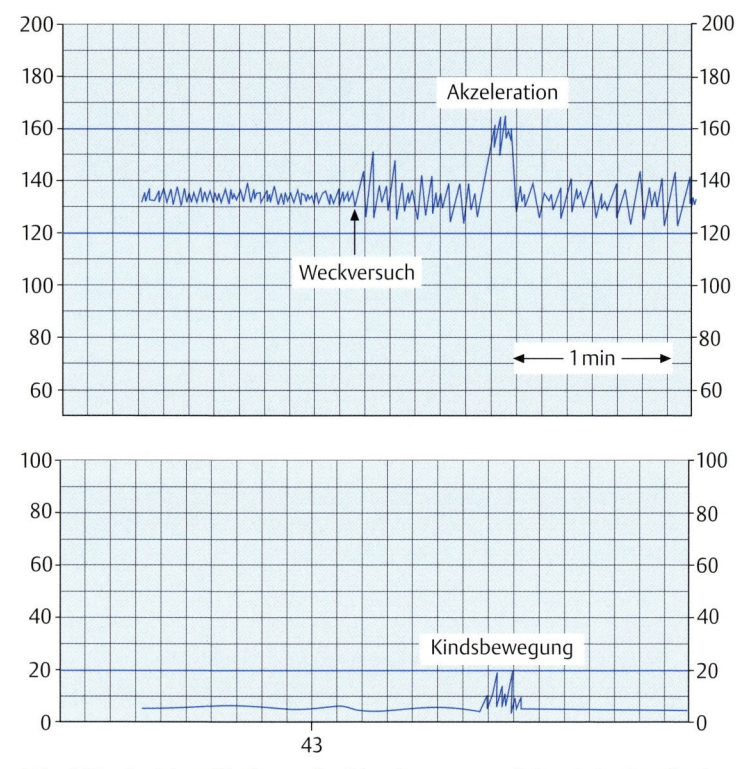

Abb. 4.**22** Positiver Weckversuch. Die eingeengt undulatorische Bandbreite geht nach dem Weckversuch in eine undulatorische über. Im Zusammenhang mit Kindsbewegungen treten Akzelerationen auf. Beurteilung: normaler Befund.

> Der Kombination von silenter Oszillationsamplitude und geringer Oszillationsfrequenz kommt somit ante- und intranatal eine große prognostische Bedeutung zu, da die ihr zugrundeliegende Hypoxie zur anoxischen Schädigung und zum intrauterinen Fruchttod führen kann.

Ein derartiges pathologisches CTG-Muster tritt allerdings häufig erst als Spätzeichen einer fortgeschrittenen Gefährdung auf, dem zumeist andere FHF-Alterationen vorausgegangen sind (Roemer u. Mitarb. 1979). Das bedeutet aber, daß ein silentes, durch fetale Hypoxie hervorgerufenes Oszillationsmuster bei guter Überwachung selten vorkommt.

Eingeengt undulatorische FHF (Bandbreite 5–10 spm)

Die eingeengt undulatorische FHF entspricht pathogenetisch dem silenten Oszillationstyp. Dieser *Übergangsform zur silenten FHF* kann ebenfalls ein *Schlafzustand* des Fetus, der Einfluß von *Medikamenten* sowie eine *Herz-* oder *Hirnfehlbildung* zugrunde liegen. Auch bei einer *Hypoxie* wird in der Regel zunächst eine undulatorische FHF resultieren, die im weiteren Verlauf zur Silenz führt. Insofern ist der eingeengt undulatorische Oszillationstyp als Zwischenstadium günstiger zu bewerten.

Undulatorische FHF (Bandbreite 10–25 spm)

Die undulatorische Kurve ist Ausdruck der normalen, physiologischen Reaktion des Kindes bei intrauterinem Wohlbefinden. Dieses Muster kommt somit am häufigsten vor und beweist ein zur Leistungsanpassung befähigtes Herz.

Saltatorische FHF (Bandbreite über 25 spm)

Der saltatorische Oszillationstyp dokumentiert ein funktionstüchtiges Herz-Kreislauf-System, das sich im Zustand der Kompensation befindet. Er wird vorwiegend bei umbilikoplazentaren Zirkulationsstörungen, vor allem bei Nabelschnurkomplikationen, erhöhtem Kopfdruck und bei stärkeren Kindsbewegungen registriert.

Eine saltatorische FHF läßt, solange andere Kriterien einer gestörten O_2-Versorgung des Fetus fehlen, auf eine ausreichende kardiovaskuläre Kompensationsleistung schließen. Sie gilt als *kontrollbedürftiges Warnsymptom* und erfordert erhöhte Aufmerksamkeit. Sie geht oft mit einer großen Oszillationsfrequenz, also einem Interferenzmuster (S. 98 f) einher.

Pathophysiologisch wird eine gleichzeitige sympathische und parasympathische Impulsfrequenzsteigerung verantwortlich gemacht, die aufgrund starker Blutvolumenschwankungen zu einer großen Variationsbreite der Schlag-zu-Schlag-Differenzen führt.

Die Einteilung in die vier verschiedenen Oszillationstypen wurde von Hammacher (1969) für die Phonokardiographie aufgestellt. Da die Bandbreite keine absolute Größe darstellt, sondern abhängig von der Signalgewinnung und -verarbeitung ist, kann es bei Einsatz eines anderen Aufnahmeverfahrens zur Änderung der Bandbreite kommen. In der Regel führt ein Umschalten von Phono- auf Elektrokardiographie zur Abnahme der Amplitude, so daß eine undulatorische FHF dann als nächst engere, als eingeengt undulatorische FHF erscheint. Die Anzahl der Nulldurchgänge (Makrofluktuation) bleibt davon jedoch unberührt (Abb. 4.**23**). Diese Aussage unterstreicht die große Bedeutung der Oszil-

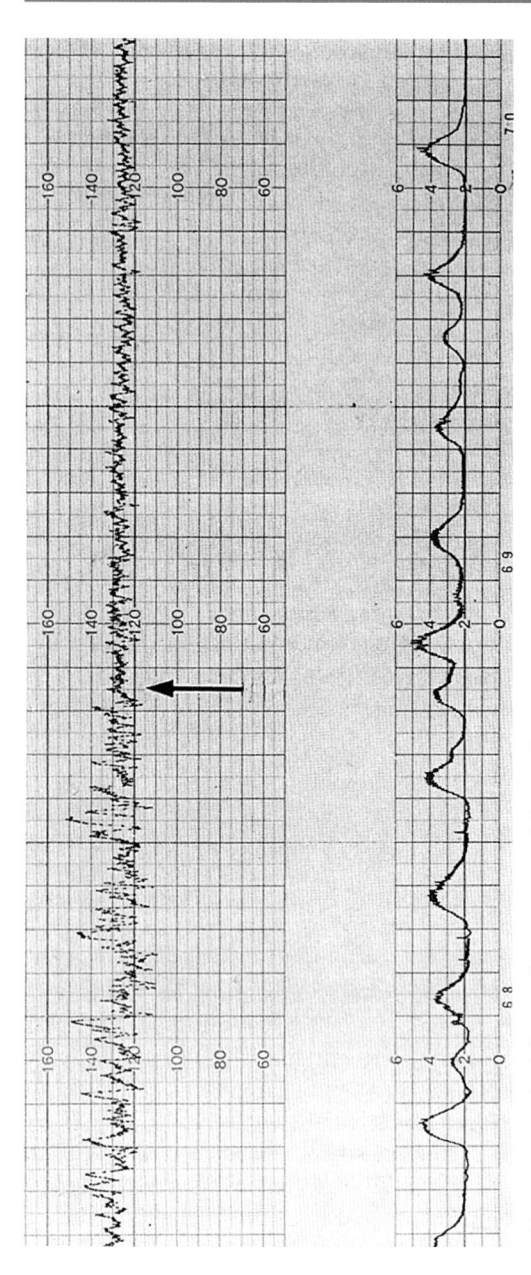

Abb. 4.23 Wechsel der Bandbreite vom undulatorischen zum eingeengt undulatorischen Typ nach Umschalten von Phono- auf direkte Elektrokardiographie (↑)

lationsfrequenz (Makrofluktuation) bei der Beurteilung eines Kardiotokogramms. Eine nicht durch ein bestimmtes Ableitungsverfahren bedingte silente Herzfrequenz ist neben der engen Bandbreite (unter 5 spm) zusätzlich durch eine geringe Anzahl von Nulldurchgängen (unter 5 pro min) gekennzeichnet. Umgekehrt wird eine saltatorische FHF oft von einer hohen Zahl von Nulldurchgängen begleitet.

Bedeutung der Oszillationsfrequenz und der Bandbreite

Zunächst einmal muß man sich vor Augen halten, daß auch das ungeborene Kind im Mutterleib einem bestimmten Schlaf-Wach-Rhythmus unterliegt (S. 170). Untersuchungen konnten zeigen, daß der gesunde Fetus Schlafzustände von bis zu 40 min durchmacht, denen dann eine entsprechend lange Wachphase folgt (Halberstadt 1982). Zu einer Zunahme der Bewegungen kommt es vor allem im Laufe des Tages und am Abend (Minors u. Waterhouse 1979).

Wird die FHF während einer Schlafphase aufgezeichnet, so findet sich physiologischerweise ein eingeschränkt undulatorischer bis silenter Oszillationstyp bei geringer Oszillationsfrequenz. Akzelerationen fehlen. Oft läßt sich der schlafende Fetus nicht oder nur durch einen kräftigen Reiz wecken. In diesen Fällen wird sich aber das CTG dann normalisieren, wenn der Fetus aufwacht, also spätestens nach etwa 40 min. Ändert sich die Oszillation nach dieser Zeit immer noch nicht, so muß zum Ausschluß einer Hypoxie ein CTG unter Belastung der Mutter geschrieben werden (S. 149 f). Gleichzeitig sollte durch eine Ultraschalluntersuchung eine Fehlbildung ausgeschlossen werden.

Es können also auch bei der ungestörten Schwangerschaft sämtliche Oszillationsmuster auftreten. Kubli u. Mitarb. (1972) haben daher Normgrenzen vorgeschlagen, die vom prozentualen Anteil eines Oszillationstyps an der Gesamtregistrierdauer abhängig sind. Als normal werden akzeptiert:
➤ für den silenten Oszillationstyp 25%,
➤ für den eingeengt undulatorischen 50%,
➤ für den saltatorischen 35%.

Hammacher (S. 111 ff) und Fischer (S. 117 ff) haben Schemata zur Beurteilung des antenatalen Zustands des Kindes erarbeitet, die bei einer Registrierdauer von 30 min vorrangig die Oszillationsfrequenz und -amplitude berücksichtigen. Die Bewertung eines Kardiotokogramms nach diesen Scores zeigt eine gute Übereinstimmung zu klinischen und biochemischen Vergleichswerten.

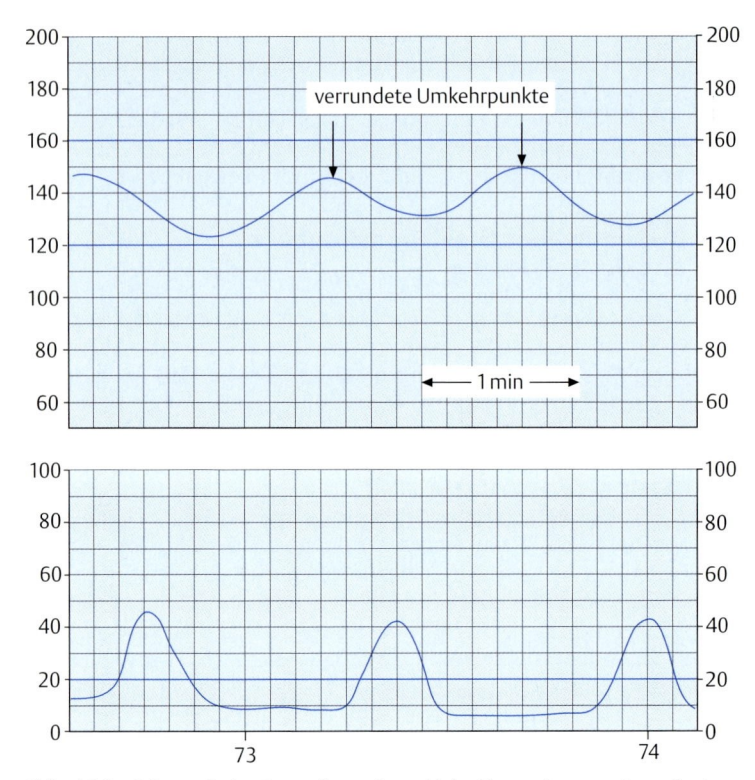

Abb. 4.24 Schematische Darstellung sinusoidaler Verrundungen einer silenten FHF-Kurve. Die Zahl der Umkehrpunkte liegt unter 2/min.

Eine Besonderheit im Zusammenhang mit einem silenten Oszillationstyp stellen die sog. *sinusoidalen Verrundungen* dar. Hierbei handelt es sich um gleichmäßige sinusförmige Wellen, die durch eine silente Bandbreite und Verrundung der Umkehrpunkte entstanden sind. Dieses sinusähnliche Muster kann nach seiner Oszillationsfrequenz in eine langsame und schnelle Form unterschieden werden.

Bei der *langsamen Form* liegt die Zahl der Sinusschwingungen unter 2/min (Abb. 4.**24**). Ein solcher Verlauf geht oft mit einer fortgeschrittenen Gefährdung des fetalen Zustands einher und zeigt daher nicht selten einen bevorstehenden intrauterinen Fruchttod an (Abb. 4.**20**, S. 99). Auch bei sofortigem operativen Handeln kann häufig nur noch ein schwer beeinträchtigtes Kind entwickelt werden. Des weiteren muß eine sinusoide Herzfrequenz an eine Fehlbildung denken lassen (Abb. 4.**25**).

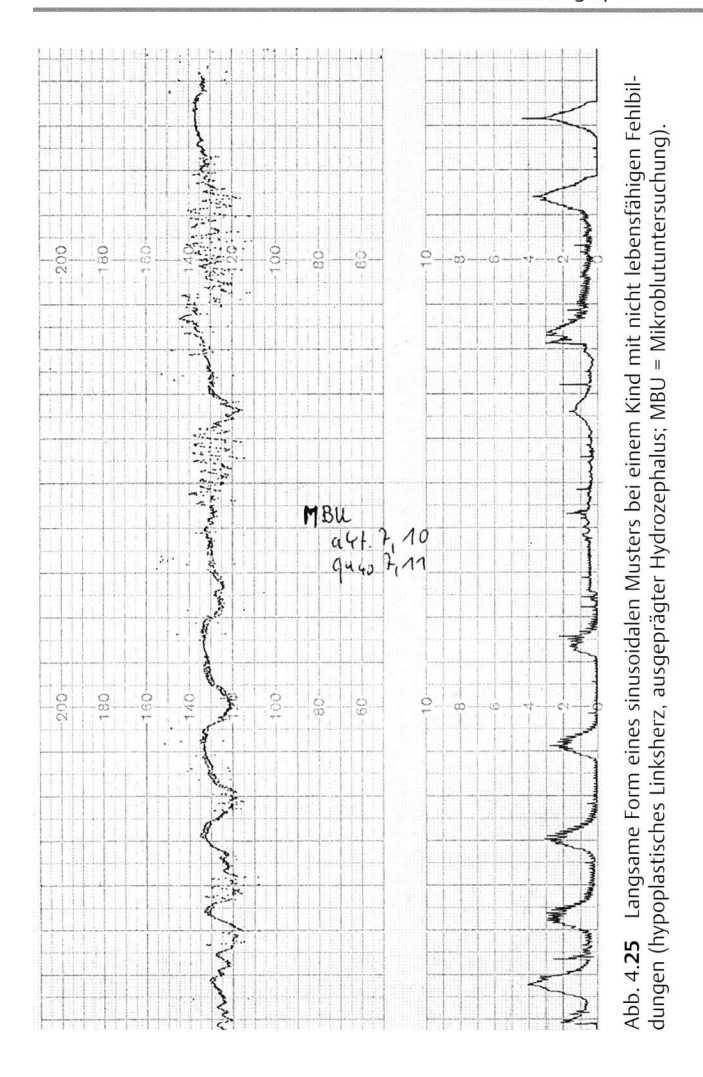

Abb. 4.25 Langsame Form eines sinusoidalen Musters bei einem Kind mit nicht lebensfähigen Fehlbildungen (hypoplastisches Linksherz, ausgeprägter Hydrozephalus; MBU = Mikroblutuntersuchung).

Die *schnelle Form* mit zwei und mehr Schwingungen (Abb. 4.**26**) wird hingegen oft bei schweren fetalen Anämien angetroffen (Kariniemi 1982). Dieses Muster scheint nicht oder nicht nur Ausdruck einer Hypoxämie zu sein, da es sich auch bei schwer anämischen, aber normaziden Kindern findet (Dudenhausen u. Nierhaus 1984). Entsprechende

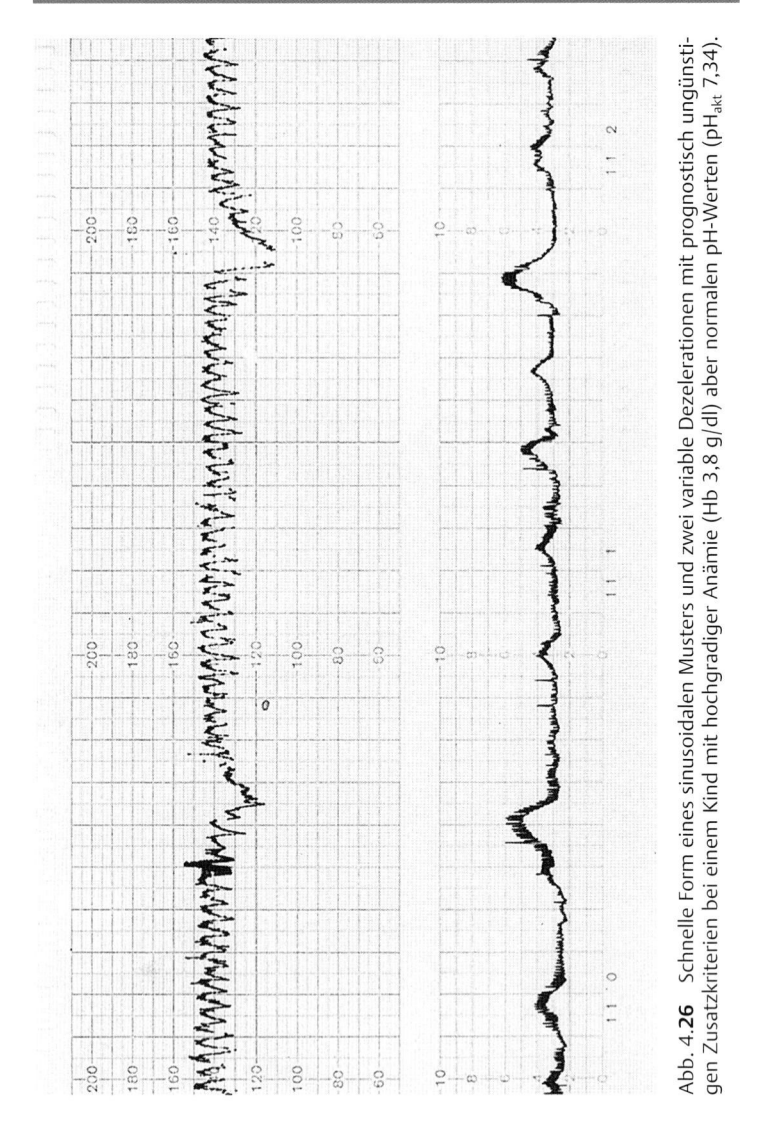

Abb. 4.26 Schnelle Form eines sinusoidalen Musters und zwei variable Dezelerationen mit prognostisch ungünstigen Zusatzkriterien bei einem Kind mit hochgradiger Anämie (Hb 3,8 g/dl) aber normalen pH-Werten (pH$_{akt}$ 7,34).

Kurvenverläufe werden zeitweilig allerdings auch bei völlig gesunden Feten abgeleitet (Abb. 4.27).

Konsequenzen, die sich aus dem Vorliegen einer sinusoidalen CTG-Kurve ergeben, werden auf S. 243 besprochen.

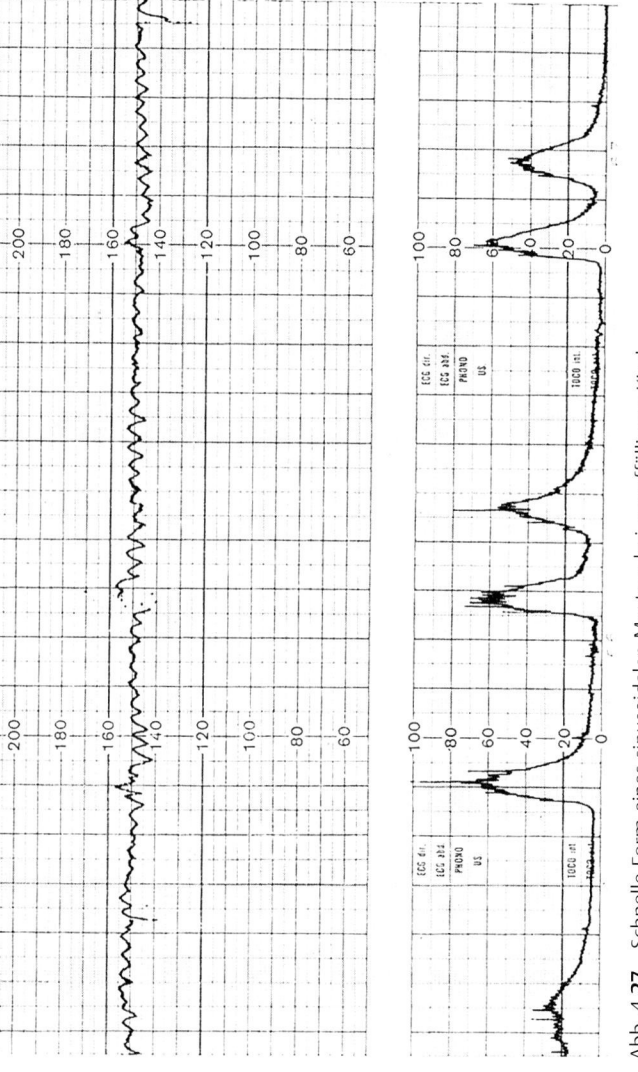

Abb. 4.27 Schnelle Form eines sinusoidalen Musters bei unauffälligem Kind.

5 Interpretation der Kardiotokographie (CTG-Scores)

Es sind eine Reihe von Scores, Indizes bzw. Schemata ausgearbeitet worden, mit deren Hilfe die Beurteilung von Kardiotokogrammen erleichtert und für die statistische, wissenschaftliche Auswertung systematisiert werden soll. Diese Scores sind insofern ähnlich aufgebaut, als sie den verschiedenen normalen und suspekten Merkmalen Punkte zuordnen, die zu einem Gesamtergebnis addiert werden. Ab einer bestimmten Punktezahl ist mit einer fetalen Gefährdung zu rechnen.

Die Benutzung eines derartigen Scores ist aus zweierlei Gründen vorteilhaft:
► Seine Anwendung verpflichtet den Untersucher, eine CTG-Kurve systematisch zu analysieren und zu beurteilen.
► Mit der Quantifizierung vom CTG besteht die Möglichkeit, das Ergebnis mit anderen numerischen Werten (pH usw.) zu korrelieren.

Für die Praxis haben sich vor allem die folgenden drei CTG-Scores als hilfreich erwiesen:
► Beurteilungsschema nach Kubli,
► Hammacher Score,
► Fischer-Score.

Während das Kubli-Schema und der Fischer-Score für die Bewertung der antenatalen Kardiotokographie angegeben sind, kann der Hammacher-Score ante- und intranatal Verwendung finden.

Semiquantitatives Beurteilungsschema nach Kubli

Kubli (1971) hat folgende CTG-Parameter zur Bewertung eines antenatalen CTG herangezogen:
► späte Dezelerationen,
► Bandbreite.

Das semiquantitative Beurteilungsschema mißt den Grad der fetalen Beeinträchtigung an dem Vorkommen dieser Merkmale in einem bestimmten Zeitraum:

anteparrtual	Parameter	Häufigkeit		
		≥25%	≥50%	≥75%
mit Wehen	Spätdezeleration	+	++	+++
	Bandbreite <5 spm	+	++	+++
	Bandbreite <10 spm	–	+	+
ohne Wehen	Bandbreite <5 spm	+	+++	+++++
	Bandbreite <10 spm	–	+	++

Abb. 5.1 Semiquantitatives Beurteilungsschema pathologischer Herzfrequenzveränderungen im antenatalen Phonokardiogramm (nach Kubli). Beurteilt werden im wehenlosen CTG die Bandbreite, bei spontanen oder induzierten Wehen zusätzlich das Vorkommen von Spätdezelerationen, bezogen auf die prozentuale Häufigkeit während einer Registrierdauer von 30 min.

Je nachdem, ob eines der beiden Kriterien während einer Registrierdauer von 30 min über eine Zeit von 7,5 min, 15 min oder 22,5 min pathologisch ist, nimmt die Zahl der Kreuze und damit das Ausmaß der fetalen Gefährdung zu (Abb. 5.**1**).

Ohne Wehen reicht die Skala von 0–5 Kreuzen, bei Vorliegen von *spontanen* oder durch einen Wehenbelastungstest *induzierten Wehen* von 0–6 Kreuzen.

Hammacher-Score

Hammacher u. Mitarb. haben 1974 einen CTG-Score angegeben, der bis auf das Merkmal Akzeleration alle anderen kurz-, mittel- und langfristigen FHF-Alterationen zusammenfaßt (Abb. 5.**2**, 5.**3**). Dieser Score erlaubt eine zuverlässige Beurteilung sowohl des antenatalen als auch des intranatalen Zustands des Fetus. Bewertet werden in einem 30-min-CTG die drei Komponenten Baseline, Floatingline und Fluktuation.

Die *Baseline (BL)* erfaßt, unabhängig von vorübergehenden Akzelerationen und Dezelerationen, bradykarde bzw. tachykarde Frequenzveränderungen.

Der *Floatingline (FL)* werden die unterschiedlichen Dezelerationen (Dip 0, Dip I, Dip II, variable Dezelerationen und prolongierte Dezeleration) zugeordnet.

Die *Fluktuation oder Oszillation (OT = Oszillationstyp)* geht als dritter und wichtigster Parameter in den Score ein, wobei die vier Oszillations-

Punkte	Baseline (BL) *		Floatingline (FL) *		Fluktuation = Oszillationstyp (OT) *	
6	61	>90% BL kongruent mit FL bei 100% 0a und/oder 100% FL kongruent mit 100% 0a-IIIa			67	
		(kein Atropin etc.)	63			
5	51	<80 >10 min	53	100% Dip II	57	>90% 0a-IIIa (Weckversuch negativ)
4	41	<80 >3 min	43	≥2 schwere variable Dez.	47	>60% 0a-IIIa
3	31	>180 >30 min	35	≥5 variable Dez.	38	OT nicht auswertbar
			34	1 schwere variable Dez.	37	>30% 0a-IIIa
			33	Dip II (?)		
2	22	>180 >10 min	25	≥5 Dip 0	28	>50% IIIb-IIIc
	21	<100 >10 min	24	≥5 Dip 1	27	>90% 0b-0c
			23	≥2 variable Dez.		
1	12	>160 >10 min	16	≥3 Dip 0	17	<50% IIb
	11	<120 >10 min	15	≥3 Dip 1		
			14	1 variable Dez.		
			13	Vena-cava-Syndrom		
0	01	120–160	04	≤2 Dip 0	07	>50% IIb
			03	≤2 Dip 1		

(* = Identifikationszahl für jedes Merkmal)

CTG-Score:	normal	suspekt	präpathologisch	pathologisch
	0	3	5	8
	1	4	6	9
	2		7	10
				11
				≥12

Abb. 5.**2** Hammacher-Score. Score, der die Merkmale Baseline, Floatingline und Fluktuation berücksichtigt zur Auswertung von 30 CTG-Minuten.

typen (silent, eingeengt undulatorisch, undulatorisch und saltatorisch) mit drei Variationen der Oszillationsfrequenz (≤2/min, >2–<6/min, ≥6/min) kombiniert werden (Abb. 5.**3**).

Für die drei Hauptkomponenten können jeweils 0–6 Punkte vergeben werden, so daß eine Gesamtsumme von 0–18 resultiert.

Praktische Anwendung

Baselinekriterien

Die linke Zahl in dem Schema bezieht sich immer auf das Frequenzniveau der Baseline. Die rechte Zahl gibt die Zeitdauer in Minuten an, in der die Baseline das angegebene Frequenzniveau über- oder unterschreitet.

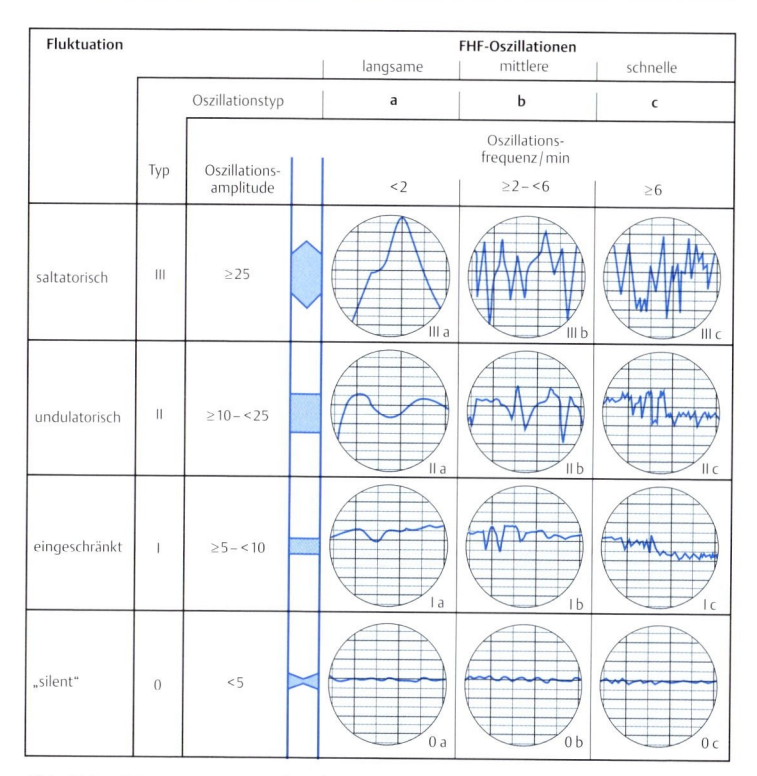

5 Interpretation der Kardiotokographie (CTG-Scores)

Fluktuation			FHF-Oszillationen		
			langsame	mittlere	schnelle
	Typ	Oszillationstyp	a	b	c
		Oszillations-amplitude	Oszillationsfrequenz/min		
			<2	≥2 – <6	≥6
saltatorisch	III	≥25	III a	III b	III c
undulatorisch	II	≥10 – <25	II a	II b	II c
eingeschränkt	I	≥5 – <10	I a	I b	I c
„silent"	0	<5	0 a	0 b	0 c

Abb. 5.**3** Kriterien zur Vergabe der Punkte für die Fluktuation (nach Hammacher).

Im einzelnen müssen für die Vergabe der Baselinepunkte folgende Kriterien erfüllt sein:
➤ Für 0 Punkte verläuft die BL während der zu bewertenden 30 min im Frequenzbereich zwischen 120 und 160 spm.
➤ Für 1 Punkt muß die BL länger als 10 min unter 120 oder über 160 spm zusammenhängend verlaufen.
➤ Für 2 Punkte muß die BL länger als 10 min unter 100 oder über 180 spm zusammenhängend verlaufen.
➤ Für 3 Punkte muß die BL 30 min zusammenhängend über 180 spm verlaufen.
➤ Für 4 Punkte muß die BL länger als 3 min unter 80 spm verlaufen. Diese Punkte werden auch vergeben, wenn Dezelerationen länger als 3 min andauern, also in eine Bradykardie übergehen.

- Für 5 Punkte muß die BL länger als 10 min unter 80 spm verlaufen.
- Für 6 Punkte muß die BL während 30 min kongruent mit der Floatingline verlaufen, wobei die Fluktuation zu 100% dem Oszillationstyp 0a, also praktisch einem Strich entspricht.

Floatinglinekriterien

Dip 0:
- 0 Punkte werden vergeben, wenn in einem 30-min-CTG bis zu 2 Dip 0 auftreten.
- Mit 1 Punkt werden 3 oder 4 Dip 0,
- mit 2 Punkten gleich oder mehr als 5 Dip 0 bewertet.

Das gehäufte Auftreten von Dip 0 kennzeichnet das Vorliegen einer Nabelschnurproblematik, aus der sich eine Nabelschnurkomplikation ergeben kann. Auf die Möglichkeit, den Verlauf der Nabelschnur ultrasonographisch zu verfolgen, und die sich daraus ergebenden Konsequenzen wurde bereits hingewiesen (S. 89).

Der *Dip I* entspricht in seiner Bewertung dem Dip 0, d. h., es werden vergeben:
- 0 Punkte bis zu 2 Dip I,
- 1 Punkt für 3 oder 4 Dip I und
- 2 Punkte für 5 und mehr Dip I.

Variable Dezelerationen zeigen in jedem Fall eine höhere Belastung des fetalen Kreislaufes an als der Dip 0 oder der Dip I.
- 1 Punkt wird daher schon bei Auftreten einer variablen Dezeleration während 30 min vergeben.
- 2 Punkte werden für 2, 3 oder 4 variable Dezelerationen,
- 3 Punkte für 5 und mehr in Anrechnung gestellt.

Von der variablen Dezeleration muß die *schwere variable Dezeleration* unterschieden werden. Sie zeichnet sich dadurch aus, daß die Floatingline länger als 1 min unter die Baseline wegtaucht und dabei das Frequenzniveau von 70 spm unterschreitet (S. 86).
- 3 Punkte gibt es für eine schwere variable Dezeleration,
- 4 Punkte für 2 und mehr.

Taucht die Floatingline nach Überschreiten der Zeit für das obere Wehendrittel noch einmal weg, so sollte diese Dezeleration in ihrem Schweregrad als Dip II oder Dip II (?) (Hammacher) beurteilt werden (s. u.).

Bei der *prolongierten Dezeleration* wird
- 1 Punkt vergeben für das einmalige Auftreten einer prolongierten Dezeleration.

Da prolongierte Dezelerationen nahezu immer ätiologisch abzuklären und kausal zu behandeln sind, sollte ein zweimaliges Vorkommen nicht beobachtet werden.

Als letztes Floatinglinekriterium bleibt der *Dip II* zu besprechen. Dip II sind die prognostisch ungünstigsten Dezelerationen, die eine hohe fetale Gefährdung anzeigen können. Sie kommen häufig in Kombination mit variablen Dezelerationen vor.

Wenn die Floatingline nach Überschreiten der Zeit für das obere Wehendrittel noch einmal abfällt, sollte diese Dezeleration im Score als *Dip II oder Dip II* (?) (s. o.) bewertet werden.

- Dabei sind 3 Punkte zu vergeben, wenn Dip II oder Dip II (?) nur vereinzelt beobachtet werden.
- 5 Punkte gibt es, wenn Dip II oder Dip II (?) bei jeder Wehe = 100% auftreten.
- 6 Punkte, also die höchste Punktezahl, werden vergeben, wenn die Floatingline unabhängig von zusätzlich vorhandenen Dezelerationen kongruent mit der Baseline wird, also einem Strich gleicht. Sind neben der fehlenden Fluktuation z. B. 100% Dip II vorhanden, so ist auf die Bewertung dieses Merkmals mit 5 Punkten zu verzichten, da beim Auftreten von 2 oder mehr CTG-Parametern innerhalb einer der drei Hauptkomponenten BL, FL oder OT immer nur das prognostisch ungünstigste, für den Fetus belastendere Merkmal mit der höheren Punktezahl zur Anrechnung kommt.

Fluktuationskriterien

Als dritte und wichtigste Komponente des Hammacher-Scores geht die Fluktuation in das Schema ein. Dabei werden die vier *Oszillationstypen* silent, eingeengt undulatorisch, undulatorisch, saltatorisch drei Variationsformen der *Oszillationsfrequenz* ≤2/min, >2–<6/min, ≥6/min zugeordnet, so daß sich 12 Kombinationen ergeben (Abb. 5.**3**).

- 0 Punkte werden für einen undulatorischen Typ mit 3–5 Oszillationen/min vergeben, wenn dieses Merkmal über 50% ausmacht,
- 1 Punkt, wenn es 50% und weniger nachweisbar ist.
- Mit 2 Punkten werden
  - eine saltatorische Bandbreite mit 3 und mehr Perioden/min über 50% sowie
  - eine silente FHF mit 3 und mehr Perioden/min über 90% bewertet.

- ➤ 3 Punkte erhält
  - eine Oszillationsfrequenz unter oder gleich 2/min über 30%, unabhängig vom Oszillationstyp, oder
  - eine infolge technischer Mängel nicht auswertbare Fluktuation.

Allein aufgrund dieser 3 Punkte wird der Score „suspekt", so daß die Registrierung zu wiederholen ist.
- ➤ 4 Punkte werden nach negativem Weckversuch einer Oszillationsfrequenz unter oder gleich 2/min, unabhängig vom Oszillationstyp, über 60% zugeteilt und
- ➤ 5 Punkte, wenn dieses Muster 90% ausmacht.
- ➤ 6 Punkte sind zu vergeben, wenn als Ausdruck höchster intrauteriner Not in einem 30-min-CTG keine Fluktuation nachweisbar ist, d. h. eine silente Amplitude mit einer Oszillationsfrequenz unter oder gleich 2/min besteht.

Bewertung

Für die Hauptkomponenten Baseline, Floatingline und Fluktuation werden jeweils 0–6 Punkte vergeben, so daß eine Gesamtpunktezahl von 0–18 resultiert.
- ➤ als *normal* gilt ein CTG bei 0–2 Punkten,
- ➤ als *suspekt* bei 3–4 Punkten,
- ➤ als *präpathologisch* bei 5–7 Punkten.
- ➤ Ab 8 Punkten muß das CTG als *pathologisch* angesehen werden.

Bei der Bewertung der FHF-Veränderungen nach dem Hammacher-Score ist zu berücksichtigen, daß innerhalb der drei Scorekomponenten BL, FL und OT zwei oder mehr der angegebenen Möglichkeiten gleichzeitig zutreffen können. Es dürfen aber dann nur die den Fetus belastenderen Merkmale mit der höheren Punktezahl zur Anrechnung kommen. Insgesamt hat sich der Score wegen der Kompliziertheit nicht generell durchsetzen können.

Konsequenz

Die Konsequenzen, die sich aus der Auswertung eines antenatalen Kardiotokogramms nach dem Hammacher-Score ergeben können, sind in der Tab. 6.**3**, S. 148) zusammengefaßt.

		0	1	2	Σ
basale FHF	Niveau (spm)	<100 >180	100–120 160–180	120–160	
	Bandbreite (spm)	<5	5–10 >30	10–30	
	Nulldurchgänge (n/min)	<2	2–6	>6	
FHF-Alterationen	Akzelerationen	keine	periodische	sporadische	
	Dezelerationen	späte, variable mit prognostisch ungünstigen Zusatzkriterien	variable	keine, sporadisch auftretende Dip 0	
Zustandsindex					
Registrierdauer: 30 min Berücksichtigung des jeweils ungünstigen Musters zusätzliches Zeitkriterium für basale FHF: 10 min Mindestdauer					

Abb. 5.**4** Fischer-Score. Schema zur Beurteilung des fetalen Zustands (nach Fischer u. Mitarb.). In Anlehnung an das Schema von Apgar werden fünf Kriterien mit Punkten von 0–2 belegt. Bei einer Registrierdauer von 30 min gilt für die drei Merkmale der basalen Herzfrequenz ein zusätzliches Zeitkriterium.

Fischer-Score

Fischer u. Mitarb. haben 1976 ein in seiner Handhabung einfaches Beurteilungsschema für das **antepartuale** CTG empfohlen (Abb. 5.**4**). Berücksichtigt sind als gleichwertige Merkmale
➤ Niveau der basalen FHF = Basalfrequenz,
➤ Bandbreite,
➤ Zahl der Nulldurchgänge,
➤ Akzelerationen,
➤ Dezelerationen evtl. im Zusammenhang mit prognostisch ungünstigen Zusatzkriterien variabler Dezelerationen (S. 89).

Bewertung

Der Fischer-Score lehnt sich aus didaktischen Gründen bewußt an den Apgar-Score an, indem er fünf Kriterien mit 0–2 Punkten versieht, so daß der Index zwischen 0 und 10 Punkten schwanken kann.

Abweichend vom Prinzip des Apgar-Index ist in diesem Schema ein *Zeitfaktor* für die Beurteilung der kurz- und langfristigen FHF-Veränderungen enthalten. Sind während einer Registrierdauer von 30 min prognostisch suspekte Alterationen des Basalfrequenzniveaus, der Bandbreite oder der Zahl der Nulldurchgänge länger als 10 min vorhanden, so bestimmt das in diesem Zeitraum registrierte CTG-Muster die zu vergebende Punktezahl.

- ➤ Eine Punktezahl von 8–10 ist Ausdruck des physiologischen fetalen Zustands.
- ➤ 5–7 Punkte lassen das Wohlergehen des Kindes prognostisch fraglich erscheinen.
- ➤ 4 Punkte und weniger sprechen für eine bedrohliche Beeinträchtigung des Fetus.

Verschiedene Untersucher (Jordan u. Hoheisel 1977, Trimbos u. Keirse 1978 u. a.) haben die Treffsicherheit des Fischer-Scores in bezug auf seine prognostische Aussage unter Beweis gestellt. Dieser Score wird heute wegen seiner einfachen Handhabung vielerorts zur Beurteilung des antenatalen fetalen Zustands in der klinischen Routine angewandt.

Eine weitere Verbesserung ergibt sich aus eigener Erfahrung durch den möglichen Zusatz, ob zum Punktabzug Zeichen von hämodynamischen Störungen oder die einer plazentaren Insuffizienz geführt haben.

6 Antepartuale Kardiotokographie

Aktueller Stand

Bis 1994 stieg die Frequenz der antepartual kardiotokographisch kontrollierten Schwangeren auf 93,4% an. Die perinatale Mortalität sank in dem gleichen Zeitraum von 6,7 auf 6,1‰. Die Abnahme der perinatalen Mortalität kann verschiedene Gründe haben und muß nicht unbedingt Folge des vermehrten CTG-Einsatzes sein. Aus einer Studie geht hervor (Goeschen 1991), daß zwischen antepartualer CTG-Überwachung und perinataler Mortalität ein enger Zusammenhang besteht: Der Einsatz der Kardiotokographie in der Schwangerschaft führte zu einer Reduktion der perinatalen Sterblichkeit um den Faktor 2, und zwar sowohl bei Risiko- als auch risikofreien Patientinnen (Abb. 6.**1**). Diese Zahlen sprechen eindeutig für den Einsatz des CTG bei der Schwangerschaftsüberwachung.

Indikation

Auch wenn es grundsätzlich wünschenswert wäre, jede Schwangere mit einem lebensfähigen Kind in bestimmten Abständen kardiotokographisch zu überwachen, so läßt sich dieser Wunsch aus Personal- und Zeitgründen zumeist nicht realisieren. Ein generelles Screening wird auch von der CTG-Standardkommission derzeit nicht empfohlen, weil zum einen der Nutzen nicht bewiesen, zum anderen Gefahren aufgrund falsch interpretierter Befunde nicht erforscht sind.

> Eine kardiotokographische Kontrolle der Schwangerschaft ist immer dann angezeigt, wenn vor Geburtsbeginn mit einer intrauterinen Gefährdung eines grundsätzlich lebensfähigen Kindes zu rechnen ist.

In Verbindung mit zusätzlichen Plazentafunktionsparametern wie Wachstumskontrollen mit Hilfe von Ultraschalluntersuchungen, Dopplersonographie sowie der Amnioskopie vermag die Kardiotokographie Optimales zu leisten und kann zur Grundlage klinischer Entscheidungen werden. Um Fehlinterpretationen zu vermeiden, ist es unbedingt

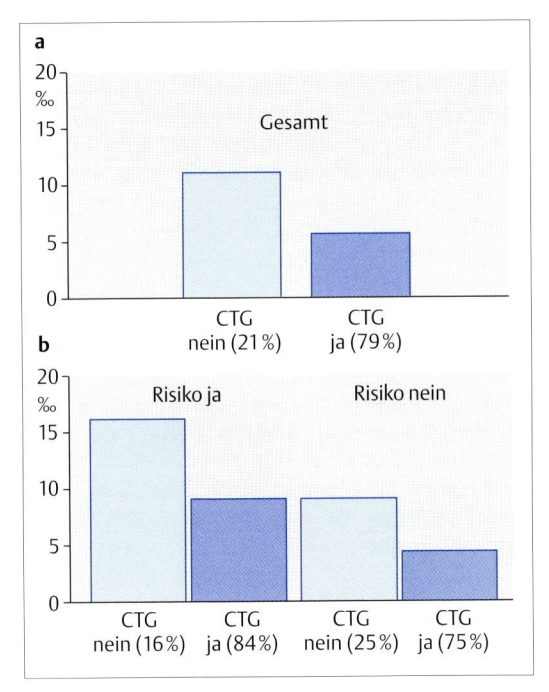

Abb. 6.1 Antepartuale Kardiotokographie und perinatale Mortalität, **a** im Gesamtkollektiv (n = 8233 Geburten) und **b** bei Vorliegen (46%) oder Fehlen (54%) eines Schwangerschaftsrisikos.

erforderlich, die Kriterien einer CTG-Kurve auf der Basis der pathophysiologischen und technischen Zusammenhänge zu beurteilen. Die Verbreitung der Kardiotokographie bis in die Praxis des Frauenarztes verpflichtet den Untersucher zu deren sinnvollem Einsatz.

Damit stellen sich die Fragen, ab wann und bei welcher Indikation kardiotokographische Untersuchungen erfolgen sollen.

Beginn der CTG-Untersuchung

Da die aus dem Kardiotokogramm abzuleitende Konsequenz als letzte Möglichkeit eine Beendigung der Schwangerschaft durch die Geburtseinleitung oder die Schnittentbindung bedeuten kann, erscheint die CTG-Kontrolle eines nicht lebensfähigen Kindes wenig sinnvoll. Als zeitliche Grenze ergibt sich damit etwa die 24. Schwangerschaftswoche.

Dies bedeutet nicht, daß nicht in Einzelfällen auch einmal eine Überwachung zu einem früheren Zeitpunkt indiziert sein kann. Eine intensive CTG-Kontrolle eines Kindes mit lebensunfähiger Fehlbildung (z. B. Anenzephalus) nach 22 Wochen scheint hingegen überflüssig, da ein pathologisches CTG in diesen Fällen kein therapeutisches Handeln veranlassen wird. Aus der Tokographie (apparative Aufzeichnung der Uterusmotilität) können sich bereits zu einem früheren Zeitpunkt therapeutische Schritte ergeben, so daß ihr Einsatz bei Verdacht auf vorzeitige Wehen etwa aber ab 16 Wochen gerechtfertigt sein kann.

Indikationszusammenstellung

Eine erschöpfende Antwort auf die Frage, bei welchen Patientinnen kardiotokographische Untersuchungen durchgeführt werden sollen, kann bislang nicht gegeben werden. Die in der Literatur veröffentlichten Richtlinien sind unterschiedlich. Die folgende Indikationszusammenstellung, die sich an die Empfehlungen der Standardkommission anlehnt, geht von der Überlegung aus, daß die Sicherheit in der Beurteilung des fetalen Zustands mit der Zahl der CTG-Kontrollen wächst, andererseits die Kardiotokographie eine für Mutter und Kind gefahrlose Untersuchungsmethode darstellt. Es lassen sich relative und absolute Indikationen unterscheiden (Tab. 6.1). Relative Indikationen leiten sich vor allem aus der Anamnese her. Sie werden zur absoluten Indikation, wenn das Risiko der letzten Schwangerschaft im Verlauf der jetzigen erneut auftritt. Die absoluten Indikationen ergeben sich aus Störungen in der jetzigen Schwangerschaft, die erfahrungsgemäß häufig zu einer Gefährdung des Kindes führen. Bei einer Gestationsdauer > 37 Wochen empfiehlt sich die Beurteilung des Zervixreifegrades (nach Jung oder Bishop) und gegebenenfalls die Geburtseinleitung resp. Entbindung.

■ Terminüberschreitung

Eine normale Schwangerschaft sollte nach dem 280. Tag 2täglich, ab dem 287. Tag täglich, wenn möglich in Kombination mit der sonographischen Beurteilung der Fruchtwassermenge überwacht werden.

■ Klinikaufnahme

Bei jedem Klinikeintritt oder vor jeder Aufnahme in den Kreißsaal ist ein Kardiotokogramm indiziert. Die Aufnahmekardiotokographie kann mit der Aufnahmeamnioskopie und -sonographie kombiniert werden.

Tab. 6.1 Indikationen zur CTG-Überwachung

Absolute Indikationen	
▶ Terminüberschreitung	7 Tage 2täglich, dann täglich
▶ Klinikaufnahme	bei Aufnahme
▶ Plazentainsuffizienz, Hypertonie, Verdacht auf Hypotrophie	mehrmals täglich – alle 4 Tage
▶ vorzeitige Wehen bzw. drohende Frühgeburt	mehrmals täglich – alle 2 Tage
▶ Diabetes mellitus	alle 2–4 Tage
▶ Mehrlingsschwangerschaften	mehrmals täglich – alle 4 Tage
▶ Rhesusinkompatibilität	täglich bis wöchentlich
▶ tiefer Sitz der Plazenta, Placenta praevia, Blutungen in der 2. Schwangerschaftshälfte	mehrmals täglich – alle 4 Tage
▶ Zustand nach Unfall	mehrmals täglich – alle 4 Tage
Relative Indikationen	
▶ junge (< 18) bzw. späte (> 30) Erstpara, späte Mehrpara (> 40)	alle 2 Tage ab 38/0
▶ vorausgegangene Risikoschwangerschaft (z. B. perinatal verstorbenes oder geschädigtes Kind unter Berücksichtigung der Ursache).	alle 2–4 Tage
▶ Graviditäten nach Sterilitätsbehandlung	alle 2–4 Tage
▶ Fruchtwasservolumenanomalien (Oligo- bzw. Polyhydramnie)	alle 2–4 Tage
▶ subjektiv abnehmende Kindsbewegungen	täglich

■ Plazentainsuffizienz, Gestationshypertonie, Verdacht auf Hypotrophie

Eine zwingende Indikation ergibt sich dann, wenn aufgrund anderer Überwachungsparameter (Ultraschallfetometrie, Ultraschallflowmessung, klinische Befunde) eine fetale Gefährdung im Sinne einer Plazentainsuffizienz angenommen werden muß.

Mangelentwicklung

Bis zur 36. Woche sind
▶ bei *leichter* Mangelentwicklung (10.–3. Perzentile nach Voigt u. Mitarb., [2002]) 4tägliche,

▶ bei *schwerer* Mangelentwicklung (< 3. Perzentile nach Voigt u. Mitarb., [2002]) 1- bis 2tägliche Kontrollen empfehlenswert.

Nach 36 vollendeten Wochen kann bei ausreichender Zervixdilatation („geburtsbereite" Zervix) die Geburtseinleitung erwogen werden.

Bei klinischen Hinweisen auf eine *Plazentainsuffizienz* (geringe Gewichtszunahme, kleiner Leibesumfang, niedriger Fundusstand usw.) sowie nach Diagnose einer Gestose sollte analog verfahren werden, wobei je nach Schweregrad eine stationäre Überwachung in Erwägung zu ziehen ist.

Vorzeitige Wehentätigkeit

Im Vordergrund steht das Erkennen aktuell auftretender, besonders respiratorischer Versorgungsstörungen der Plazenta im Zusammenhang mit Wehen bei der drohenden Frühgeburt. Kardiotokographiekontrollen sind je nach Wehentätigkeit 2täglich bis mehrmals täglich bis zum Sistieren der Kontraktionen angezeigt. Die Wehenfreiheit ausschließlich für die Durchführung der Lungenreife-Indikation ist nicht unwidersprochen.

Diabetes mellitus

Bei frühzeitig erkanntem und gut eingestelltem Diabetes mellitus sind nach Saling (1972) ab der 38. Woche, bei allen anderen Diabetesfällen ab der 36. Woche 4täglich CTG-Kontrollen ausreichend.

Mehrlingsschwangerschaften

Es empfiehlt sich bei normalem Wachstum der Kinder bis zur 36. Woche 4täglich, ab der 36. Woche 2täglich simultane CTG-Kontrollen der Kinder vorzunehmen. Liegt ein diskrepantes Wachstum oder ein hypoxieverdächtiges Frequenzmuster bei einem Kind vor, so ist in dem gesamten Zeitraum eine u. U. bis zu mehrmals tägliche CTG-Überwachung erforderlich. Die Geburtseinleitung ist zu indizieren in Abhängigkeit der pathophysiologischen Ursache der CTG-Veränderung (funktionell versus plazentare Insuffizienz).

Aktuelle CTG-Geräte, die simultane Registrierung beider Kinder gewährleisten (Abb. 6.**2**).

Unter der Geburt sind die Herzaktionen des vorangehenden Kindes aufzuzeichnen durch direkte Elektrokardiographie, während die FHF-Kontrolle beim anderen Zwilling durch Ultrasonokardiographie erfolgt (aktuelle Geräte mit Gemini-Option).

124 6 Antepartuale Kardiotokographie

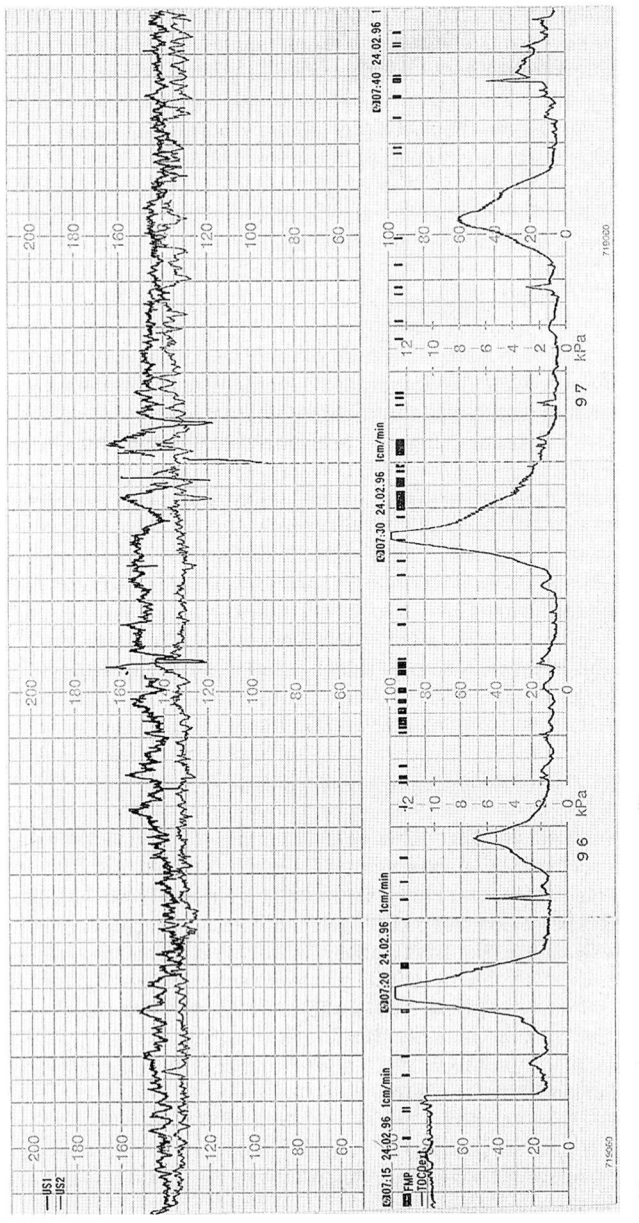

Abb. 6.2 Simultane Registrierung von Zwillingen.

Rhesusinkompatibilität

Im Rahmen der Risikoschwangerschaft nimmt der Rh-Konflikt eine besondere Stellung ein. Die Einschätzung des Ausmaßes der fetalen Beeinträchtigung ist im allgemeinen mit Hilfe spektralphotometrischer Untersuchungen des Fruchtwassers und der fetalen Blutuntersuchung nach Cordocentese möglich. Die Kardiotokographie liefert dabei Zusatzinformationen über das fetale Befinden. Je nach Ausmaß der fetalen Anämie bzw. der plazentaren Funktionsstörung vermag das CTG zusätzlich über die Notwendigkeit einer Therapie in Form der Geburtsbeendigung beim lebensfähigen Fetus oder der intrauterinen Transfusion zu entscheiden.

Ab der 24. Woche sind, abhängig vom Schweregrad der Erkrankung, tägliche bis wöchentliche Kontrollen indiziert.

Tiefer Sitz der Plazenta, Placenta praevia

Das untere Uterinsegment ist für eine Implantation wenig geeignet. Zum einen kann es schon bei leichten Kontraktionen zur Ablösung von Plazentabezirken kommen, zum anderen bestehen hier ungünstige hämodynamische Versorgungsbedingungen. Beide Ursachen erklären das gehäufte Auftreten einer gleichzeitigen Plazentainsuffizienz. CTG-Kontrollen sind daher während einer Blutung in kurzen Abständen und bei Verdacht auf eine Plazentainsuffizienz wie oben genannt vorzunehmen.

Zustand nach Unfall

Insbesondere bei einer Vorderwandplazenta kann ein stumpfes Bauchtrauma z. B. infolge eines Autounfalls bzw. Sturzes zu einer vorzeitigen Lösung der Plazenta führen. Sind größere Anteile der Plazenta betroffen, so läßt sich ein retroplazentares Hämatom sonographisch erkennen. Das CTG vermittelt sofort den Eindruck über die Dringlichkeit des weiteren Vorgehens. Da sich retroplazentare Hämatome auch zweizeitig ausbilden bzw. bei Lokalisation der Plazenta an anderer Stelle als der Vorderwand übersehen werden können, stellt das CTG auch zur weiteren Kontrolle die Methode der Wahl dar. Charakteristisch bei beginnender vorzeitiger Plazentalösung ist eine hyperkinetische hypointensive Wehentätigkeit zunächst ohne, später mit FHF-Veränderungen.

Junge (<18) bzw. späte (>30) Erstpara, späte Mehrpara (>40)

Die Kardiotokographie sollte in Kombination mit der Zervixbeurteilung ab 38 Wochen alle 2 Tage erfolgen.

Vorangegangene Risikoschwangerschaft

Beginn und Frequenz der kardiotokographischen Überwachung sollten neben der Überprüfung der Plazentafunktion (US) von der Art des anamnestisch erkannten Risikos sowie dem Zeitpunkt seines Auftretens in der vorangegangenen Schwangerschaft individuell festgelegt werden.

Graviditäten nach Sterilitätsbehandlungen

Es ist wiederholt über die Gefährdung des Kindes durch eine Plazentainsuffizienz nach Sterilitätsbehandlung berichtet worden (Schmidt-Elmendorff u. a.). Die CTG-Überwachung sollte daher ab 36 Wochen bei klinisch unauffälligem Schwangerschaftsverlauf und entsprechend eher bei Verdacht auf eine Plazentainsuffizienz beginnen. Die Registrierung der fetalen Herzaktionen wird dabei zusätzlich von vielen Schwangeren als psychologisch beruhigend empfunden, ein wichtiger Aspekt der Patientinnenführung.

Fruchtwasservolumenanomalie

Bei Verdacht auf Oligo- bzw. Polyhydramnie ist zunächst eine intensive Fehlbildungsdiagnostik mittels Ultraschall indiziert. Von einem Hydramnion wird im allgemeinen gesprochen, wenn ein zweiter Fetus bequem im Uterus Platz hätte. Staudach (pers. Mitt.) stellt diese Diagnose, wenn der größte meßbare Fruchtwasserpool >8 cm beträgt. Eine Oligohydramnie liegt vor, wenn der größte Fruchtwasserpool <3 cm mißt (O'Herlihy 1984). Nach Ausschluß einer gröberen Fehlbildung sollte vor allem bei Abnahme der Fruchtwassermenge eine CTG-Überwachung erfolgen, da dieser Befund ein frühes Zeichen einer Plazentainsuffizienz sein kann.

Subjektiv abnehmende Kindsbewegungen

Kindsbewegungen werden von Schwangeren in unterschiedlicher Stärke und Frequenz wahrgenommen. Bei Nachlassen von Kindsbewegungen sollten aber in jedem Fall die FHF überprüft (S. 143) und, unabhängig vom Befund, weitere Kontrollen veranlaßt werden. Die simultane Bewertung von „Tokogrammen" und FHF oder das Kineto-CTG kann die Aktivität resp. Reaktivität in der FHF-Kurve klären.

Durchführung und Bewertung

Die CTG-Registrierung sollte immer in halbsitzender oder in Seitenlage durchgeführt werden, um ein Vena-cava-Syndrom zu vermeiden (S. 52). Für die Beurteilung von CTG-Kurven hat sich als hilfreich erwiesen, die Auswertung nach Drehen der CTG-Kurve um 90° vorzunehmen (Abb. 6.**3**). Bei Betrachtung der FHF aus dieser Blickrichtung bleiben auch dem weniger Erfahrenen diskrete Dezelerationen nicht verborgen. Seit langem ist nämlich bekannt, daß eine fetale Hypoxie nicht unbedingt mit ausgeprägten Dezelerationen einhergehen muß (Abb. 6.**4**).

Die antepartuale Kardiotokographie kann in zwei Modifikationen durchgeführt werden, nämlich als
➤ CTG ohne Belastung und als
➤ CTG mit Belastung der uteroplazentaren Funktionseinheit bzw. der Mutter.

Die Aufzeichnung der FHF ohne Belastung findet als Screeningmethode dann Anwendung, wenn einer der genannten Indikationspunkte (S. 121 ff) erfüllt ist und daher den Einsatz dieser Untersuchung rechtfertigt.

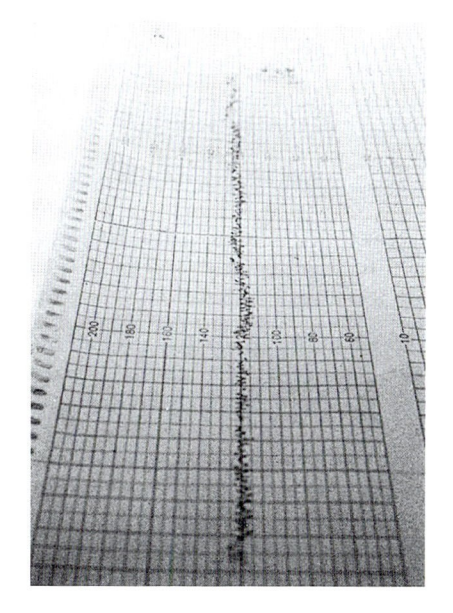

Abb. 6.**3** Betrachtung der CTG-Kurve nach Drehen um 90°. Abweichungen von der Mittellinie fallen so sofort ins Auge (sog. „Tangentialblick").

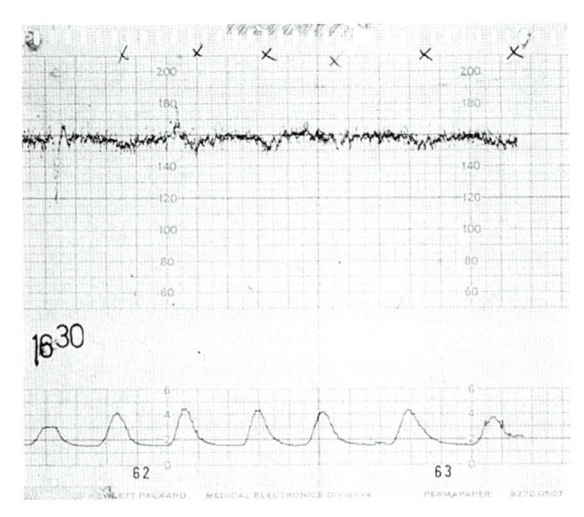

Abb. 6.4 Fetale Azidose (FBA-pH$_{akt}$ 7, 18) bei nur gering ausgeprägten späten Dezelerationen.

Die Kardiotokographie unter Belastung leitet sich von der Überlegung her, daß ein Geburtsvorgang mit der periodischen Beeinträchtigung der Uterusdurchblutung durch die Wehentätigkeit als natürlicher Funktionstest der Plazenta zu betrachten ist. Eine kurzfristige Erzeugung von Wehen oder eine Belastung der Mutter in der Spätschwangerschaft provoziert eine ähnliche Streßsituation und läßt prognostische Erkenntnisse über die uteroplazentare Funktion zu.

Kardiotokographie ohne Belastung

Praktisches Vorgehen

Die Aufzeichnung der FHF sollte zur Vermeidung eines Vena-cava-Syndroms in linker Halbseitenlage oder halbsitzender Position durchgeführt werden. Bei herkömmlicher Auswertung der CTG-Kurve ist eine Registrierzeit von mindestens 30 min erforderlich. Ein alternatives Vorgehen wird auf S. 158 dargestellt. Folgende Patientendaten sind auf dem Faltpapier festzuhalten:
➤ Name und Vorname,
➤ Datum und Uhrzeit des Registrierbeginns,
➤ Schwangerschaftsalter,

- Lage bzw. Lageänderung der Mutter,
- evtl. Medikamenteneinnahme, sofern sie die FHF beeinflussen kann,
- Markierung geburtshilflicher Maßnahmen wie vaginale Untersuchung oder Gabe von Medikamenten, z. B. Partusisten usw.
- Nach Beendigung der Registrierung sollte der Begutachter das Kardiotokogramm unverzüglich bewerten und unterschreiben (Datum, Uhrzeit). Die Bewertung erfolgt am besten nach einem Score (Fischer, Hammacher, Kubli) und mit Festlegung des weiteren Procederes (Kontrolle, Maßnahme, etc.)

Durch Trennung des Herzfrequenz- und Wehentransducers ist es möglich, bei der simultanen Aufzeichnung vorzeitiger Wehen an immer derselben Stelle, zweckmäßigerweise im Bereich des Fundus uteri, im Verlauf wiederholter Untersuchungen vergleichbare Tokogramme zu erhalten.

Descriptiv beurteilt werden im antenatalen Kardiotokogramm
- die Basalfrequenz,
- die Oszillationsamplitude und -frequenz,
- wenn vorhanden, die mittelfristigen FHF-Alterationen.

Dem Verhalten der Einzelparameter bei Kindsbewegungen oder Uteruskontraktionen kommt eine zusätzliche prognostische Bedeutung zu.

Normokardie

Im Normalfall findet sich bis zur Geburt des Kindes eine basale fetale Herzfrequenz im Bereich zwischen 120 und 160 spm. Der Fetus steht im Vergleich zum Erwachsenen unter einem erhöhten Sympathikotonus, der im Verlauf der Schwangerschaft mit zunehmender Reife des Kindes nachläßt. Bolte (1972) errechnete im 5. Monat einen Mittelwert der FHF von $147 \pm 7,6$ spm, der am Tragzeitende auf $140 \pm 7,9$ spm abnimmt.

Je nach Schwangerschaftsalter kann bei der großen Streubreite der FHF auch eine leichte Tachykardie oder Bradykardie ein Normalbefund sein. Das erhöhte bzw. erniedrigte Frequenzniveau kehrt in der Regel im Verlauf der Schwangerschaft zur Normfrequenz zurück.

Tachykardie

Ursache

Fetale Tachykardien können fetaler und maternaler Herkunft sein. Die Häufigkeit der antenatalen Tachykardien liegt zwischen 2,3% und 8,4% (Kubli u. Rüttgers 1969, 1974, Bolte u. Berendes 1972).

Prognostisch günstig

Fetale Ursachen. Unter physiologischen Bedingungen führen thermische, taktile, akustische und optische Reize zum erhöhten Sympathikotonus und meist zur Akzeleration, seltener aber auch zur paroxysmalen Tachykardie.

Maternale Ursachen. Auch Hypotonie, Streß, Azidose, Fieber oder eine pharmakologische Beeinflussung der Mutter (β-Mimetika, Atropin usw.) können einen Anstieg der Basalfrequenz bewirken.

Die Prognose der physiologischen Tachykardie ist als günstig zu bezeichnen. Klinisch imponiert diese Form des Frequenzanstiegs in der Regel als leichte Tachykardie (160–180 spm) (S. 70).

Prognostisch unklar

Eine Tachykardie kann ebenfalls Ausdruck eines beginnenden oder bereits bestehenden *Amnioninfektionssyndroms* sein.

Extreme Frequenzen über 200 spm (Abb. 6.**5**) lassen in erster Linie an fetale heterotope Erregungsbildung, also an *fetale Arrhythmien* denken, die in einer Häufigkeit von ca. 0,2% angetroffen werden (Ramzin 1975). Hinter supraventrikulären und ventrikulären Extrasystolen verbirgt sich zumeist kein morphologisches Substrat. Sie gelten prognostisch daher als harmlos (Hoffmann 1969, Wernicke u. Mitarb. 1984).

Allerdings führen länger anhaltende hochgradige Tachykardien auch bei sonst völlig gesunden Feten zeitabhängig zur Dekompensation des Herzens und damit zur Herzinsuffizienz.

Weiterhin können Tachyarrhythmien Folge eines AV-Blocks sein. In diesen Fällen gelingt es oft nicht, eine auswertbare CTG-Kurve zu registrieren, da die Logik eines Kardiotokographen aufgrund der sehr wechselhaften R-R-Abstände überfordert ist. Ein abdominal abgeleitetes EKG ist oft wenig ergiebig, da die P-Wellen nicht und die QRS-Komplexe nur schwer zu beurteilen sind. Hier hilft die Ultraschall-B-Bild-Untersuchung weiter. Die Prognose dieser Kinder mit einem kongenitalen Herzblock hängt vom Fehlen bzw. Vorhandensein organischer Fehlbildungen ab. Intensiv sollte nach Herzvitien gefahndet werden, die in ca. 40% der Fälle anzutreffen sind (Michaelsson u. Engle 1972). Liegt keine organische Läsion vor, so ist die Prognose grundsätzlich gut.

Prognostisch ungünstig

Weiterhin kann eine erhöhte Grundfrequenz meist in Verbindung mit pathologischen mittel- oder kurzfristigen FHF-Veränderungen Aus-

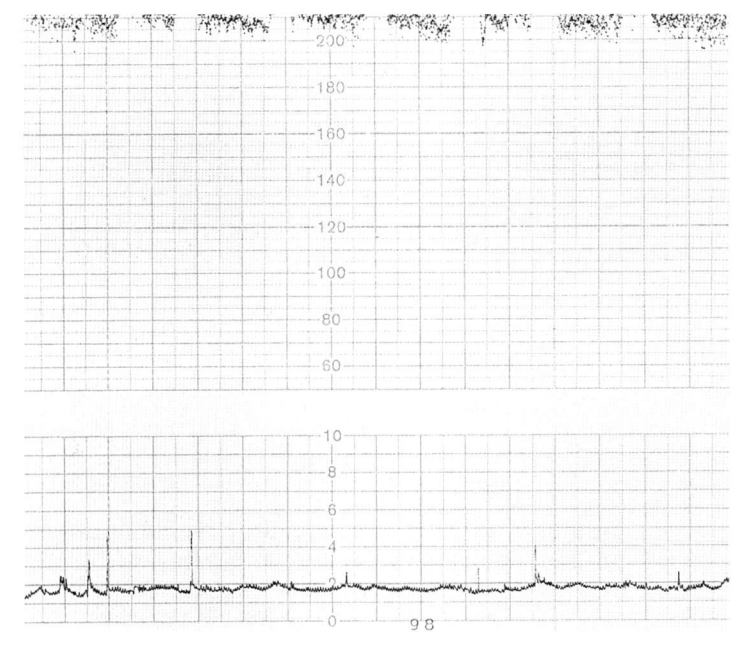

Abb. 6.5 Extreme fetale Tachykardie von ca. 230 spm im antenatalen CTG, 34. Schwangerschaftswoche. Fortbestehen der Tachykardie bis zur 39. Woche. Spontangeburt eines lebensfrischen, gesunden Kindes in der 40. Woche.

druck einer Hypoxämie/Hypoxie bei einer respiratorischen Plazentainsuffizienz sein. Eine persistierende fetale Hypoxie führt in der Regel zur schweren Tachykardie, also zu einem Anstieg der Frequenz über 180 spm. Zu berücksichtigen ist, daß mit weiterem Fortschreiten der O_2-Mangelsituation die vagale Beeinflussung mit FHF-Reduktion zur fehlinterpretierten „Normokardie" führen kann. Gefahr der Fehlbeurteilung einer progredienten fetalen Hypoxämie/Hypoxie.

Klinische Bedeutung und Konsequenz

Das Vorgehen nach der Diagnose einer Tachykardie muß der Mehrdeutigkeit dieses Symptoms Rechnung tragen. Eine durch *Streß* oder *Reiz der Mutter* ausgelöste Tachykardie wird nach Fortfall des Stimulus und ruhiger Lagerung der Mutter sistieren, so daß bei einer CTG-Kontrolle z. B. nach 2 Stunden die Basalfrequenz in den Normbereich zurückgekehrt ist.

Hält eine Tachykardie über diesen Zeitraum hinaus an oder zeigt bei sonst unauffälligem CTG-Muster einen leicht ansteigenden Trend, so sollte nach einem *Amnioninfektionssyndrom* bzw. nach einem nicht diagnostizierten vorzeitigen Blasensprung gefahndet werden. Der Abgang von Fruchtwasser sowie der Nachweis weiterer Entzündungszeichen wie Fieber der Mutter, Leukozytose, Linksverschiebung, Thrombozytenabfall bzw. erhöhtes C-reaktives Protein, erhärten die Diagnose. Da ein Amnioninfektionssyndrom Mutter und Kind gleichermaßen gefährdet, ist eine frühzeitige antibiotische Behandlung angezeigt. Bei rückläufiger Tendenz kann vor allem beim unreifen Kind unter Kontrolle der FHF abgewartet werden. Beim reifen Kind und bei Verschlechterung des Zustandes sollte die Schwangerschaft beendet werden.

Bei *extremer Tachykardie* (Abb. 6.**5**) kann zunächst ein abdominales fetales EKG abgeleitet werden, das allerdings oft die Art der Frequenzanomalie nicht erkennen läßt. Besser lassen sich Vorhof- und Kammerfrequenz des fetalen Herzens im Ultraschall-B-Bild auf rhythmische Zusammenarbeit hin kontrollieren. In jedem Fall sollte eine länger anhaltende höhergradige Tachykardie vermieden werden, da es sonst zu einer Dekompensation des fetalen Herzens kommen kann. Nach Bellee u. Mitarb. (1976) und Wernicke u. Mitarb. (1984) läßt sich eine extreme Tachykardie oft indirekt durch Behandlung der Mutter mit Digoxin, Calciumantagonisten und β-Blockern normalisieren. Insbesondere bei nicht vorhandener Lungenreife des Kindes sollte diese Therapie versucht werden.

Während dieser Behandlung muß in kurzen Abständen die fetale Herzgröße mittels Ultraschall kontrolliert und weiterhin auf kardiale Dekompensationszeichen wie Aszites, Hydrothorax usw. geachtet werden. Ist bereits eine Herzinsuffizienz nachzuweisen oder bildet sie sich trotz Therapie aus, so muß das Kind entweder direkt intrauterin therapiert oder, wenn es extrauterin gute Überlebenschancen hat, schnell entwickelt werden.

> Bei kardialer Dekompensation ist eine Schnittentbindung die schonendste Entbindungsmethode.

In allen anderen Fällen kann durchaus eine vaginale Geburt angestrebt werden (S. 260). Postpartual ist eine kardiale Diagnostik durch den Neonatologen unbedingt erforderlich.

Bei Verdacht auf eine Hypoxietachykardie sollte, insbesondere wenn andere suspekte CTG-Merkmale hinzutreten, mittels Ultraschall eine Kreislaufzentralisation bestätigt oder ausgeschlossen werden.

■ Bradykardie

Ursache

Fetale Bradykardien kommen im antenatalen Zeitraum selten vor. Eine verläßliche Häufigkeitsangabe fehlt in der Literatur.

Prognostisch günstig

In der Regel läßt sich die erniedrigte Basalfrequenz keiner pathologischen Ursache zuordnen und wird daher als *essentielle* Bradykardie bezeichnet. Ihr liegt eine vagotone Reaktionslage zugrunde, die als physiologische Variationsform des Frequenzniveaus anzusehen ist und daher eine günstige Prognose aufweist (Abb. 6.**6**).

Es gibt jedoch Ausnahmefälle, deren Ätiologie bekannt ist. In diese kleine Gruppe gehören Bradykardien – in aller Regel akut auftretend und in Fortsetzung einer Dezeleration – bei iatrogen bedingter oder spontaner
- akuter Hypotonie der Mutter,
- forcierter antihypertensiver Therapie
- Vena-cava-occlusions-Syndrom (Abb. 6.**7**),
- uteriner Dauerkontraktion
- nicht erkannter Basaltonusanstieg im Verlauf eines Wehenbelastungstests (S. 149 ff).

Die Therapie hat sich nach der Ursache zu richten. Die Prognose ist zumeist günstig.

Prognostisch unklar

Bei Vorliegen einer Bradykardie muß ferner an eine Störung der kardialen Reizbildung und Erregungsleitung bei einem *Vitum cordis* gedacht werden. Bei einer schweren Bradykardie zwischen 50 und 70 spm ist in erster Linie ein AV-Block auszuschließen (S. 176), der sowohl mit tachykarden als auch bradykarden Zyklen einhergehen kann. Bei kongenitalem Herzblock sind minimale Frequenzen von 20 spm beobachtet worden (Shenker 1979).

Prognostisch ungünstig

Die *hypoxische* Bradykardie kann so gut wie immer aus dem vorherigen Frequenzverlauf diagnostiziert werden. Sie tritt als letztes Zeichen einer Reihe von vorher nicht registrierten oder fehlinterpretierten pathologi-

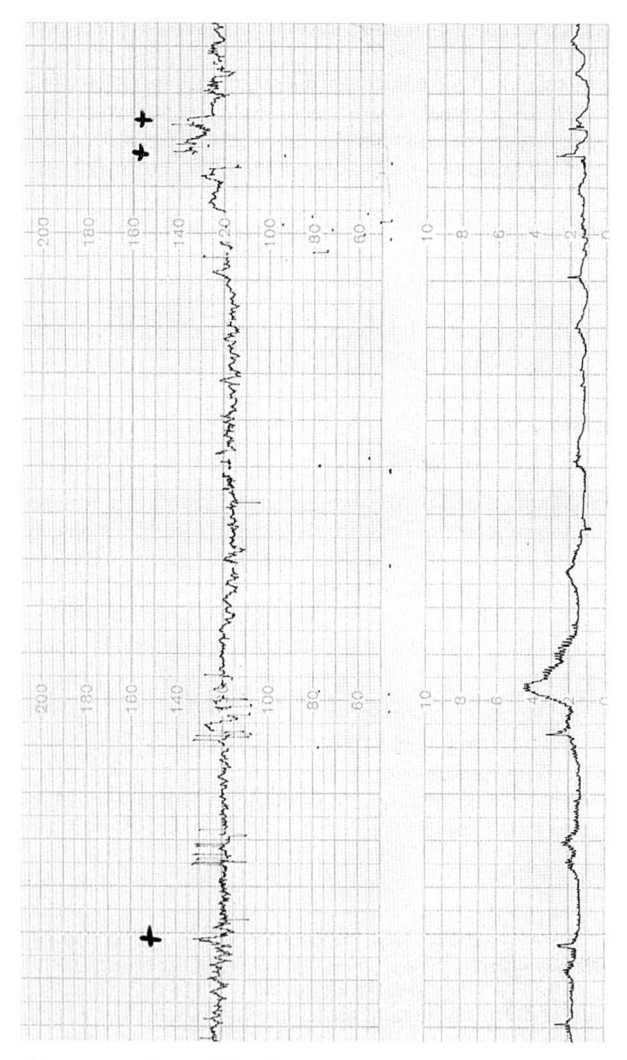

Abb. 6.**6** Leichte Bradykardie, die über den gesamten Zeitraum der Schwangerschaft und Geburt anhielt, bei eingeschränkt undulatorischem Oszillationstyp und normalen Kindsbewegungsreaktionen (S. 133). Beurteilung: prognostisch günstig.

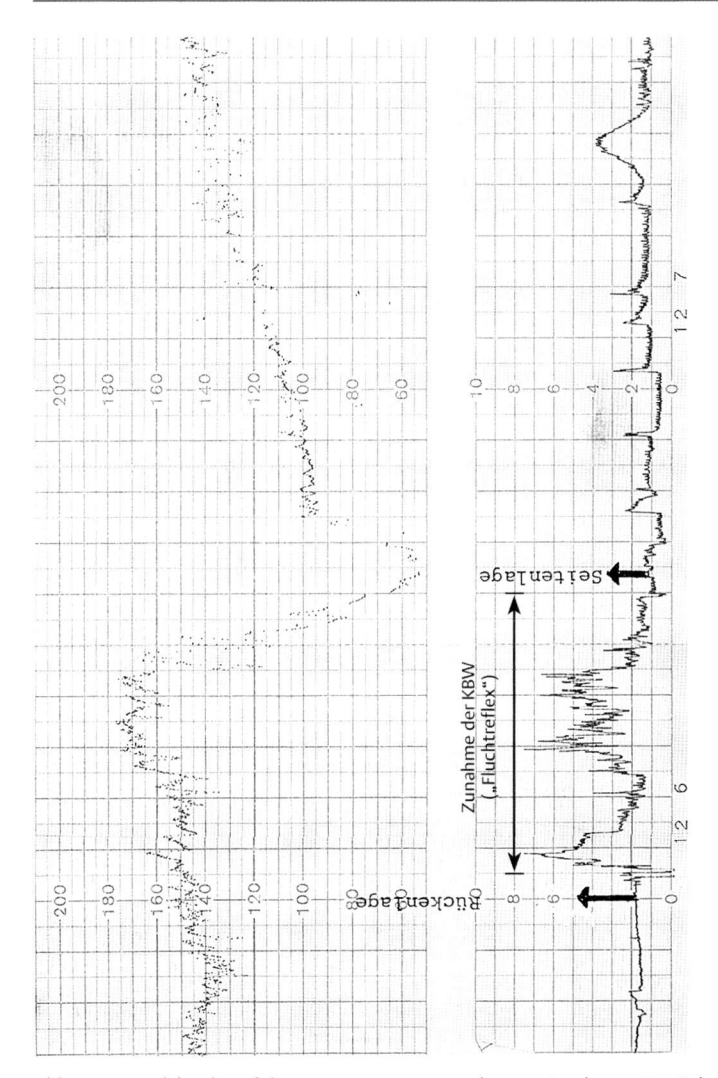

Abb. 6.7 Bradykardie infolge eines Vena-cava-occlusions-Syndroms. In Rückenlage kommt es nach initialer Akzeleration zum Frequenzabfall. Charakteristisch ist die erhebliche Zunahme der Kindsbewegungen (KBW/mit FHF-Steigerung/-Akzeleration **vor** der Dezeleration resp. Bradykardie (fetaler „Fluchtreflex"?). Nach Seitenlage der Mutter kehrt die FHF langsam zur Ausgangsfrequenz zurück.

schen CTG-Merkmalen auf. Bezeichnet wird sie als präfinale Bradykardie und kann zu jedem Zeitpunkt der Gravidität oder sub partu auftreten (S. 73).

Klinische Bedeutung und Konsequenz (Tab. 6.**2**)

Nach Diagnose einer leichten Bradykardie ist zunächst auf spontane bzw. induzierte Kindsbewegungsreaktionen (S. 143) zu achten (Abb. 6.**6**). Bei unzureichender Reaktion (S. 143) sollte ein CTG unter Belastung der Mutter geschrieben werden, das bei den prognostisch günstigen Formen normal ausfällt. Zur weiteren Überwachung genügen dann CTG-Kontrollen in den bekannten Abständen (S. 121). Bei Verdacht auf eine Hypoxie ist das weitere Vorgehen vom Einzelfall abhängig zu machen, da schwere hypoxische Schädigungen des Fetus zum Zeitpunkt der Diagnose nicht auszuschließen sind. Vor der möglichen Konsequenz in Form der Schnittentbindung scheinen daher die sonographische Flor-Messung oder im Einzelfall die Blutgasanalyse nach Cordozentese indiziert. Wenn der Portiobefund es zuläßt, eine Fetalblutuntersuchung unumgänglich, wobei die davon abhängige Entscheidung individuell unterschiedlich ausfallen wird. Bretscher u. Saling (1969) berichten über ein Kind, das vor der Entbindung einen pH_{akt}-Wert von 6,88 aufwies und bis auf eine einseitige Innenohrschwerhörigkeit keine Störungen im späteren Leben zeigte.

Tab. 6.2 Diagnostisches und therapeutisches Vorgehen bei Bradykardien im Verlauf der Schwangerschaft

	Vorgehen	Beurteilung	Konsequenz
Essentielle Bradykardie		günstig	
Dauerkontraktion	Tokolyse	CTG normal	normale Kontrollen
Vena-cava-Syndrom	Seitenlagerung	günstig	normale Kontrollen
Störung der Reizbildung	Ultraschall	Herzfehler, keine Auffälligkeiten	weiteres Vorgehen vom Befund abhängig, kurzfristige CTG- und US-Kontrollen
Verdacht auf Hypoxiebradykardie		ungünstig	

Das diagnostische Vorgehen bei schweren Bradykardien infolge eines AV-Blocks entspricht dem auf S. 200 beschriebenen. Aus der antenatalen Diagnose einer Bradykardie infolge einer Herzrhythmusstörung ergeben sich jedoch keine Konsequenzen, wenn kein Herzvitum nachgewiesen werden konnte. Eine therapeutische Beeinflussung ist nicht bekannt. Die meisten Kinder sind post partum unauffällig. Eine kontinuierliche Überwachung dieser Fälle sub partu ist selbstverständlich, obwohl selbst aus zusätzlichen suspekten CTG-Zeichen keine eindeutige Indikation zur Schnittentbindung abgeleitet werden kann. Für diese Kinder bietet sich die Überwachung mit Hilfe der fetalen Pulsoxymetrie an (S. 260). Diese Neugeborenen müssen einer baldigen pädiatrischen Untersuchung zugeführt werden, um kardiale Erkrankungen erkennen und behandeln zu können.

Bei pränataler Diagnose eines Herzvitiums sollte, abhängig von der Überlebenschance, in Zusammenhang mit einem Expertenteam ein Abbruch bzw. eine Beendigung der Schwangerschaft zum günstigsten Zeitpunkt erwogen werden (Hansmann u. Mitarb. 1985).

Oszillationsamplitude

Es ist das Verdienst Hammachers, 1968 erstmals auf den klinischen Wert der Oszillationsamplitude bei der antenatalen Kardiotokographie hingewiesen zu haben (S. 100 ff). Seither wird die Oszillationsamplitude als integraler Bestandteil in der CTG-Auswertung anerkannt.

Den *Normalfall* der antenatalen Kardiotokographie stellt als Ausdruck des intrauterinen Wohlbefinden des Fetus der undulatorische Oszillationstyp dar.

Eine *saltatorische FHF* läßt, solange andere Kriterien einer gestörten O_2-Versorgung des Fetus fehlen, vor allem an eine Nabelschnuralteration denken und gilt als kontrollbedürftiges Warnsymptom.

Findet sich bei der antenatalen Kardiotokographie eine *eingeschränkt undulatorische* bzw. *silente FHF-Kurve* (S. 100 ff), so muß der Befund als potentielles Hypoxiezeichen gelten, der eine weitere Differenzierung erfordert.

Ursächlich sind zunächst
➤ ein physiologischer Ruhezustand des Fetus oder aber
➤ die Wirkung an die Mutter verabreichter, zentralvenöser dämpfender Medikamente

auszuschließen. Ein *Weckversuch* in Form eines äußeren oder inneren Reizes läßt bei schlafenden Feten die Einschränkung der Bandbreite oft schlagartig verschwinden (Abb. 6.**8**).

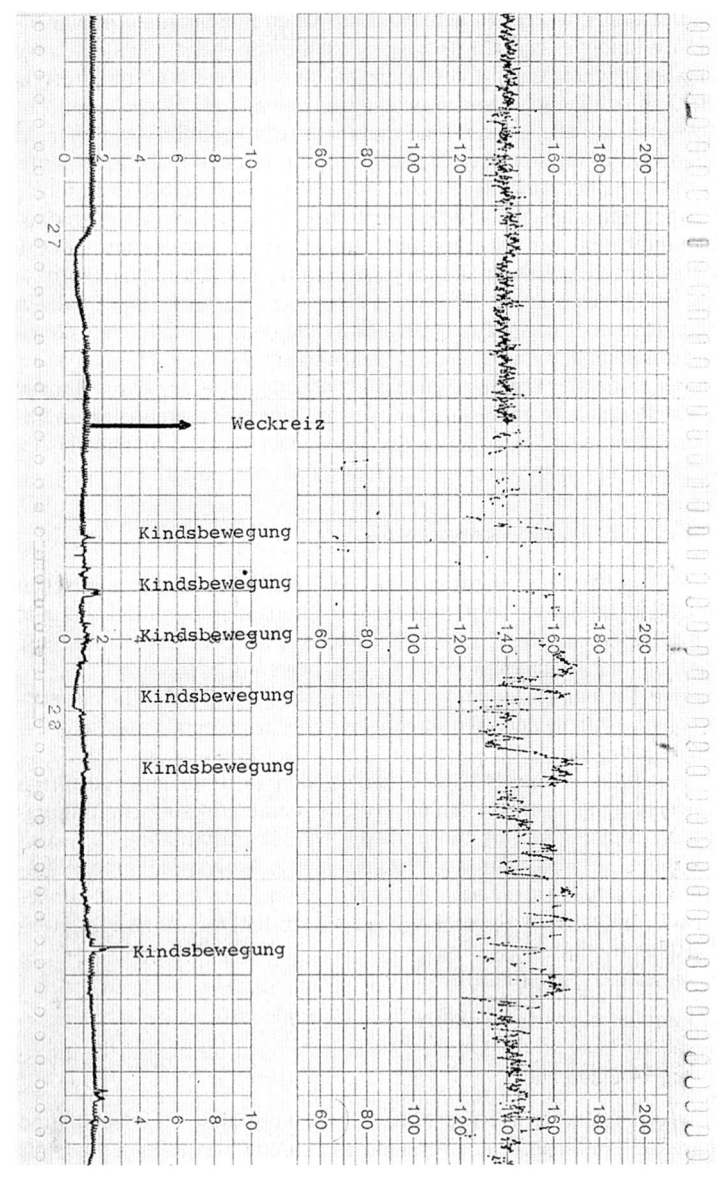

Abb. 6.**8** Positiver Weckversuch bei eingeengt undulatorischer FHF. Nach Berührungsreizen treten Kindsbewegungen und eine undulatorische FHF mit Akzelerationen auf.

Pharmakologische Einflüsse sind in der Regel an einer geringen Amplitude bei einer normalen Oszillationsfrequenz (Anzahl von Nulldurchgängen) zu erkennen. Bleibt die Amplitude nach dem Weckversuch bzw. Kniebeugenbelastungstest (S. 148) eingeschränkt oder silent, so muß zur weiteren Diagnostik ein Wehenbelastungstest durchgeführt werden (S. 149).

Treten wehenabhängige späte Dezelerationen hinzu, so spricht das für eine *fetale Hypoxie* plazentarer Genese (Abb. 6.**9**).

Je nach Reife, insbesondere Lungenreife des Kindes, ist eine Behandlung mit Steroiden (z. B. Celestan) zur Förderung der fetalen Lungenreife unter intensiver CTG-Überwachung oder eine baldige Schwangerschaftsbeendigung angezeigt. Um einen Eindruck über die Dringlichkeit des weiteren Vorgehens zu erhalten, ist es empfehlenswert, vor einer operativen Entscheidung zunächst eine FBA durchzuführen (Goeschen u. Saling 1984). In jedem Fall sollte vor dem Entschluß zur Sectio ultrasonographisch eine nicht lebensfähige Fehlbildung ausgeschlossen sein, da auch bestimmte Fehlbildungen mit einer silenten FHF-Kurve einhergehen (Abb. 6.**10**).

Bei normalem Ausfall des Wehenbelastungstests sind 2tägliche Kontrollen ausreichend.

■ Oszillationsfrequenz

1969 haben Hammacher und 1973 Fischer die Bedeutung dieses wichtigen Parameters herausgestellt und ihn der Beurteilung der vier Oszillationstypen (-amplituden) zugeordnet.

Der Oszillationsfrequenz kommt heute ein größeres Gewicht zu als der Bandbreite. Insofern ist ein Kardiotokogramm mit einer silenten oder eingeschränkten Oszillationsamplitude, aber einer hohen Zahl von Nulldurchgängen (5–12/min) prognostisch als nicht ungünstig zu bewerten. Eine große Bandbreite mit einer geringen Zahl von Nulldurchgängen ($<$ 5/min) spricht hingegen als sog. sinusoidaler Verlauf (S. 106) für eine mögliche schwere Hypoxie (Abb. 4.**24**).

■ Mikrofluktuation

Mikrofluktuationen (S. 96) werden im antenatalen Kardiotokogramm bei den üblichen Registriergeschwindigkeiten selten beobachtet. Sind sie jedoch vorhanden, so gilt dieser Befund als physiologisch, da sie den normalen, ständig wechselnden Schlag-zu-Schlag-Abstand dokumentieren. Dem Verlust vorher vorhandener Mikrofluktuationen in Verbindung mit anderen suspekten CTG-Kriterien kommt eine ungünstige Prognose zu.

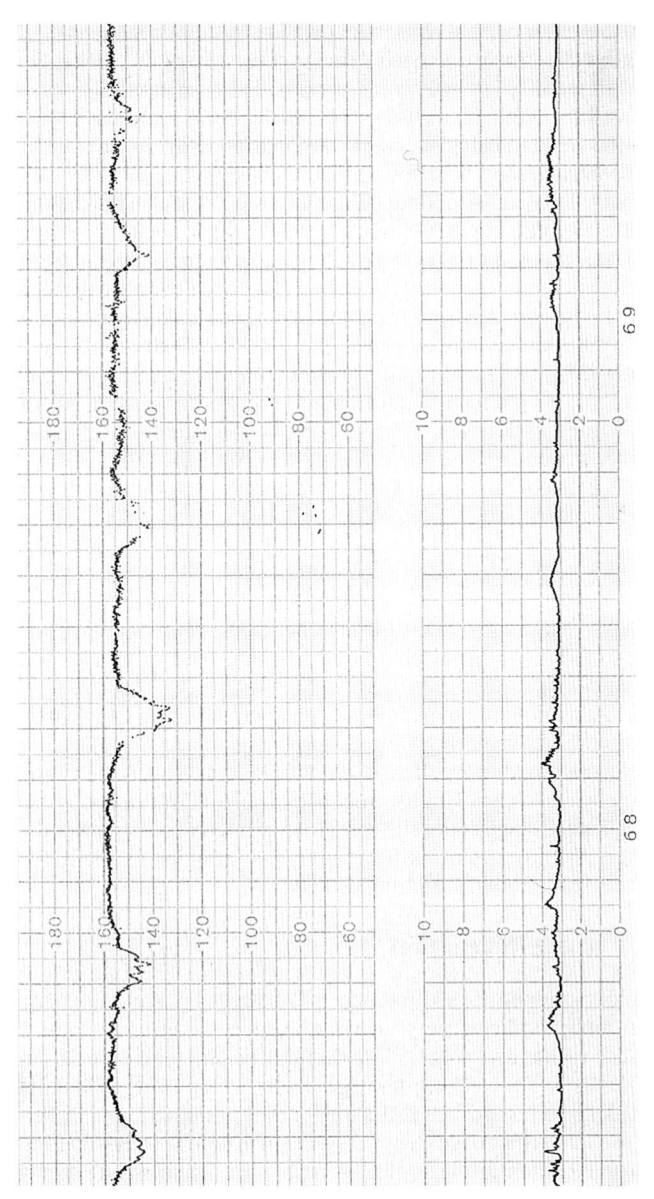

Abb. 6.9 Hochpathologisches CTG mit silenter FHF, fehlender Fluktuation und Spätdezelerationen bei partieller vorzeitiger Lösung der Plazenta, 32. Schwangerschaftswoche. Das meist vorhandene tokographische Bild einer hyperkinetischen hypointensiven Uterusaktivität fehlt noch in diesem Beispiel.

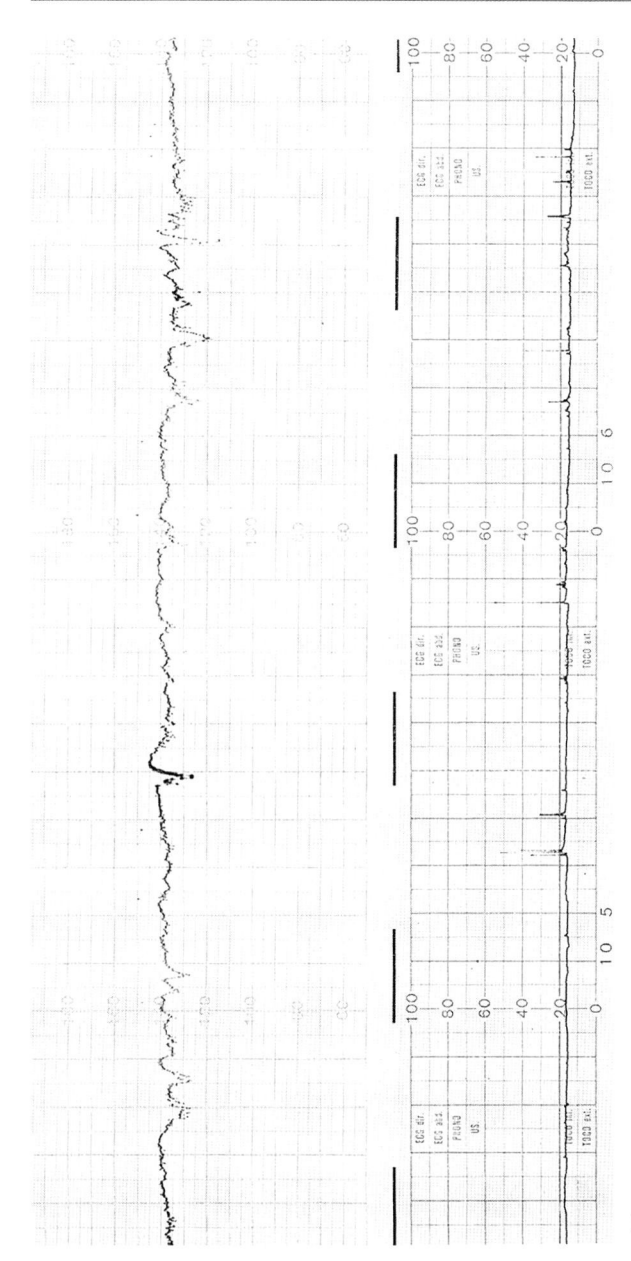

Abb. 6.10 Silentes CTG bei Anenzephalus in der 32. Schwangerschaftswoche.

Periodische mittelfristige FHF-Alterationen

Da regelmäßige Uteruskontraktionen in der Antenatalperiode normalerweise fehlen, kommen auch die periodischen, also die wehenabhängigen Akzelerationen und Dezelerationen im antepartualen CTG selten vor. Das Auftreten von periodischen mittelfristigen FHF-Alterationen bei verschiedenen Störungen in der Schwangerschaft kann jedoch mit Hilfe einer induzierten Wehentätigkeit provoziert werden. Auf die Bedeutung der wehensynchronen Akzelerationen und Dezelerationen wird daher im Zusammenhang mit der Besprechung des Wehenbelastungstests bzw. bei spontanen Wehen sub partu näher eingegangen (S. 149).

Sporadische Akzelerationen

Wichtig in ihrer prognostischen Aussage sind bei der unbelasteten Kardiotokographie die sporadischen Akzelerationen (Abb. 6.**11**). Die im Zusammenhang mit Kindsbewegungen auftretenden Akzelerationen haben in den letzten Jahren große Bedeutung erlangt. Da Kindsbewegungen eine zusätzliche „Arbeit" darstellen, muß der fetale Kreislauf den verstärkten O_2-Verbrauch durch eine sympathikotone Steigerung des Herzminutenvolumens decken. Dies geschieht normalerweise durch Zunahme der Herzfrequenz, die sich im CTG als Akzeleration, seltener als Tachykardie äußert. Dabei kann die FHF-Beschleunigung bezüglich Amplitude und Dauer individuell sehr unterschiedlich sein.

> In jedem Fall sind sporadische Akzelerationen als prognostisch günstig anzusehen.

Fehlen Akzelerationen vor allem bei sicher nachweisbaren Kindsbewegungen, so spricht das für eine mangelhafte Anpassungsfähigkeit des fetalen Herz-Kreislauf-Systems und ist als Warnsymptom zu werten, es handelt sich um ein nicht-reaktives CTG.

Nonstreßtest

Evertson u. Mitarb. (1979) haben im Zusammenhang mit sporadischen Kindsbewegungen einen sog. Nonstreßtest inauguriert. Er berücksichtigt ausschließlich das Vorkommen von Akzelerationen in Abhängigkeit von spontanen oder induzierten Kindsbewegungen.

Kindsbewegungen zeigen eine zyklische Abhängigkeit von der Tageszeit mit erhöhter Aktivität am Morgen und am Abend. Diese zirkadianen Schwankungen werden als prognostisch günstig, ein Fehlen als un-

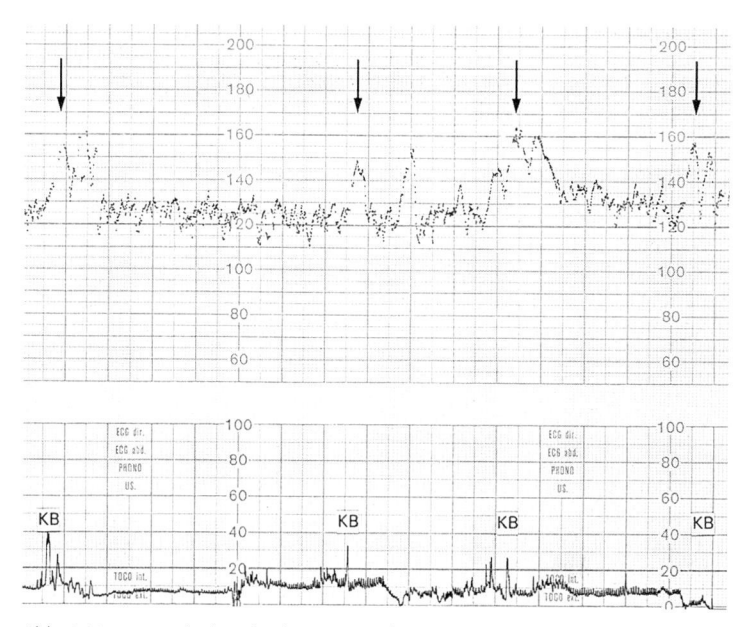

Abb. 6.11 Sporadische Akzelerationen (↓) im antenatalen CTG, 34. Woche. Im Zusammenhang mit Kindsbewegungen (KB) treten Akzelerationen auf. Beurteilung: normaler Befund.

günstig bewertet. Weniger als 10 von der Schwangeren im Tagesverlauf empfundene Kindsbewegungen gelten als Hinweis auf eine Störung des kindlichen Wohlbefindens (Sadovsky u. Polischuk 1977). Nur ca. 38% der tatsächlich vorhandenen Kindsbewegungen werden aber von der Mutter bemerkt (Schmidt u. Mitarb. 1982). Im externen CTG lassen sich Kindsbewegungen zumeist gut erkennen (Abb. 6.11) und eventuell vorhandenen Akzelerationen zuordnen. Die Erwartungen der Kineto-Kardiotokographie haben sich nicht erfüllt, weder in der Aussage bezüglich der kindlichen Kondition noch in der Detektion von Kindsbewegungen im Vergleich zum „normalen" Tokogramm.

Prognostisch günstig

Treten in einem Untersuchungszeitraum von 20 min 2 oder mehr spontane Akzelerationen von 15 spm und 15 s Dauer auf, so darf auf ein gutes Befinden des Kindes geschlossen werden (Abb. 6.11). Eine CTG-Kontrolle in den oben angegebenen Abständen (S. 122) ist ausreichend.

Werden keine Akzelerationen beobachtet, so ist nach 20 min ein Weckreiz erforderlich. 2 oder mehr Akzelerationen von 15 spm und 15 s Dauer innerhalb der nächsten 20 min beweisen ebenfalls normale intrauterine Bedingungen des Kindes (Abb. 6.**12**). Mendenhall u. Mitarb. (1980) sind der Meinung, daß schon eine Akzeleration von 10 spm in 20 min mit ausreichender Sicherheit einen unkompromittierten Zustand des Kindes anzeigt. Nach eigener Ansicht sind weder Amplitude noch Dauer der Akzeleration entscheidend, aussagefähig sind die Erkennbarkeit der FHF-Akzeleration und die Zuordnungsfähigkeit zur KBW.

Prognostisch unklar

Sind keine spontanen oder induzierten Akzelerationen trotz Kindsbewegungen vorhanden, so muß dieser Befund als Hinweis auf eine intrauterine Gefährdung des Kindes angesehen werden. Zur weiteren Abklärung kann eine kardiotokographische Registrierung unter Belastung der Mutter durchgeführt werden. Beurteilt wird dabei das Verhalten der fetalen Herzfrequenz bei bestimmter Arbeit (S. 148) oder induzierter Wehentätigkeit (S. 149) Schneller und sicherer ist die fetale Gefährdung mittels US-Doppler-Flow-Messung zu beurteilen.

■ Sporadische Dezelerationen

Sporadische Dezelerationen kommen in Form des Dip 0 und der prolongierten Dezeleration vor.

Spikes oder *Dip 0* (S. 90 f), die im Zusammenhang mit kurzfristigen Nabelschnurkompressionen sowie einem fetalen Singultus beobachtet werden, stellen zumeist einen *harmlosen Befund* dar (Abb. 6.**13**). Sie können allerdings im weiteren Schwangerschaftsverlauf in variable Dezelerationen übergehen und sind daher als früher Hinweis auf eine Nabelschnurumschlingung zu werten.

Heute sollte beim Auftreten von Dip 0 der Verlauf der Nabelschnur per Ultraschall-B-Bild und evtl. Dopplersonographie kontrolliert werden. Hierdurch gelingt zumeist die frühzeitige, bereits intrauterine Diagnose einer Nabelschnurumschlingung bzw. eines echten Nabelschnurknotens. Beim Nachweis einer Nabelschnurumschlingung sind engmaschige CTG-Kontrollen empfehlenswert, um eine eventuell zunehmende Gefährdung des Kindes anhand von FHF-Veränderungen erkennen zu können. Handelt es sich hingegen um einen echten Nabelschnurknoten, so ist abhängig vom Schwangerschaftsalter eine baldige Schwangerschaftsbeendigung anzustreben.

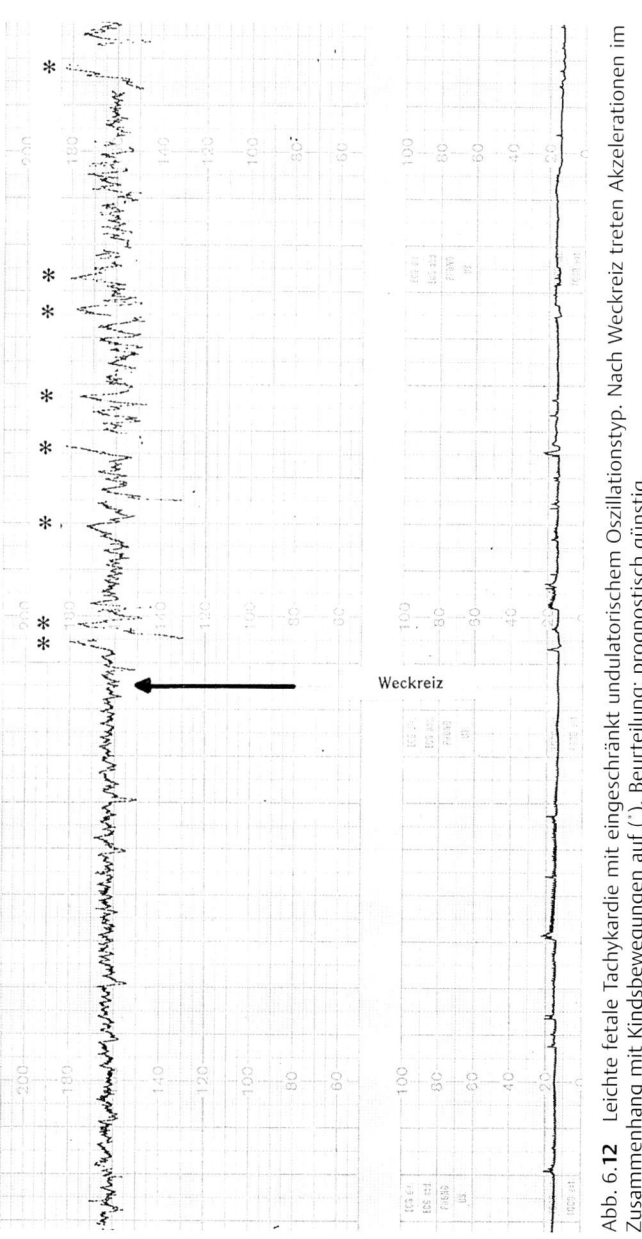

Abb. 6.12 Leichte fetale Tachykardie mit eingeschränkt undulatorischem Oszillationstyp. Nach Weckreiz treten Akzelerationen im Zusammenhang mit Kindsbewegungen auf (*). Beurteilung: prognostisch günstig.

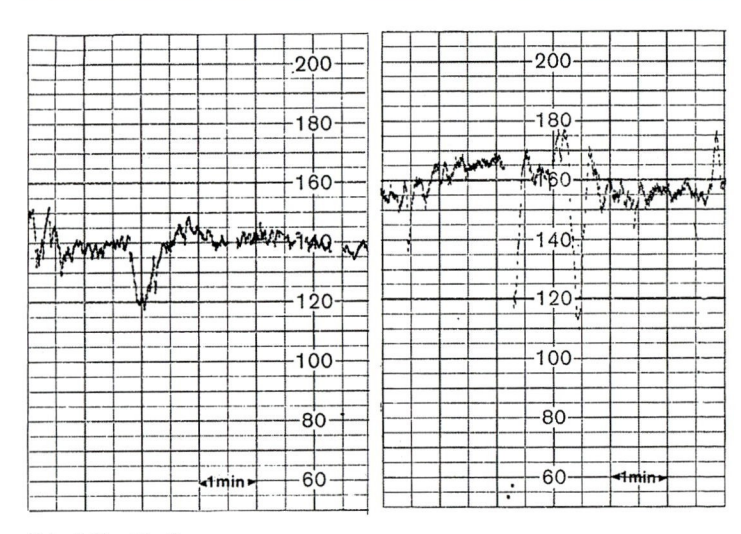

Abb. 6.**13** Dip 0.

Hon hat 1959 einen Handgriff beschrieben, der im Rahmen der antenatalen Kardiotokographie eine Nabelschnurumschlingung aufzudecken hilft (Abb. 6.**14**). Dabei wird durch die mütterliche Bauchdecken hindurch in wechselnder Stärke und verschiedenen Richtungen ein Druck auf den Fetus ausgeübt. Bei entsprechender Lage der Nabelschnur läßt sich durch die Intensivierung der mechanischen Beziehungen zwischen Mutter und Kind künstlich eine Kompression der Nabelschnur hervorrufen. Für die Praxis hat dieser Handgriff seit Einführung der modernen US-Technik keine Bedeutung mehr.

Prolongierte Dezelerationen (S. 91 f) stehen im kausalen und zeitlichen Zusammenhang zu einem auslösenden Ereignis. Sie treten im antenatalen Zeitraum auf im Zusammenhang mit
- akuter materner Hypotonie (z. B. Vena-cava-occlusions-Syndrom – Abb. 4.**16**),
- orthostatischer Dysregulation,
- uteriner Dauerkontraktion.

Nach Beseitigung der Ursache durch entsprechende Therapie (S. 94) ist die Prognose dieser FHF-Alteration immer als *günstig* zu betrachten.

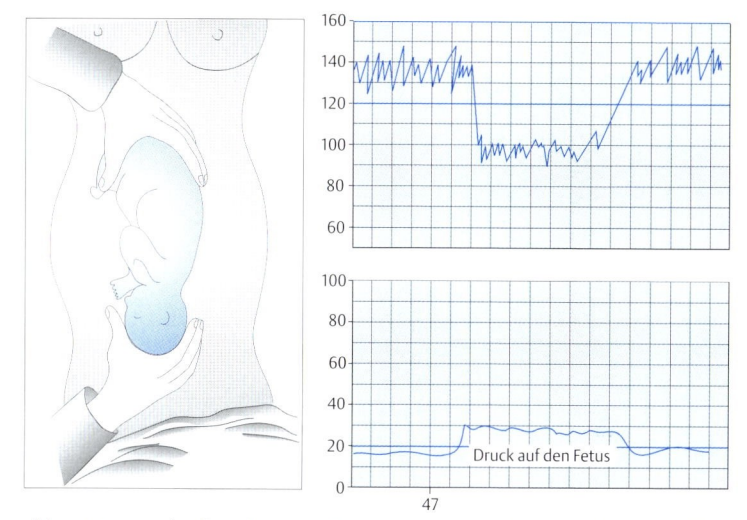

Abb. 6.14 Handgriff nach Hon zur Diagnose potentieller Nabelschnurkomplikationen. Durch die mütterlichen Bauchdecken hindurch wird in wechselnder Stärke und verschiedenen Richtungen ein Druck auf den Fetus ausgeübt. Bei entsprechender Lage der Nabelschnur wird künstlich eine Kompression hervorgerufen, die sich typischerweise als FHF-Abfall manifestiert.

Konsequenzen aus der antenatalen Kardiotokographie ohne Belastung

Anhand der Ergebnisse großer geburtshilflicher Zentren läßt sich die Bedeutung der antenatalen Kardiotokographie heute folgendermaßen zusammenfassen:

Ein *normales* antenatales CTG ist Ausdruck eines unkomprimittierten Zustands des Fetus in einer nahezu stady state Situation. Eine Asphyxie unter der Geburt ist in diesen Fällen dennoch nie auszuschließen, da unter der Wehentätigkeit sich im uteroplazentaren und umbilikalen Bereich gänzlich andere Situationen darstellen.

Je stärker die CTG-Merkmale von dem Normalbefund abweichen, desto häufiger muß mit einem beeinträchtigten fetalen Befinden gerechnet werden, das sich sub partu akzentuieren, aber auch normalisieren kann.

Hammacher (1974) hat zur Klassifizierung der Abweichung vom Normalbefund eine graduelle Einteilung in normal, suspekt, präpathologisch, pathologisch empfohlen und zur Bestimmung des jeweiligen Be-

Tab. 6.3 Konsequenzen aus dem antenatalen CTG ohne Belastung der Mutter. Einteilung nach dem Hammacher-Score (S. 160)

Ergebnis	Konsequenz
Normal	Wiederholung nach den Intervallen in Tab. 6.1 (S. 122)
Suspekt bis präpathologisch	kurzfristige Kontrollen und Dopplersonographie
Pathologisch	Dopplersonographie
	Doppler normal: kurzfristige Kontrolle
	Doppler pathologisch: Entbindung
	Zervix reif: vaginaler Entbindungsversuch
	Zervix unreif: Sechio caes.

fundes einen Score entwickelt. Die diesen Begriffen zuzuordnenden Symptome sind auf S. 111 ff zusammengestellt. Unter Verwendung dieser Terminologie können sich bei der antenatalen Kardiotokographie unterschiedliche Konsequenzen ergeben, die in Tab. 6.3 zusammengefaßt sind.

Kardiotokographie unter Belastung

Aufgrund der Erfahrungen, daß bei einer hochgradigen Plazentainsuffizienz das Kind unter den ersten Wehen absterben kann, wurde bei noch kompensierter Plazentainsuffizienz versucht, über eine provozierte Belastung der Mutter den Grad der kindlichen Gefährdung abzuschätzen. Diese sog. Belastungskardiographie wurde in die klinische Routine aufgenommen. Beurteilt wurde dabei das Verhalten der FHF bei bestimmten Belastungen, die in Arbeit der Schwangeren oder in induzierter Wehentätigkeit bestehen kann. Für das Verständnis der pathophysiologischen Zusammenhänge war diese Entwicklungsstufe bedeutungsvoll. Heute sind der Stellenwert und die praktische Bedeutung der Belastung-Kardiotokographie gering.

Als *Indikationen* für den Belastungstest wurden angegeben:
- unklare, bei der unbelasteten Registrierung erhobene CTG-Befunde, die am fetalen Wohlergehen Zweifel aufkommen lassen,
- weitere Hinweissymptome auf eine intrauterine Gefährdung (z. B. Flowveränderung bei der Dopplersonographie, Wachstumsretardierung usw.), die im CTG ohne Belastung „noch" keine Veränderungen zeigen.

Belastungskardiotokographie in der Praxis

Über eine definierte physische Belastung der Schwangeren eine Beurteilung der plazentaren resp. uteroplazentaren Leistungsreserve vornehmen zu können sind beschrieben worden:
- Exercisetest nach Hon und Wohlgemuth (1961)
- Steptest nach Stembera (1971)
- Kniebeugenbelastungstest nach Saling (1979)

Sie alle sind weitestgehend verlassen worden bzw. haben ihre Bedeutung verloren.

Belastungskardiotokographie in der Klinik

Die adäquate Belastung für die Beurteilung der Plazentaleistung ist die Uteruskontraktion. Durch eine induzierte Wehentätigkeit können antenatal Bedingungen für den Fetus geschaffen werden, denen er physiologischerweise auch unter der Geburt ausgesetzt ist.

▪ Wehenbelastungstest

Im Gegensatz zur Kardiotokographie ohne Belastung, die jederzeit und auch in der Praxis vorgenommen werden kann, unterliegt der Wehenbelastungstest bestimmten Einschränkungen.

Der Wehenbelastungstest sollte ausschließlich unter Klinikbedingungen durchgeführt werden, damit bei Dekompensation des fetalen Zustandes, ausgelöst durch die induzierte Wehentätigkeit, die Möglichkeit zur schnellen Intervention gegeben ist. Im Anschluß an die Wehenbelastung sollte eine von der Dauer der Wehentätigkeit abhängige kardiotokographische Kontrolle erfolgen, da mit der Ausbildung einer regelmäßigen Wehentätigkeit und damit einer frühzeitigen Geburt gerechnet werden muß.

Historisch zu erwähnen sind:

1. Wehenbelastungstest mit Oxytocin (Oxytocinbelastungstest)

Von Hammacher wurde 1967 erstmals in größerem Umfang ein sog. Oxytocinbelastungstest (OBT) oder Contraction-stress-Test erprobt. Es zeigte sich, daß unter Belastung registrierte CTG-Kurven insofern gut mit dem kindlichen Zustand korrelieren, als über 90% der nach unauffälligem Belastungs-CTG vaginal geborenen Kinder keine neonatale Depression aufwiesen.

Andererseits tolerierten 70% der Feten mit einem pathologischen Belastungstest eine nachfolgende vaginale Geburt nicht ohne Beeinträchtigung des postpartualen Zustands. Die Häufigkeit der falsch positiven Ergebnisse lag bei etwa 25%.

2. Weheninduktion durch Brustmassage bzw. Stimulation einer Brustwarze

Schon lange ist bekannt, daß Stillen im Wochenbett über eine Oxytocinausschüttung zu einer guten Rückbildung des Uterus führt. Auch in der Schwangerschaft läßt sich durch Massage der Brust eine Oxytocinausschüttung erreichen (Druzin u. Mitarb. 1983).

Diese physiologischen Zusammenhänge erklären, warum auch eine Stimulation der Brust zur Weheninduktion verwendet werden kann. Vor allem amerikanische Gynäkologen haben gezeigt, daß eine Brustmassage zu gleich guten Ergebnissen führen kann wie eine Oxytocininfusion (Capeless u. Mann 1983). Allerdings liegt die Erfolgsquote, d. h. daß drei Kontraktionen von mindestens 40 s Dauer in 10 min auftreten, nach Brustmassage nur bei ca. 50% (Silverman u. Mitarb. 1982). Sowohl durch die von der Frau selbst durchgeführte Massage der ganzen Brust als auch durch eine Stimulation der Brustwarze lassen sich Wehen induzieren. Die Zeit bis zum Auftreten von Wehen beträgt allerdings durchschnittlich 50 min (Capeless u. Mann 1983).

Selbst diese Art der Wehenbelastung kann zur Dekompensation führen (Abb. 6.**15**).

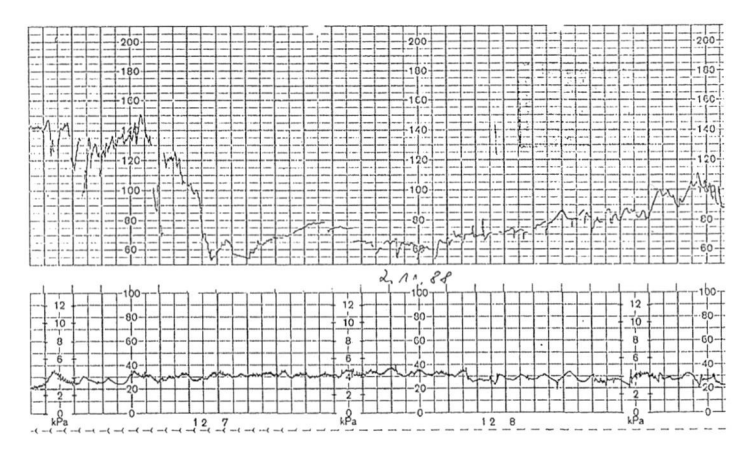

Abb. 6.**15** Auftreten einer unbemerkt langanhaltenden Bradykardie nach 10minütiger Brustmassage.

3. Wehenbelastungstest mit vaginaler Prostaglandin-Applikation

In Terminnähe, wenn Zeichen einer erhöhten intrauterinen Gefährdung vorliegen und deshalb eine vorzeitige Schwangerschaftsbeendigung in Betracht kommt, führen wir einen anderen Wehenbelastungstest durch (Goeschen u. Saling 1982, Goeschen 1983). Zu diesem Zeitpunkt muß eine Substanz als besonders geeignet angesehen werden, die einerseits zur Beurteilung der plazentaren Reservekapazität leichte Wehen erzeugt und andererseits gleichzeitig die Zervixreifung stimuliert: Niedrigdosiertes, intrazervikal oder vaginal appliziertes PGE_2 in einem hochviskösen Medium erfüllt diese Bedingungen, so daß eine Verwendung bei lebensfähigem Kind mit Zeichen einer beginnenden Gefährdung Vorteile gegenüber dem Oxytocin mit sich bringt. Nach PGE_2-Gel-Gabe in einer Dosierung von 0,5 mg (intrazervikal) und 2,0 mg (vaginal) treten bei nahezu allen Patientinnen innerhalb der nächsten 10 min Uteruskontraktionen auf (Abb. 6.**16**), die bei etwa 85% als unkoordinierte Wehen mit vorwiegend geringer Drucksteigerung und einer Frequenz von 5–10 pro 10 min imponieren. Bei etwa 15% treten regelmäßige Wehen auf (Goeschen u. Saling 1982). Durch die lokale Prostaglandingabe kommt es nämlich zu einem Anstieg der mütterlichen Oxytocinspiegel in einen Bereich, der physiologischerweise auch bei spontanen Geburtsvorgängen angetroffen wird (Goeschen 1982).

Indikation

Der Wehenbelastungstest mit PGE_2-Gel sollte nur bei geplanter vaginaler Entbindung angewendet werden, da es infolge Zervixreifung zur Geburt kommen kann.

Gerade dieser Effekt ist beim reifen Kind aber aus folgenden Gründen erwünscht: Ein *pathologischer Ausfall des Wehenbelastungstests* spricht für eine mögliche Gefährdung des Kindes, also für eine Hypoxämie/Hypoxie. Da sich aber bei einem pathologischen Wehenbelastungstest nur in knapp 10% eine Azidose findet (Goeschen u. Saling 1984), darf die Sectioindikation nicht allein aufgrund des CTG gestellt werden, sondern muß den Zervixreifegrad unbedingt mit einbeziehen.

Die Abgrenzung der tatsächlich gefährdeten von den nicht gefährdeten Kindern gelingt nur durch eine Zusatzuntersuchung, am besten in Form der Fetalblutuntersuchung. Um diese durchführen zu können, muß die Zervix mindestens fingerdurchgängig sein. Durch die PGE_2-Gel-Gabe wird eine entsprechende Zevixreifung aber oft schon im Verlauf des Wehenbelastungstests erzielt, so daß bei Auftreten von varia-

152 6 Antepartuale Kardiotokographie

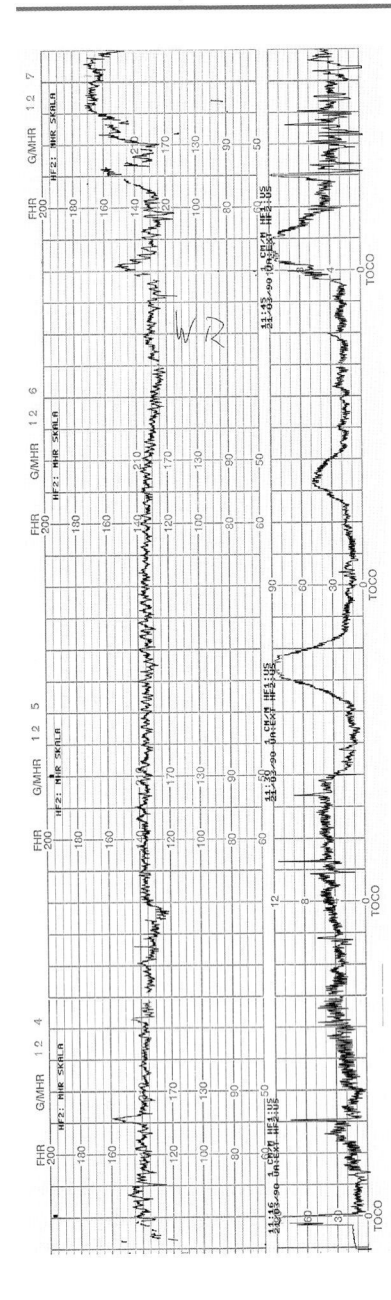

Abb. 6.**16** CTG nach intravaginaler Gel-Applikation von 2 mg PGE$_2$ um 11.15 Uhr (Priming); erstes Auftreten von Uteruskontraktionen ab 11.33 Uhr, WR = Weckreiz (manuell, transuterin)

blen bzw. späten Dezelerationen eine Fetalblutanalyse sofort möglich ist. Beim pathologischen Oxytocinbelastungstest wird die fehlende Zervixdilatation oft keine FBA zulassen, so daß hier in einem hohen Prozentsatz unnötige Schnittentbindungen durchgeführt werden müßten, um 10% der tatsächlich gefährdeten Kinder retten zu können.

Mit Hilfe des Prostaglandinbelastungstests lassen sich also Schnittentbindungen vermeiden, da bei pathologischem Ausfall und normalen pH-Werten ein vaginaler Entbindungsversuch in über 80% gelingt (Goeschen u. Saling 1984).

Treten beim Wehenbelastungstest *keine variablen oder späten Dezelerationen* auf, so wird dennoch zumeist das pathologische CTG-Muster, das zum Wehenbelastungstest Anlaß gab, fortbestehen. Damit eine Verschlechterung des kindlichen Zustands nicht übersehen wird, sind häufige CTG-Kontrollen und eventuell ein erneuter Wehenbelastungstest erforderlich. Um die nachgewiesene plazentare Funktionseinschränkung nicht noch weiter absinken zu lassen, erscheint bei reifer Zervix die Geburtseinleitung die bessere Entscheidung.

> Keinesfalls sollte so lange gewartet werden, bis eine tatsächliche Gefährdung des Kindes, also eine Azidose vorliegt.

Auch bei normalem Ausfall des Wehenbelastungstests bedeutet eine Zervixreifung mit der Möglichkeit, die Geburt bei Verschlechterung des CTG-Befundes einzuleiten, eine wichtige therapeutische Maßnahme.

▪ Konsequenzen bei Wehenbelastungstests

Das Belastungs-CTG kann in Analogie zum unbelasteten nach dem Hammacher-Score (S. 111 ff) ausgewertet werden, wobei normale von suspekten, präpathologischen und pathologischen Zuständen zu unterscheiden sind.

Generell können die Ergebnisse bei einem Oxytocinbelastungstest in vier Gruppen eingeteilt werden:

Normal. Im Kardiotokogramm zeigt sich ein undulatorischer Oszilationstyp mit sporadischen Akzelerationen bei Kindsbewegungen. Die Basalfrequenz liegt zwischen 120 und 160 spm.

Pathologisch (Abb. 6.**17**, 6.**18**). Bei mehreren bzw. der überwiegenden Zahl der Wehen treten eindeutige Spätdezelerationen oder variable Dezelerationen mit prognostisch ungünstigen Zusatzkriterien (S. 89) auf. Der Oszillationstyp ist eingeschränkt oder silent, die Zahl der Nulldurchgänge liegt unter 2/min. Akzelerationen im Zusammenhang mit Kindsbewegungen fehlen.

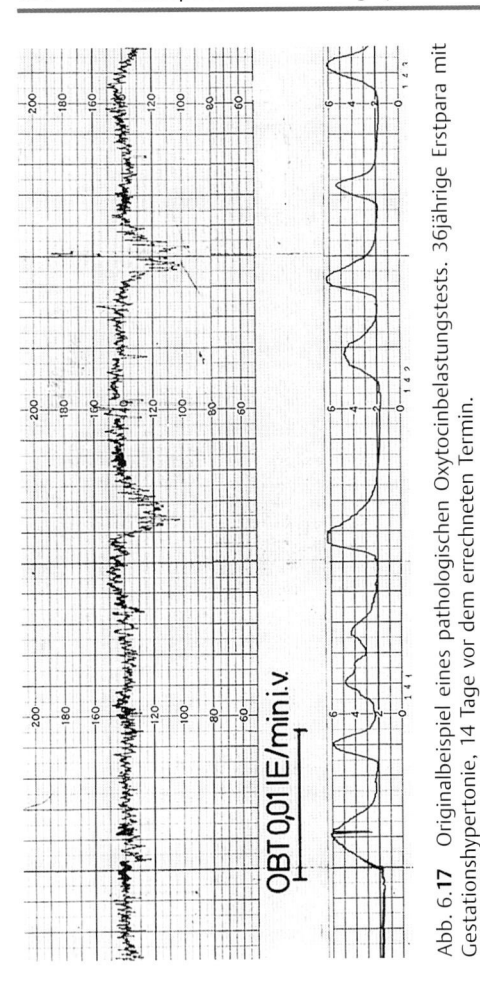

Abb. 6.17 Originalbeispiel eines pathologischen Oxytocinbelastungstests. 36jährige Erstpara mit Gestationshypertonie, 14 Tage vor dem errechneten Termin.

Verdächtig. Die Grundfrequenz liegt über 160 spm bzw. unter 120 spm. Spätdezelerationen sind nur vereinzelt zu beobachten und verschwinden bei weiteren Wehen wieder. Außerdem gehören die variablen Dezelerationen ohne Zusatzkriterien als Ausdruck einer Nabelschnurkompression in diese Gruppe (S. 87f). Der Oszillationstyp kann normal, eingeschränkt undulatorisch oder saltatorisch sein. Akzelerationen bei Kindsbewegungen können fehlen.

Durchführung und Bewertung **155**

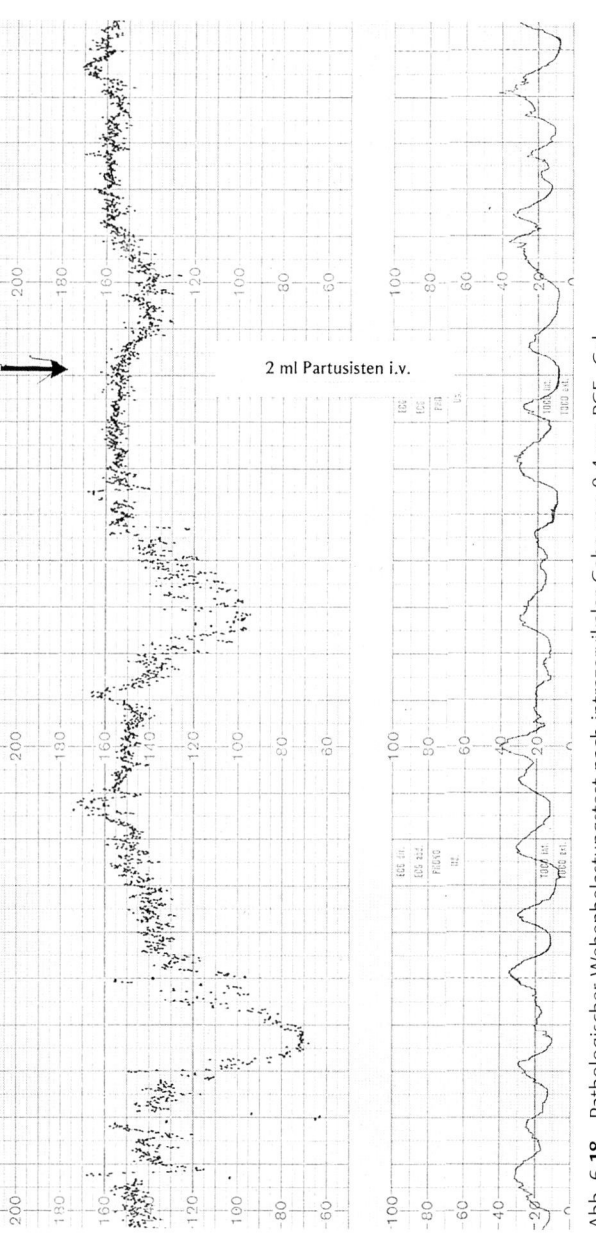

Abb. 6.**18** Pathologischer Wehenbelastungstest nach intrazervikaler Gabe von 0,4 mg PGE_2-Gel.

Nicht beurteilbar. Überstimulierung mit einer Wehenfrequenz von 5 und mehr Wehen innerhalb von 10 min und/oder einer Wehendauer von über 90 s erschwert die Beurteilung und macht, falls nicht andere Parameter zu früheren Kontrollen zwingen, eine Wiederholung nach 12–24 Stunden notwendig. Treten bei der Überstimulierung keine Spätdezelerationen auf, so ist der Test als normal anzusehen. Auch technische Mängel können die Interpretierbarkeit einer CTG-Kurve unmöglich machen.

Variable oder späte Dezelerationen im Zusammenhang mit spontanen oder induzierten Wehen sind also in jedem Fall als Hinweis auf eine aktuelle fetale Versorgungsstörung zu werten und bedürfen je nach Form, Häufigkeit und Ausmaß (s. Zusatzkriterien S. 89) einer weiteren diagnostischen Abklärung. Nur in seltenen, sehr dringlichen Fällen ist sofort eine Schnittentbindung indiziert. Oft genügt es, die Tendenz der Herzfrequenzmuster weiter zu verfolgen. Nicht selten kommt es unter einer leichten Wehentätigkeit zur Normalisierung des CTG. Bei Verschlechterung des Befundes sollte vor einer Entscheidung zur Sectio zunächst eine Fetalblutanalyse durchgeführt werden. Auf diese Weise lassen sich zumeist zwei Vorteile erzielen:

➤ Nur in ca. 10% findet sich eine Azititätssteigerung beim Fetus (Goeschen u. Saling 1984), so daß eine Schnittentbindung indiziert ist. In den anderen Fällen kann man, falls erforderlich, eine medikamentöse Induktion der Lungenreife beginnen, die durch den artefeziellen Blasensprung noch gefördert wird.

Tab. 6.4 Konsequenzen aus dem Wehenbelastungstest

Ergebnis	Konsequenz
Normal	Kniebeugenbelastungstest einmal pro Tag 3 Tage lang, dann nach den Intervallen in Tab. 4.1 (S. 112)
Suspekt nicht beurteilbar	Kontrolle des Wehenbelastungstests (WBT) nach 12–24 Std.
	normal: wie oben
	pathologisch: wie unten
Verdächtig, präpathologisch, pathologisch	Versuch einer Fetalblutanalyse*
	bei Azidose: Sectio
	bei normalem pH: vaginaler Entbindungsversuch (Bishop-Score < 8 → vorher Zervixpriming lokal mit PGE_2)

* Gelingt die FBA nicht, so ist abhängig von der Überlebenschance bzw. der Ausprägung der CTG-Veränderungen zu entscheiden, ob weiter zugewartet oder eine Sectio durchgeführt werden sollte.

➤ Man hat bei diesem Vorgehen die Möglichkeit, durch lokale Prostaglandingabe die Chance für eine vaginale Geburt beträchtlich zu verbessern.

Vor jedem Entschluß zur Sectio sollten unbedingt ultrasonographisch schwere Mißbildungen des Kindes ausgeschlossen sein.

Bei normalem Wehenbelastungstest ist zunächst täglich, dann wieder in den oben angegebenen Intervallen (S. 122) ein CTG abzuleiten (Tab. 6.**4**).

Zusammenfassende Betrachtung der antepartualen Kardiotokographie und Konsequenzen

Beurteilung des CTG

In der Schwangerschaft ist im Vergleich zur Geburt die Beurteilung eines CTG dadurch erschwert, daß Kontraktionen und damit mögliche wehenabhängige Dezelerationen zumeist fehlen. Zudem ist von der intrapartualen Kardiotokographie bekannt, daß sie trotz vorhandener Wehentätigkeit eine schlechte Spezifität, also eine hohe Rate an auffälligen CTG trotz fetalen Wohlbefindens aufweist. Das relativiert die Bedeutung der Methode für die Erkennung einer Asphyxie. Die Spezifität wird in der Literatur nur mit 40–50% angegeben (Grant 1989, Schneider 1993). Bei auffälligen CTG unter der Geburt findet man nur in 15% einen pH-Wert unter 7,25 (Goeschen 1984a), so daß die Spezifität der intrapartualen Kardiotokographie sogar noch viel niedriger liegt, wenn man die fetalen pH-Werte als Bezugsgröße wählt.

Die Möglichkeit, ein auffälliges CTG durch präzise, invasive Zusatzuntersuchungen zu überprüfen, ist in der Schwangerschaft eingeschränkt. In Terminnähe kann bei reifer Zervix ein pathologischer CTG-Befund zwar durch eine Fetalblutanalyse abgeklärt werden (Goeschen u. Saling 1984), vor dem Termin ist aber bei erhaltener Zervix fetales Blut nur durch eine Cordozentese (Punktion der Nabelschnurarterie durch die Bauchdecke der Mutter) zu gewinnen. Da dieser Eingriff eine erheblich höhere Komplikationsrate als die Fetalblutanalyse aufweist, wird er nur in Ausnahmefällen und von Spezialisten durchgeführt. Größere pH-bezogene Studien über die Spezifität der antepartualen Kardiotokographie, d. h., wie oft bei einem pathologischen CTG in der Schwangerschaft normale pH-Werte vorhanden sind, liegen bisher nicht vor.

Weiterhin muß berücksichtigt werden, daß die CTG-Kriterien Basalfrequenz und Fluktuation bei unreifen Kindern bis etwa zur 30. Woche anders zu bewerten sind. Nach der 30. Woche sinkt die basale Herzfrequenz um ca. 5 spm, die Amplitude der Akzelerationen steigt um etwa 4 spm, die Oszillationsfrequenz und längerdauernde Kindsbewegungen nehmen zu (Gagnon u. Mitarb. 1987, Natale u. Mitarb. 1984).

Seit einigen Jahren wird zur Abklärung auffälliger CTG-Muster zunehmend die Dopplersonographie (s. u.) eingesetzt. Dadurch erhält der Untersucher zusätzlich eine Information über die Gesamtsituation des fetalen Kreislaufs, z. B. über eine adaptative Kreislaufzentralisation bei fetaler Hypoxämie/Hypoxie.

> Die Kombination von Kardiotokographie und Dopplersonographie kann in Einzelfällen die Dringlichkeit des Vorgehens bestimmen (S. 163).

Allerdings erhält man durch die Dopplersonographie als nichtinvasivem Verfahren ebenfalls nur einen indirekten Zugang zum ungeborenen Kind. Fehlinterpretationen wie bei der Kardiotokographie sind dadurch nicht ausgeschlossen.

Spezielles Vorgehen

CTG-Ableitungen im antepartualen Zeitraum werden entweder ohne Belastung (Nonstreßtest) oder mit Belastung der Mutter durchgeführt.

> Belastungstests sind dann sinnvoll, wenn unklare CTG-Befunde vorliegen.

In Zweifelsfällen sollte zusätzlich auf die Dopplersonographie zurückgegriffen werden. Üblicherweise erfolgt das antepartuale CTG-Monitoring nach folgendem Stufenschema (Goeschen 1991, Goeschen u. Saling 1984):
1. Nonstreßtest,
2. falls notwendig Kardiotokographie unter Belastung,
3. bei unklaren Befunden zusätzlich Dopplersonographie.

Nonstreßtest. Treten innerhalb von 10 min spontan oder nach einem Weckreiz 2 oder mehr Akzelerationen von 15 spm und 15 s Dauer auf, so spricht das bei Fehlen von sonstigen pathologischen CTG-Veränderungen für ein Wohlbefinden des Fetus. Vor der 30. Schwangerschaftswoche reichen Akzelerationen von 10 spm und einer Dauer von 10 s aus (Gagnon u. Mitarb. 1987). Neben diesen quantifizierten Akzelerationen sind eindeutig sich aus der „Bandbreite" der Basalfrequenz abhebende gleichwertig zu beurteilen.

Bei Fehlen von Akzelerationen sollte im *2. Überwachungsschritt* ein Streßtest angeschlossen werden. Beurteilt wird dabei das Verhalten der FHF bei bestimmten Belastungen, die in Arbeit der Schwangeren oder in induzierter Wehentätigkeit bestehen kann. Als nichtinvasive Tests haben sich der Kniebeugenbelastungstest nach Saling (1979) und der Brustwarzenstimulationstest (Capeless u. Mann 1983) bewährt. Treten bei dieser Diagnostik Dezelerationen auf, so spricht das für eine passagere O_2-Minderversorgung des Fetus.

Bestehen Zweifel am fetalen Wohlbefinden, sollte ein invasiver Wehenbelastungstest mittels lokaler PGE_2-Applikation in der Klinik durchgeführt werden. Nur bei ca. 25% dieser Patientinnen fällt der PGE_2-Wehenbelastungstest pathologisch aus (Goeschen u. Saling 1984).

Bei geburtsbereiter Zervix und reifem Kind können die Geburtseinleitung mit Amniotomie und eine Fetalblutanalyse durchgeführt werden. Sonst kann zur Gewinnung von fetalem Blut in speziellen Fällen auch die Cordozentese indiziert sein. Daß dieser Schritt sinnvoll ist, läßt sich an folgenden Zahlen ablesen (Goeschen u. Mitarb. 1984): Bei 510 Risikoschwangeren haben wir im Verlauf der Schwangerschaft 38mal (8%) eine Indikation zur Fetalblutanalyse vorgefunden. Es wurden nur zwei manifeste Azidosen (5%) festgestellt. In einem Fall gelang die Fetalblutanalyse nicht (3%). Von den verbliebenen 35 Patientinnen konnten 29 vaginal entbunden werden (76%). Insgesamt lag also die Sectiofrequenz in der Gruppe mit pathologischem Wehenbelastungstest nur bei 24%.

Welche Bedeutung kommt dem Wehenbelastungstest durch vaginale PGE_2-Applikation zu?

Bei hochgradiger Gefährdung des Kindes (z. B. vorzeitiger Plazentalösung) finden sich in der Regel bereits im Ruhe-CTG auffällige Veränderungen, die ohne weitere Diagnostik zur raschen Beendigung der Schwangerschaft Anlaß geben (Abb. 6.**19**). Bei noch kompensierter, aber verminderter Sauerstoffversorgung des Kindes läßt erst eine provozierte Belastung den Grad der kindlichen Gefährdung abschätzen. Woran liegt das?

Bei einer Unterbrechung der mütterlichen Sauerstoffzufuhr reicht die im fetalen Kreislauf vorhandene Sauerstoffmenge normalerweise 90 s lang, bevor es zu einer Hypoxämie kommt. Für den Fetus ist dadurch bei physiologischer Wehentätigkeit die erforderliche O_2-Versorgung garantiert. Bei gestörter fetaler Hämodynamik infolge Plazentainsuffizienz

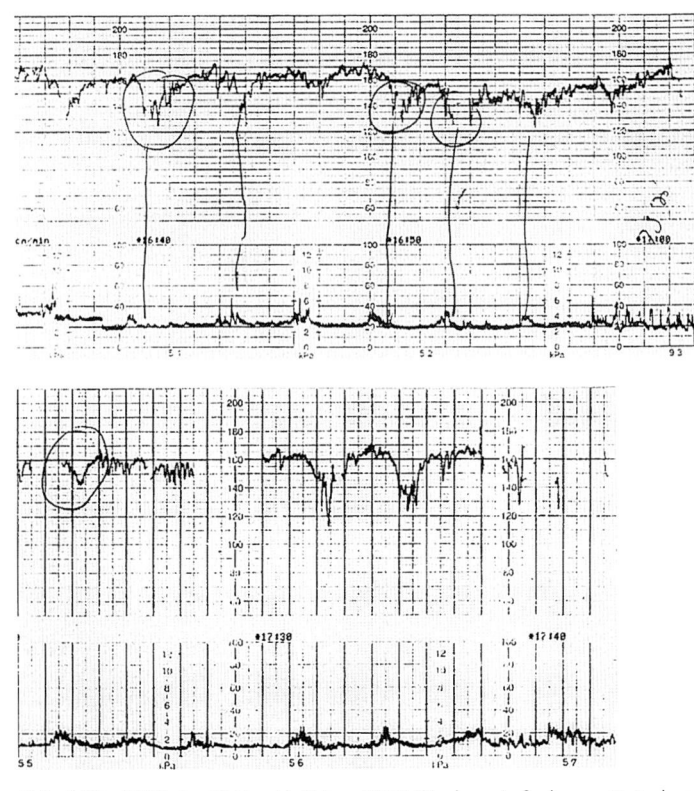

Abb. 6.**19** 23jährige III-Gravida/I-Para 25+1 Wochen. Aufnahme mit starken vaginalen Blutungen. Ultraschall: normaler Befund, Kind ca. 850 g. Aufnahme-CTG: teils variable, teils späte Dips. Sectio, vorzeitige Lösung, 840 g. Apgar 2/5/8, pH 7,20, RDS, unklare Prognose.

können hingegen schon geringe Uteruskontraktionen zur Hypoxämie und zu Dezelerationen im CTG führen.

Die adäquate Belastung für die Beurteilung der Plazentaleistung stellt daher die Uteruskontraktionen dar. Durch induzierte Wehentätigkeit werden bereits antenatal Bedingungen für den Fetus geschaffen, denen er sonst erst unter der Geburt ausgesetzt ist. Als Wehenbelastungstest sollte nur noch der Prostaglandin-Gel-Test (Goeschen u. Saling 1982) akzeptiert werden.

Die Begründung liegt darin, daß in Terminnähe, wenn Zeichen einer erhöhten intrauterinen Gefährdung vorliegen und deshalb eine vorzeitige Schwangerschaftsbeendigung in Betracht kommt, die Prostaglandine gegenüber dem Oxytocin den Vorteil besitzen, daß sie einerseits zur Beurteilung der plazentaren Reservekapazität leichte Wehen erzeugen und andererseits gleichzeitig die Zervixreifung stimulieren (Goeschen 1994). Bei pathologischem CTG unter Wehen und reifer Zervix sind die Geburtseinleitung mit Amniotomie und Fetalblutanalyse indiziert. Nur so läßt sich exakt validieren, ob das Kind tatsächlich in Gefahr, also hypoxämisch ist oder nicht. Überstimulierungen kommen nicht häufiger vor als beim OBT und lassen sich durch β-Mimetika-Gabe kupieren.

Welche Bedeutung kommt der Dopplersonographie bei auffälligem CTG zu?

Die Dopplersonographie kann bei suspekten CTG-Befunden Auskunft geben über die fetale Hämodynamik. Diese Information ist dann von besonderem Interesse, wenn das Kind noch unreif ist und durch eine unnötig zu frühe Entbindung gefährdet würde.

> Liegt z. B. die Konstellation suspektes CTG, aber normaler Flow vor, so ist bei unreifem Kind eher eine abwartende Haltung gerechtfertigt.

Schwieriger ist die Situation, wenn bei suspektem CTG auch ein pathologischer Flow gemessen wird. Auffällige dopplersonographische Veränderungen gehen nämlich im allgemeinen suspekten CTG-Befunden um 2–3 Wochen voraus (Visser 1990). Bei der Kombination von pathologischem CTG und Flow muß man daher davon ausgehen, daß die fetale Hämodynamik schon über längere Zeit gestört ist und das Kind sich aktuell in Gefahr befindet oder eventuell bereits Schaden genommen hat (s. u.).

Als frühes Zeichen einer eingeschränkten fetalen Hämodynamik fällt bei der Dopplersonographie zunächst eine Abnahme des systolischen und diastolischen Blutflusses in der A. umbilicalis und Aorta fetalis auf. Erst später kommt es zum sog. Nullflußphänomen (zeroflow). Pathophysiologisch führt dabei ein hoher Widerstand in der Plazenta zu einer starken Reflexion der Pulswelle und damit zu einem Sistieren des Blutflusses in der Diastole. Bei völliger Dekompensation der plazentaren Versorgung fließt das Blut sogar in der Diastole im Gefäß zurück (reverse flow). In diesen Fällen ist in dem Gefäß nur noch ein Pendelvolumen vorhanden, das wenig Sauerstoff enthält und für die Versorgung der Organe nicht mehr ausreicht.

> Der Fetus reagiert auf eine anhaltende Mangelperfusion mit einer Zentralisation.

Das bedeutet, daß die Peripherie abgeschaltet wird und vorrangig lebensnotwendige Organe wie ZNS und Herz mit dem noch verbliebenen Sauerstoff versorgt werden (Arabin u. Saling 1987). Dopplersonographisch nimmt der diastolische Blutfluß in der A. cerebri media zu, im Splanchnikusgebiet und in der A. umbilicalis sowie der Aorta fetalis ab.

Wann allerdings ein Fetus auf eine Minderperfusion mit einer Azidose und Zentralisation reagiert, ist individuell unterschiedlich. Unklar ist auch, wielange eine Zentralisation bestehen kann, ohne daß neurologische Entwicklungsstörungen post partum auftreten. Hier spielen sicherlich das Schwangerschaftsalter bzw. die Reife des Kindes sowie Dauer und Grad der O_2-Minderversorgung eine wesentliche Rolle.

Daher ist auch die Frage schwer zu beantworten, wann bei einem unreifen hypotrophen Kind mit auffälligem CTG und Flow der günstigste Entbindungszeitpunkt gekommen ist. Wir (Goeschen 1994a) gehen derzeit von folgenden Überlegungen aus:

Da *nach abgeschlossenen 32 Wochen* die Überlebenswahrscheinlichkeit beim Kind nur noch um 0,1% pro Tag zunimmt (Jorch 1989), erscheint bei Gefährdung des Kindes, d. h. pathologischem CTG und Flow, ein Zuwarten wenig sinnvoll. In dieser Phase sind die Gefahren der Hypoxie größer als die der Unreife.

Vor abgeschlossenen 27 Wochen ist die Wahrscheinlichkeit, daß ein hypotrophes Kind mit pathologischem CTG und Zeroflow gesund überlebt, deutlich reduziert. Eine Beendigung der Schwangerschaft ist in diesen Fällen individuell zu indizieren.

Zwischen 27 und 30 Wochen muß die Entscheidung, ob zugewartet oder die Schwangerschaft beendet werden soll, in Absprache mit dem Pädiater getroffen und von dem Grad der Pathologie abhängig gemacht werden. In ausgesuchten Einzelfällen kann hier auch einmal die pH-Messung per Cordozentese weiterhelfen.

Bei *reifen Kindern* mit auffälligem CTG bringt eine Tragzeitverlängerung keine Vorteile. Das sicherste Vorgehen besteht in einer Beendigung der Schwangerschaft. Die Belastungskardiotokographie und/oder Dopplersonographie liefern Zusatzinformationen über die Dringlichkeit des Vorgehens.

Bewertung von CTG-Veränderungen

Bei der Beurteilung von CTG steht die Frage im Vordergrund, ob es typische Veränderungen gibt, die mit großer Wahrscheinlichkeit auf eine fetale Gefährdung hinweisen und in welcher zeitlichen Reihenfolge diese Veränderungen auftreten.

Untersuchungen an Rhesusaffen haben gezeigt, daß bei einer zunehmenden Verschlechterung des fetalen Zustands als erste CTG-Veränderungen späte Dezelerationen auftraten. Im weiteren Verlauf fiel der pH-Wert, die Zahl der Akzelerationen im Zusammenhang mit Kindsbewegungen nahmen ab, und es bildete sich eine Azidose aus (Murata u. Mitarb. 1982). Beim wachstumsretardierten Schaf konnte dieser zeitliche Ablauf bestätigt werden (Robinson u. Mitarb. 1987).

Es gibt zahlreiche Hinweise darauf, daß der menschliche Fetus ähnlich reagiert. Nach Visser (1984), Bekedam u. Mitarb. (1987), Baumann u. Künzel (1992) sowie Snijders u. Mitarb. (1988) treten bei gefährdeten hypotrophen Feten ebenfalls zunächst Dezelerationen auf, bevor eine Abnahme der Oszillationsfrequenz und -amplitude beobachtet werden kann. Dezelerationen werden daher als frühes, eine Verminderung der Oszillation als späteres Zeichen einer fetalen Gefährdung angesehen (Abb. 6.**20**). Eine Abnahme der Körperbewegungen geht mit der Einengung der Bandbreite parallel und stellt daher ebenfalls eine Spätreaktion dar. Erst danach kommt es zur Ausbildung einer Azidose (Henson u. Mitarb. 1983). Die initiale Verminderung der Bandbreite wird also primär nicht durch eine fetale Azidose verursacht.

Mit fortschreitender Verschlechterung des fetalen Befindens bleibt die Bandbreite dann silent. Oft sind zusätzlich flache späte Dezelerationen vorhanden. Akzelerationen im Zusammenhang mit Kindsbewegungen fehlen. Die wenigen Umkehrpunkte sind verrundet und erinnern an eine sinusoidale Kurve. Dieses sog. *präfinale Muster* (Abb. 6.**21**) ist eng korreliert mit einer fetalen Azidose. Visser u. Mitarb. (1980) fanden bei einem derartigen CTG-Muster in 70% einen pH-Wert <7,15.

Bei pathologischem Flow verschlechtert sich die Prognose zusätzlich. Wir haben 1992 bis 1994 acht Schwangere mit einer Kombination von präfinalem CTG und Zentralisation gesehen. Sieben dieser acht Kinder sind verstorben (Behrens u. Mitarb. 1994).

Eine zunehmende *Verschlechterung des fetalen Zustands* kann danach im CTG und bei der Dopplersonographie an folgenden Befunden erkannt werden (Goeschen 1994a):

▶ Leichte fetale Beeinträchtigung:
  - Abnahme des diastolischen Blutflusses in der A. umbilicalis und Aorta fetalis,
  - Auftreten von Dezelerationen im CTG (Abb. 6.**22**)

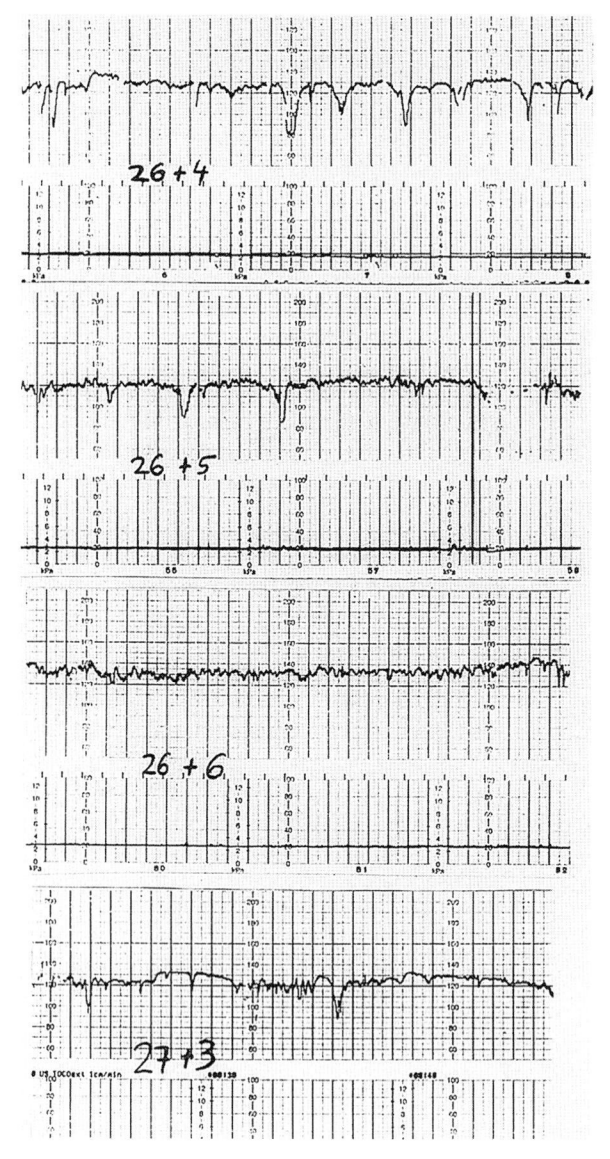

Abb. 6.**20a** und **b** Verschlechterung des CTG-Befundes bei einer 40jährigen Patientin mit primärem Hypertonus. Sectio bei 28⁰/₇ Wochen, Gewicht 670 g, Apgar 5/8/8, pH 7,31.

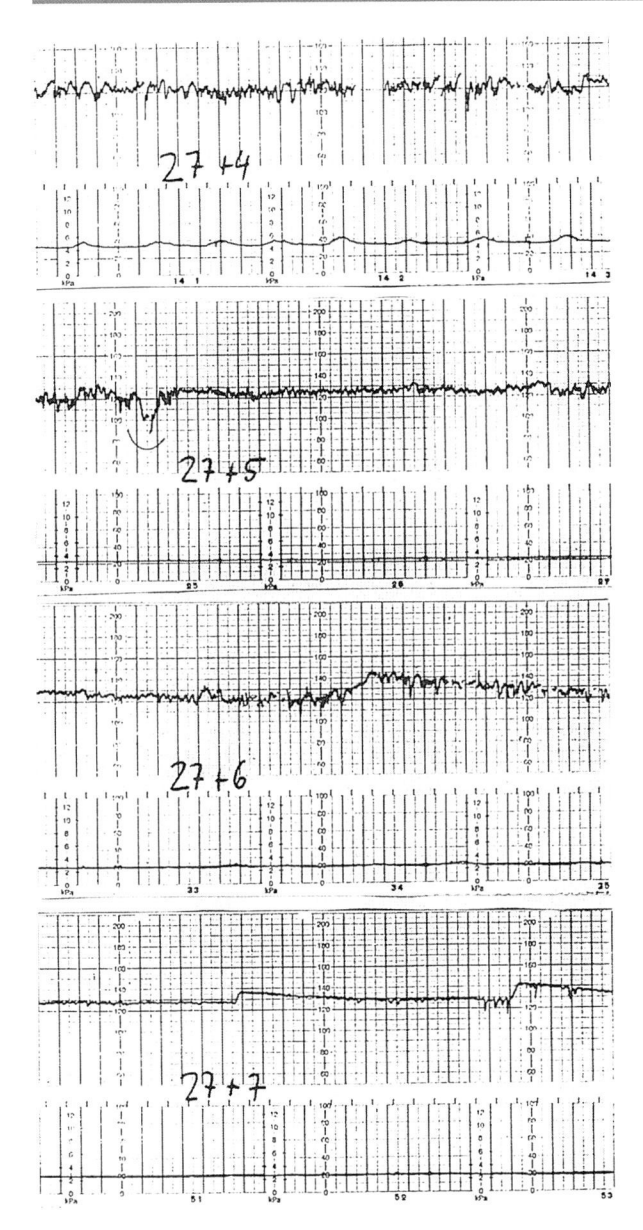

Abb. 6.**20 b**

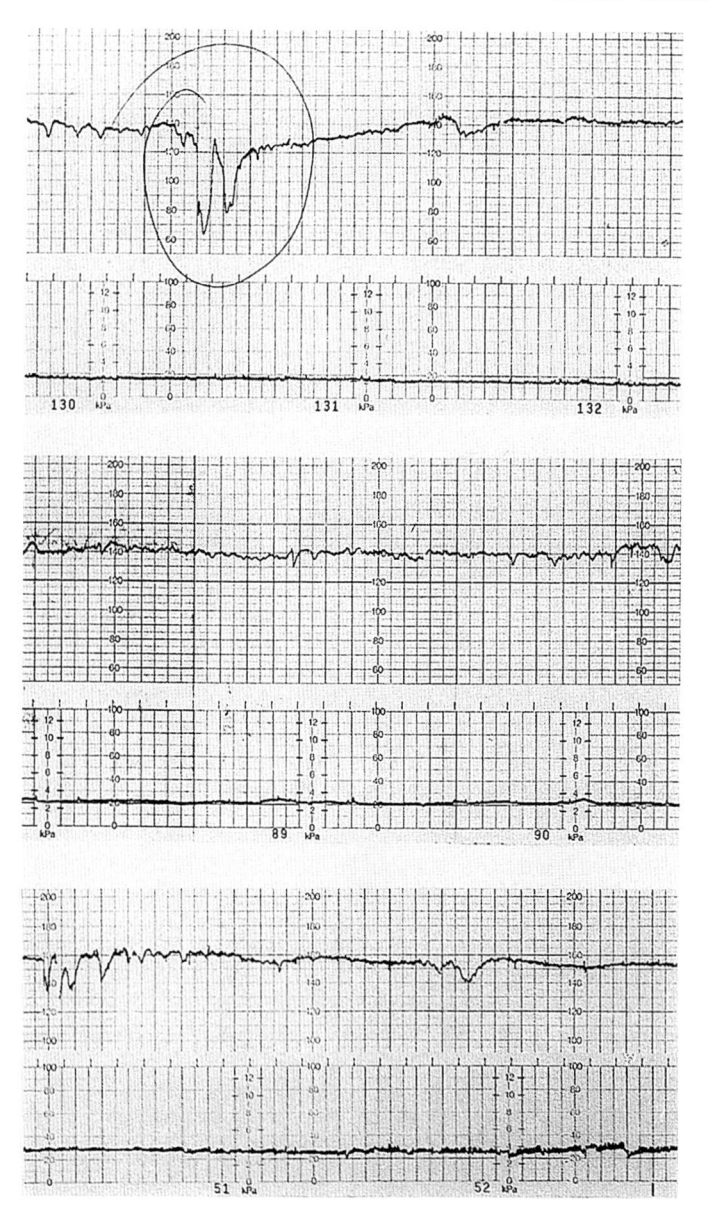

Abb. 6.**21 a** und **b** Präfinale CTG von Kindern, die verstorben sind. Dopplersonographisch lag in allen Fällen eine Zentralisation vor. Bei allen Kindern bestand eine fetale Hypotrophie.

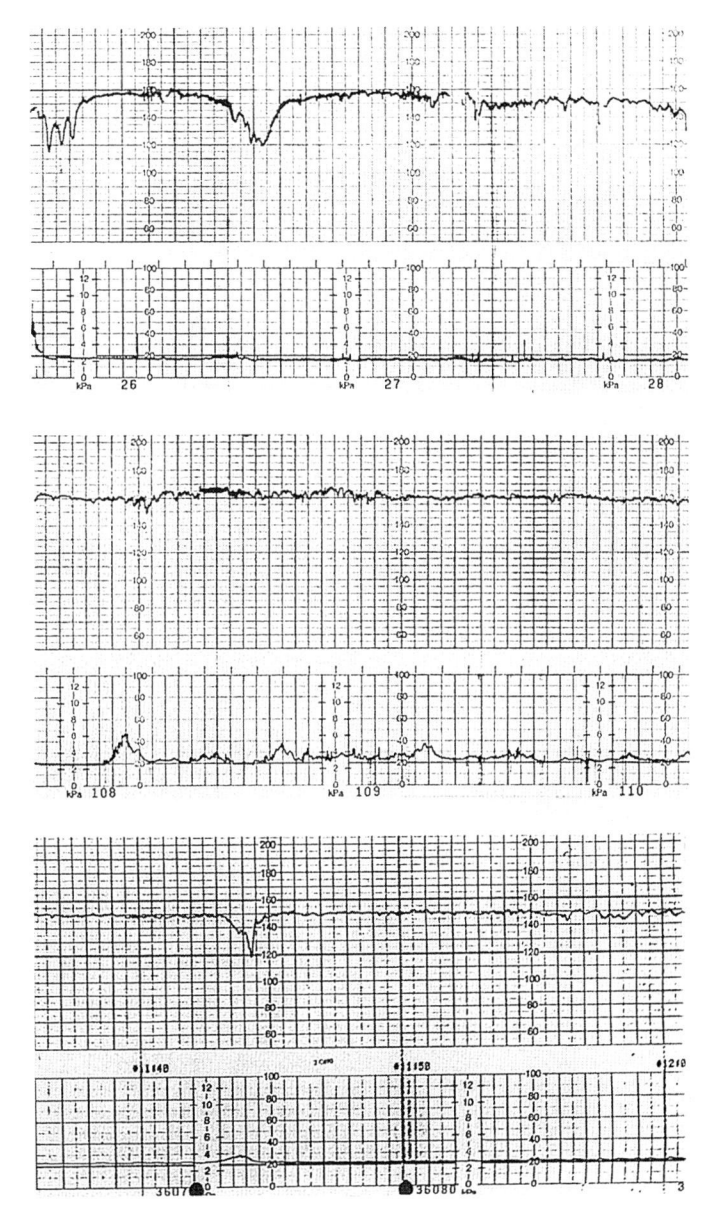

Abb. 6.**21 b**

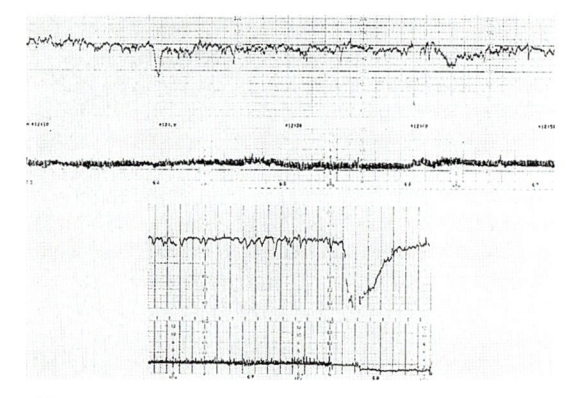

Abb. 6.**22** Leichte fetale Beeinträchtigung. Auftreten von Dezelarationen bei normaler Oszillation.

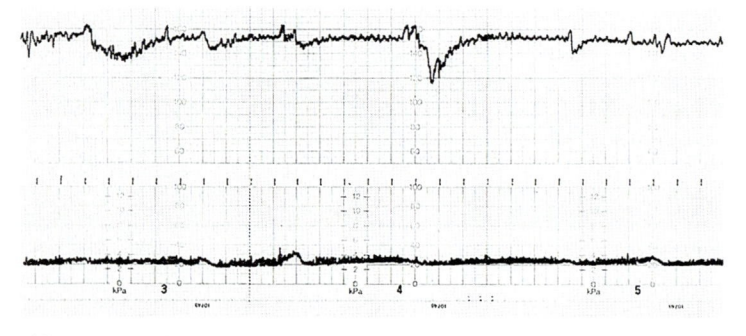

Abb. 6.**23** Mittlere fetale Beeinträchtigung. Auftreten von Dezelerationen bei verminderter Oszillation.

Bei leichter fetaler Beeinträchtigung sollte bei unreifen Kindern vor 27 Wochen eine Verlängerung der Schwangerschaft unter intensiver CTG- und Flowkontrolle angestrebt werden. Bei reifen Kindern ist die Beendigung der Schwangerschaft indiziert.
➤ mittlere fetale Beeinträchtigung:
  – Zeroflow mit Zentralisation,
  – Verminderung der Oszilllation und der Kindsbewegungsreaktionen im CTG (Abb. 6.**23**).

Wird eine Beeinträchtigung mittleren Grades diagnostiziert, sollte bei unreifen Kindern der Zeitpunkt der Geburt vom CTG-Verlauf abhängig gemacht werden. Bei Nachlassen der Kindsbewegungsreak-

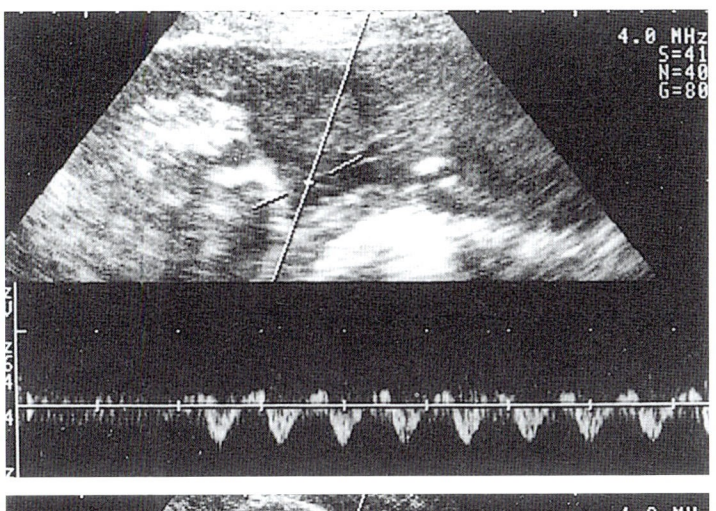

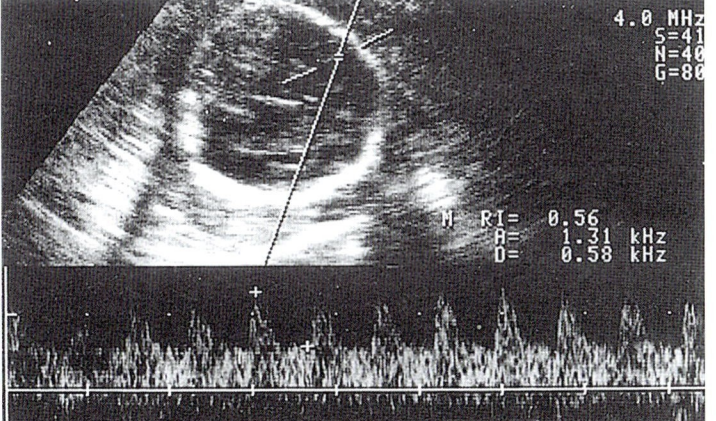

Abb. 6.**24** Schwere fetale Beeinträchtigung. **a** Reverse flow in der A. umbilicalis. **b** Stark erhöhter diastolischer Flow in der A. cerebri media infolge Zentralisation.
Abb. 6.**24 c** ▶

tionen und zunehmender Einschränkung der Oszillationen (Frequenz und Amplitude) ist die Beendigung der Schwangerschaft indiziert.
▶ Schwere fetale Beeinträchtigung:
 – Reverse flow mit ausgeprägter Zentralisation,
 – präfinales CTG mit fehlenden Kindsbewegungsreaktionen (Abb. 6.**24**).

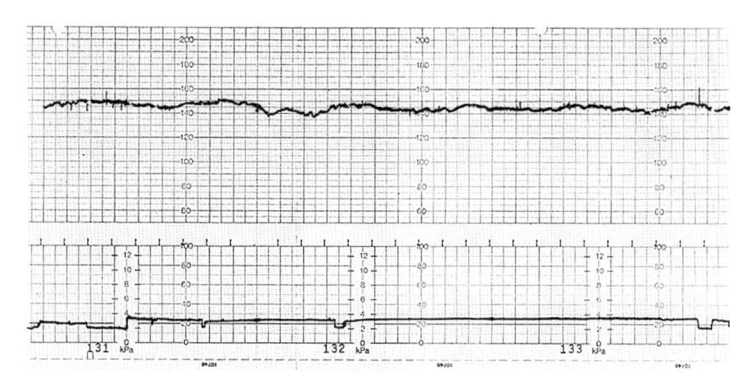

Abb. 6.**24 c** Terminales CTG ohne Akzelerationen, mit Silenz, Verrundung der Umkehrpunkte und flachen, nichtklassifizierbaren Dezelerationen.

Ein hypotrophes Kind mit präfinalem CTG und Zentralisation (späte Phase) ist hochgradig gefährdet. Die Wahrscheinlichkeit, daß dieses Kind bei Beendigung der Schwangerschaft *gesund* überlebt, ist gering. Sie ist u. a. abhängig davon, wielange die Gefahrensituation bereits besteht.

Diese Empfehlungen beziehen sich auf Kinder, die infolge Plazentainsuffizienz retardiert wachsen. Bei eutrophen Kindern mit pathologischem CTG und/oder Flow muß über die Ätiologie nachgedacht werden (z. B. Infektionen, Genetik, Fehlbildungen, Intoxikation, Nabelschnurkompression, Abruptio placentae bei Unfall usw.). Das jeweilige Vorgehen wird sich nach der Ursache und Dringlichkeit richten.

Fehlbeurteilungen

Bei der Beurteilung eines CTG muß man sich vor Augen halten, daß der Fetus bereits intrauterin Verhaltensmuster aufweist, die mit denen nach der Geburt nahezu identisch sind. Bereits in der ersten Schwangerschaftshälfte besitzt der Fetus einen Schlaf-Wach-Rhythmus mit Ruhepausen bis zu 13 min. Diese Ruhephasen nehmen mit dem Schwangerschaftsalter zu und machen am Termin bis zu 40 min aus.

Nijhuis, Visser und Prechtl haben vier verschiedene fetale Verhaltensmuster beschrieben, die sich auch im CTG erkennen lassen und Ausdruck der unterschiedlichen Vigilanzstadien sind (Abb. 6.**25**):

Zusammenfassende Betrachtung **171**

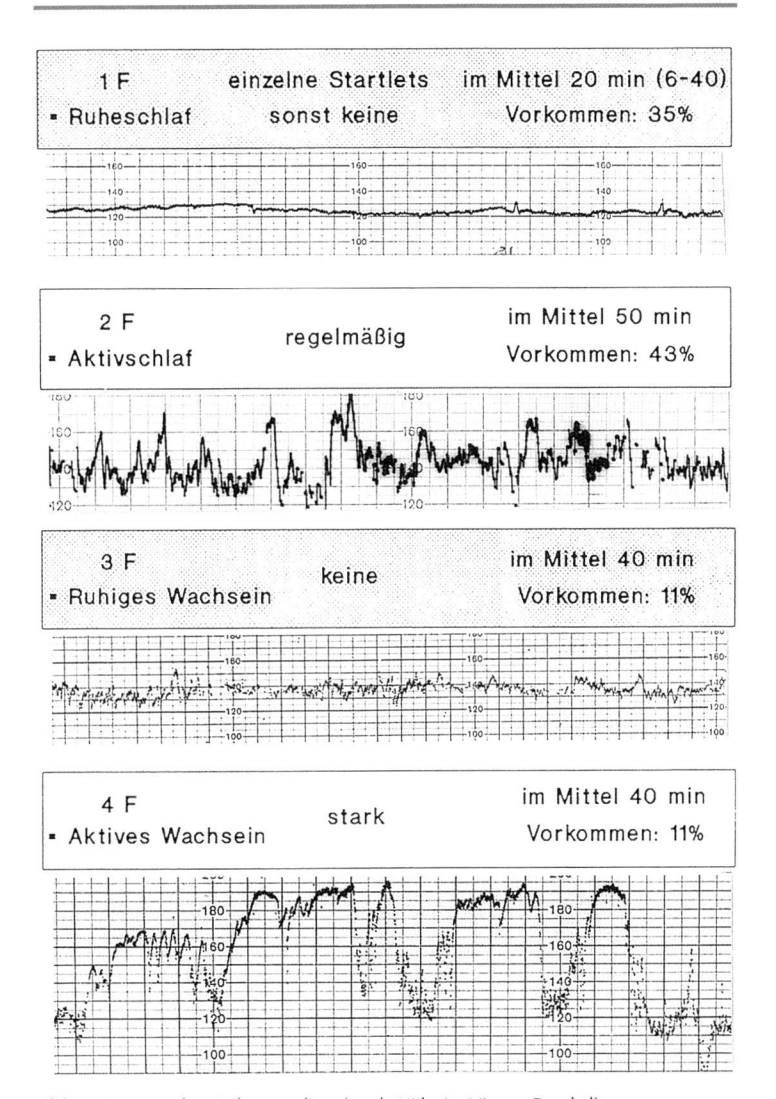

```
1 F            einzelne Startlets   im Mittel 20 min (6-40)
• Ruheschlaf      sonst keine          Vorkommen: 35%
```

```
2 F                                 im Mittel 50 min
               regelmäßig
• Aktivschlaf                          Vorkommen: 43%
```

```
3 F                                 im Mittel 40 min
                  keine
• Ruhiges Wachsein                     Vorkommen: 11%
```

```
4 F                                 im Mittel 40 min
                  stark
• Aktives Wachsein                     Vorkommen: 11%
```

Abb. 6.**25** Fetale Vigilanzstadien (nach Nijhuis, Visser, Prechtl).

1 F entspricht dem Ruheschlaf, aus dem das Kind nicht weckbar ist. Das CTG ist silent und kann leicht mit einem Hypoxiemuster verwechselt werden. Bei der Ultraschalldoppleruntersuchung finden sich allerdings normale Flußverhältnisse. Außerdem normalisiert sich das CTG-Muster nach ca. 40 min.
2 F wird als Aktiv- oder REM-Schlaf bezeichnet. Es finden sich regelmäßig Körper- und Augenbewegungen von bis zu 50 min Dauer. Das CTG stellt einen Normalbefund dar.
3 F steht für „ruhiges Wachsein" ohne Körperbewegungen. Das CTG ist normal.
4 F entspricht dem „aktiven Wachsein" mit extremer Aktivität des Fetus = „jogging fetus". Dieses Muster kann als Tachykardie mit Dezelerationen fehlgedeutet werden (Abb. 4.**2**). Die häufigen Kindsbewegungen und die Normalisierung des CTG-Musters nach ca. 40 min klären die Situation.

Weitere Fehlbeurteilungen des CTG sind bei Saugbewegungen des Fetus möglich. Wie bei einer Anämie können sinusoidale Muster vom schnellen Typ beobachtet werden (Abb. 4.**25**, 4.**26**).

Ferner kann bei der zumeist verwendeten Ultraschall-Autokorelationstechnik gelegentlich statt der fetalen die mütterliche Herzfrequenz aufgezeichnet werden. Die Interpretation bereitet insbesondere dann Schwierigkeiten, wenn eine Tachykardie bei der Mutter vorliegt. Die Abgrenzung gelingt durch gleichzeitige Kontrolle des mütterlichen Pulses.

Diskrete Dezelerationen können vom weniger Erfahrenen übersehen werden. Da eine fetale Hypoxämie/Hypoxie aber nicht unbedingt mit ausgeprägten Dezelerationen einhergeht, müssen auch diese sog. Girlanden ernst genommen werden. Durch Drehen der CTG-Kurve um 90° mit Blick in Längsrichtung auf den CTG-Streifen („Tangentialblick") lassen sich diese CTG-Veränderungen leicht erkennen (Abb. 6.**3**).

Weiterhin ist anzumerken, daß sich nicht alle fetalen Gefahrensituationen frühzeitig im diskontinuierlich abgeleiteten antepartualen CTG niederschlagen.

> Eine vorzeitige Plazentalösung und ein Stopp der Nabelschnurdurchblutung bei einem echten Nabelschnurknoten können akut auftreten, ohne daß sie sich im vorher abgeleiteten CTG ankündigen.

Darüber hinaus sind intrauterine Todesfälle beschrieben worden, bei denen noch wenige Stunden vor dem Fruchttod ein normales CTG abgeleitet wurde und sich nach der Geburt keine Erklärung für das Absterben des Kindes fand (Abb. 6.**26**). Daß es sich hierbei um eine intraute-

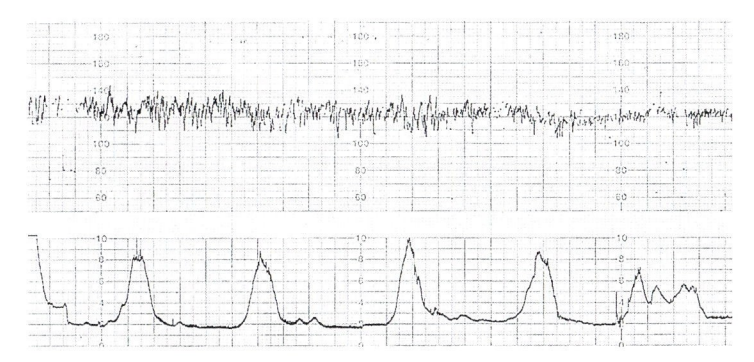

Abb. 6.**26** Aufnahme-CTG einer 20jährigen I-Para nach normalem Schwangerschaftsverlauf mit 40²/₇ Wochen. Fruchtwasser klar, Bishop-Score 6 Punkte. Nach 5 Stunden Geburt eines 3880 g schweren, toten nicht mazerierten Kindes. Eine maternale Tachykardie wurde ausgeschlossen. Keine Erklärung für den Fruchttod bei der Autopsie.

rine Form des „plötzlichen Kindstodes" gehandelt haben könnte, ist möglich, aber nicht bewiesen.

Weitere Fehlbeurteilungen kommen vor bei Rhythmusstörungen der fetalen Herzfrequenz.

Rhythmusstörungen der fetalen Herzfrequenz

Fetale Dysrhythmien werden heute durch intensivierte und technisch verbesserte Schwangerenvorsorge häufiger entdeckt als früher. Dabei handelt es sich nicht um eine echte Zunahme dieser Besonderheit, sondern nur um eine gesteigerte Erkennungsrate. Die Inzidenz der fetalen Arrhythmien liegt je nach Art der Störung nach wie vor bei 0,2–3% (Bolte u. Mitarb. 1972, Gruber u. Mitarb. 1972, Nielsen u. Mitarb. 1968, Ramzin u. Mitarb. 1975, Reed 1989). Es gibt Literaturhinweise, die zeigen, daß Knaben häufiger betroffen sein sollen als Mädchen (Newburger u. Mitarb. 1979, Redford u. Mitarb. 1976). In späteren Arbeiten konnte diese Beobachtung nicht bestätigt werden (Voigt u. Mitarb. 1985).

Lokalisation

Fetale Herzrhythmusstörungen können funktioneller oder struktureller Natur sein. Je nachdem, welcher Teil des Reizbildungs- und Erregungsleitungssystems betroffen ist, werden unterschiedliche Störungen resultieren. Betroffen sein können:

- Sinusknoten,
- Reizleitungssystem im Bereich der Vorhöfe,
- AV-Knoten,
- His-Bündel,
- rechter und linker Tawara-Schenkel,
- Purkinje-Fasern,
- akzessorische Reizleitungsbahnen im Kammermyokard.

Ätiologie

Eine ätiologische Differenzierung fetaler Arrhythmien ist wichtig, da hiervon die Prognose und das peripartuale Management abhängen.

Am häufigsten sind Herzrhythmusstörungen durch physiologische Umbau- und Reifungsvorgänge im Reizbildungs- und -leitungssystem bedingt (90%). Diese in Form von supraventrikulären oder selten ventrikulären Extrasystolen auftretenden Veränderungen sind *harmlos* und bilden sich in der Neonatalperiode meistens spontan zurück (Schlotter 1985). Sie führen nicht zur intrauterinen Herzinsuffizienz, können aber selten Auslöser von Reentrytachykardien sein (DeVore u. Mitarb. 1983, Kleinman u. Mitarb. 1983). Der Reentrymechanismus besagt, daß Extrasystolen dadurch entstehen, daß infolge Verzögerung der Reizleitung die Erregung auf Myokardbereiche trifft, die bereits nicht mehr refraktär sind und daher erneut erregt werden.

Als *gefährliche* Herzrhythmusstörungen gelten:
- supraventrikuläre Tachykardien/Tachyarrhythmien,
- kongenitaler AV-Block,
- Sinustachykardie, Sinusbradykardie und
- kongenitales Vorhofflimmern oder -flattern.

Dieser Formenkreis macht ca. 10% aller Dysrhythmien aus und ist zumeist durch kongenitale Herzfehler, kardiale Tumoren oder Virusmyokarditis (Coxsackie, Zytomegalie) bedingt. Eine immunologische Genese, bei der es im Rahmen mütterlicher Kollagenasen durch transplazentaren Übertritt mütterlicher Immunkomplexe zu einer Myokardschädigung kommt, kann ebenfalls selten (unter 1%) die Ursache für eine derartige Störung sein (Wedeking-Schöhl u. Mitarb. 1993).

Fetale Tachyarrhythmien führen oft zur Herzinsuffizienz, zum Hydrops und Tod des Fetus (Epstein u. Mitarb. 1985, Kleinman u. Mitarb. 1983, 1985). Daher sind in diesen Fällen eine frühzeitige Diagnose und intrauterine Therapie erforderlich. Liegt ein kompletter AV-Block des Fetus vor, so ist häufig ein Herzfehler assoziiert. Kommt es zur Ausbildung eines Hydrops, ist die Prognose schlecht (Gembruch u. Mitarb. 1990).

Einteilung der Herzrhythmusstörungen

(Goeschen u. Mitarb. 1994)

Herzrhythmusstörungen können nach der Topographie und der Art der Störung unterteilt werden. Nach *topographischen Gesichtspunkten* werden
- nomotope Reizbildungsstörungen (Sinustachykardie, -bradykardie, -arrhythmie) von
- heterotopen Reizbildungsstörungen (AV-Knoten-Rhythmus, supraventrikuläre und ventrikuläre Extrasystolie, supraventrikuläre Tachykardie, Vorhofflattern/-flimmern) und
- Erregungsleitungsstörungen (AV-Block 2. Grades, kompletter AV-Block, sinuaurikulärer Block) abgegrenzt.

Normalerweise geht die Steuerung des Herzens vom Sinusknoten aus. Vor allem durch Sympathikus und Vagus wird die Herzfrequenz *nomotop* modifiziert. Entsteht der Reiz nicht im Sinusknoten, sondern im Vorhof, AV-Knoten oder in den Ventrikeln, so liegt eine *heterotope* Reizbildung vor, die durch eine Extrasystolie gekennzeichnet ist. *Erregungsleitungsstörungen* führen zur Verlangsamung oder Unterbrechung des normalen Erregungsablaufs und sind durch Blockbilder charakterisiert.

Ausgehend von der *Art* der Störung ergibt sich folgende Einteilung der Dysrhythmien:
- irreguläre Rhythmen,
- tachykarde Rhythmusstörungen (supraventrikuläre Tachykardie, WPW-Syndrom, Vorhofflimmern, Vorhofflattern, ventrikuläre Tachykardie),
- bradykarde Rhythmusstörungen (Sinusbradykardie, atriale Extrasystolen mit atrioventrikulärer Blockierung, ventrikuläre Bigeminie, AV-Block Grad 2, kompletter AV-Block).

Irreguläre Rhythmen stellen mit ca. 85% den größten Anteil aller fetalen Arrhythmien dar. Sie sind zumeist supraventrikulären Ursprungs und für den Fetus harmlos. Diese Rhythmusstörungen sistieren oft im Verlauf der Schwangerschaft und führen nur selten zur kardialen Insuffizienz. Vereinzelt ist allerdings ein Übergang von einer supraventrikulären Extrasystolie in eine persistierende supraventrikuläre Tachyarrhythmie beschrieben worden (Kleinman u. Mitarb. 1985). Daher sollte jeder irreguläre Rhythmus beim Fetus abgeklärt und regelmäßig überwacht werden.

Tachykarde Rhythmusstörungen machen 8–10% aller Dysrhythmien aus. In der Mehrzahl der Fälle handelt es sich um supraventrikuläre Tachykardien, die elektrophysiologisch durch einen Reentrymechanismus

(s. o.), durch akzessorische Leitungsbahnen (z. B. WPW-Syndrom) oder ektope autonome Knoten verursacht sind. Seltener liegt einer Tachykardie eine Myokarditis oder eine Kardiomyopathie zugrunde. In ca. 6% aller tachykarden Rhythmusstörungen finden sich Vitien oder kardiale Tumoren.

> Klinisch sind tachykarde Rhythmusstörungen von großer Bedeutung, weil sie zur fetalen Herzinsuffizienz mit kardialer Dekompensation (Hydrops fetalis) führen können.

Bei frühzeitiger Diagnose besteht die Therapie in dem Versuch, durch mütterliche Digitalisierung, evtl. in Kombination mit einem Calciumantagonisten oder einem β-Rezeptoren-Blocker, eine transplazentare Kardioversion zu erreichen (Meden u. Mitarb. 1990, Wladimirow u. Mitarb. 1985 u. a.). Liegt bei Diagnose bereits ein Hydrops vor, so ist aufgrund des verlangsamten transplazentaren Transports eine direkte medikamentöse Therapie via Kordozentese erforderlich. Mittel der Wahl ist aufgrund seiner langen Halbwertszeit Amiodaron.

Bradykarde Rhythmusstörungen machen 5% aller fetalen Arrhythmien aus. Sinusbradykardien sind zumeist harmlos und sistieren oft im Verlauf der Schwangerschaft. Prognostisch ungünstig ist nur die hypoxisch bedingte Sinusbradykardie. Supraventrikuläre Extrasystolen mit AV-Blockierungen bedeuten ebenfalls zumeist keine Gefahr für den Fetus, können spontan sistieren und führen nur sehr selten zu einer Herzinsuffizienz. Ein isolierter ventrikulärer Bigeminus hat ebenfalls meist einen passageren Charakter und eine gute Prognose. Atriale Tumoren als Ursache einer ventrikulären Bigeminie sind extrem selten.

Anders zu bewerten ist hingegen der kongenitale AV-Block Grad 3, der in einer Häufigkeit von 1 : 22 000 auftritt (Gochberg 1964) und embryologisch durch fehlende Vereinigung der atrialen und ventrikulären Leitungsbahnen entsteht. 30% dieser Feten weisen ein assoziiertes Vitium cordis auf. In diesen Fällen bildet sich gehäuft ein Hydrops fetalis aus, bedingt durch die rechtsatriale Druck- und Volumenbelastung. Die Prognose dieser Störung ist infaust. Es kommt zumeist bereits präpartual zum Absterben der Kinder.

Ein AV-Block Grad 3 wird weiterhin bei mütterlichen Autoimmunerkrankungen, z. B. beim Lupus erythematodes, angetroffen. Durch transplazentaren Übertritt von mütterlichen Immunkomplexen wird in diesen Fällen das fetale Reizleitungssystem geschädigt. Eine wirksame Therapie fetaler Bradykardien gibt es nicht. Versuche einer transplazentaren Behandlung mit Sympathomimetika oder Vagolytika haben genauso enttäuscht wie die Stimulation mit intrauterin eingebrachten Schrittmachern (Carpenter u. Mitarb. 1986).

Kardiotokographische Diagnostik bei fetalen Herzrhythmusstörungen

Herzrhythumsstörungen werden heute häufiger durch Ultraschall- als durch CTG-Untersuchungen entdeckt. Jedoch muß nach wie vor daran gedacht werden, wenn bei der CTG-Registrierung Aufzeichnungsschwierigkeiten auftreten.

Bei Arrhythmien kann die Elektronik der CTG-Geräte überfordert sein, so daß nicht interpretierbare CTG-Kurven entstehen (Abb. 6.**27**). Impulse, die außerhalb des durch die Logik des jeweiligen Geräts vorgegebenen Erwartungsintervalls einfallen, werden ignoriert. Der zuletzt akzeptierte Herzfrequenzwert wird für eine Zeitdauer von 3 s gehalten (3-Sekunden-Arrest) und dient als Referenzpunkt für den nächsten Impuls. Werden nach 3 s keine neuen Werte akzeptiert, hebt der Schreiber ab (pen lift). Auf diese Weise entstehen Kurven, die z. T. völlig normal, z. T. als Schneegestöber oder als gerader Strich imponieren.

Supraventrikuläre Extrasystolen können daher, sogar bei ein und demselben Fetus, ein sehr buntes Bild bieten. Das CTG-Muster ist davon abhängig, zu welchem Zeitpunkt die Extrasystole in den normalen Herzzyklus einfällt. Bei spätem Einfall erfolgt eine normale Überleitung auf die Kammern. Bei sehr frühem Einfall ist das distal gelegene Erregungsleitungssystem noch refraktär, die Überleitung ist blockiert und die Kammeraktion fällt aus (Voigt u. Mitarb. 1985) (Abb. 6.**28**). Bei festem Ursprungsort und spätem Einfall der ektopen Erregung wird eine Tachyarrhythmie resultieren (Abb. 6.**29**), bei frühem Einfall mit konstant blockierter Überleitung eine Bradyarrhythmie (Abb. 6.**30**). Bei Wechsel des zeitlichen Einfalls können beide Formen bei einem Fetus vorkommen.

Ein regelmäßiger sehr früher Einfall der Extrasystolen in Form eines Bigeminus kann als kompletter AV-Block fehlgedeutet werden, da aufgrund der fehlenden Überleitung jedes zweiten Reizes eine bradyarrhythmische Frequenz um 60–80 spm resultiert.

Tachykarde Rhythmusstörungen

Supraventrikuläre Tachykardien, bei denen die Herzfrequenz zumeist um 240–300 spm liegt und die daher das obere, in CTG-Geräten vorhandene Frequenzlimit von 210 spm überschreiten, führen zu einer Halbierung der Herzfrequenz. Die Halbierung ist durch die vorgegebene Logik der CTG-Geräte bedingt. Um Störungen der Aufzeichnung zu vermeiden, wird von den vorhandenen CTG-Geräten kein neues Signal akzeptiert, wenn die Zeit zwischen zwei Herzaktionen kürzer als 0,28 s ist (Schlotter 1985). 0,28 s entsprechen einer Herzfrequenz von 214 spm.

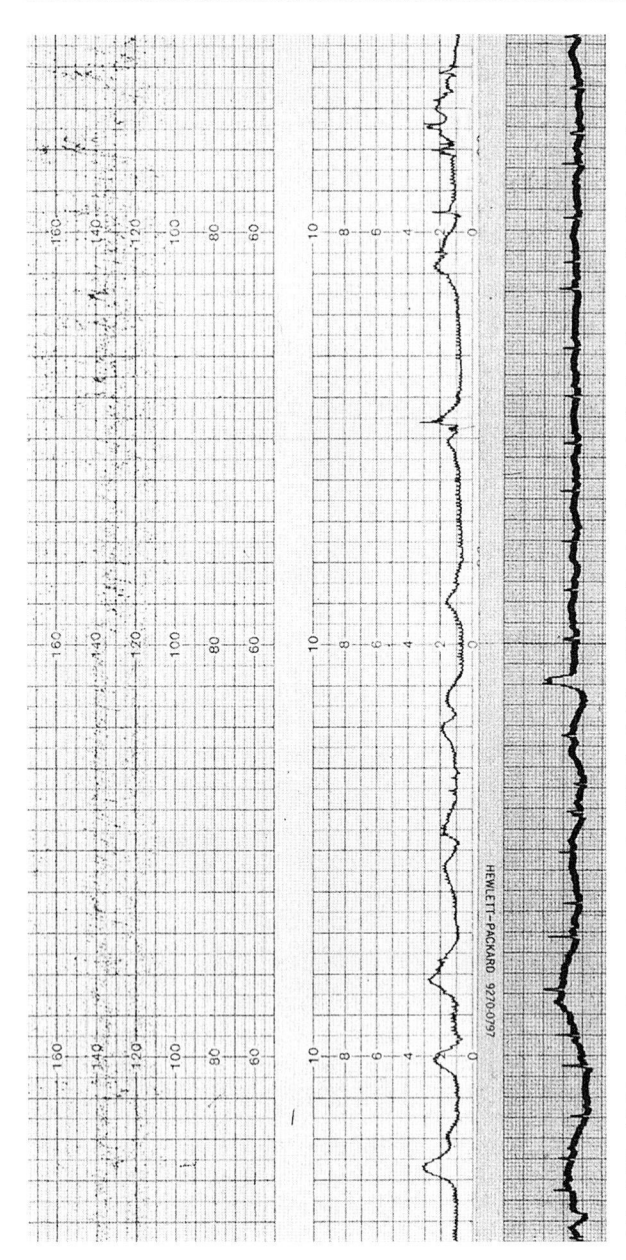

Abb. 6.27 Nicht auswertbares antepartuales CTG. Im fetalen EKG findet sich eine Arrhythmie mit unterschiedlichen R-R-Abständen und -Amplituden. Gesundes Kind.

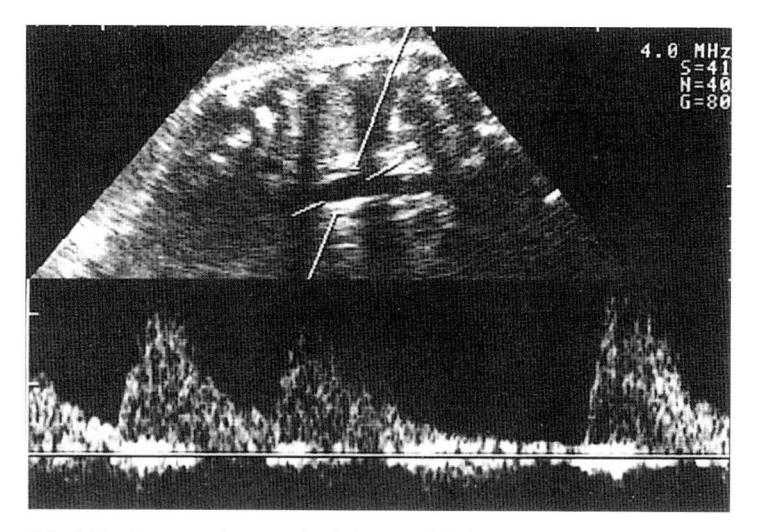

Abb. 6.**28** Extrasystolie mit sehr frühem Einfall der ektopen Erregung. Da die Überleitung noch blockiert ist, fällt die Kammeraktion aus. **a** Dopplerbild mit Nullfluß während der Extrasystole. **b** CTG mit Registrierlücken bei überwiegend normalem Muster.

Abb. 6.**28 b** ▶

Bei höheren Frequenzen wird nur jede zweite Herzaktion erkannt und somit nur die Hälfte der tatsächlichen Frequenz registriert. Die CTG-Kurve gleicht einem Strich mit artefizieller Einschränkung der Fluktuation. Das CTG-Muster ist also nur noch ein technisches Kunstprodukt (Abb. 6.**31**).

Beim kongenitalen Vorhofflimmern/-flattern wird nur jeder zweite oder dritte Impuls übergeleitet. Es resultiert ein gleichförmig tachykardes CTG ohne beurteilbare Oszillationsfrequenz und -amplitude.

Bradykarde Rhythmusstörungen

Intermittierende Sinusbradykardien mit zumeist nur kurzen Frequenzabfällen der Vorhofaktionen imponieren im CTG als Normokardie mit guter Bandbreite und gehäuft vorhandenen Spikes (Dip 0) (Engelhardt u. Mitarb. 1990).

Bei einem atrialen Bigeminus mit 2:1-Blockierung erkennt man normo- und bradykarde Phasen, die jeweils einige Minuten anhalten (Engelhardt u. Mitarb. 1990). Das CTG gleicht dem Muster, das dann entsteht, wenn abwechselnd kindliche und mütterliche Herzaktionen aufgezeichnet werden.

180 6 Antepartuale Kardiotokographie

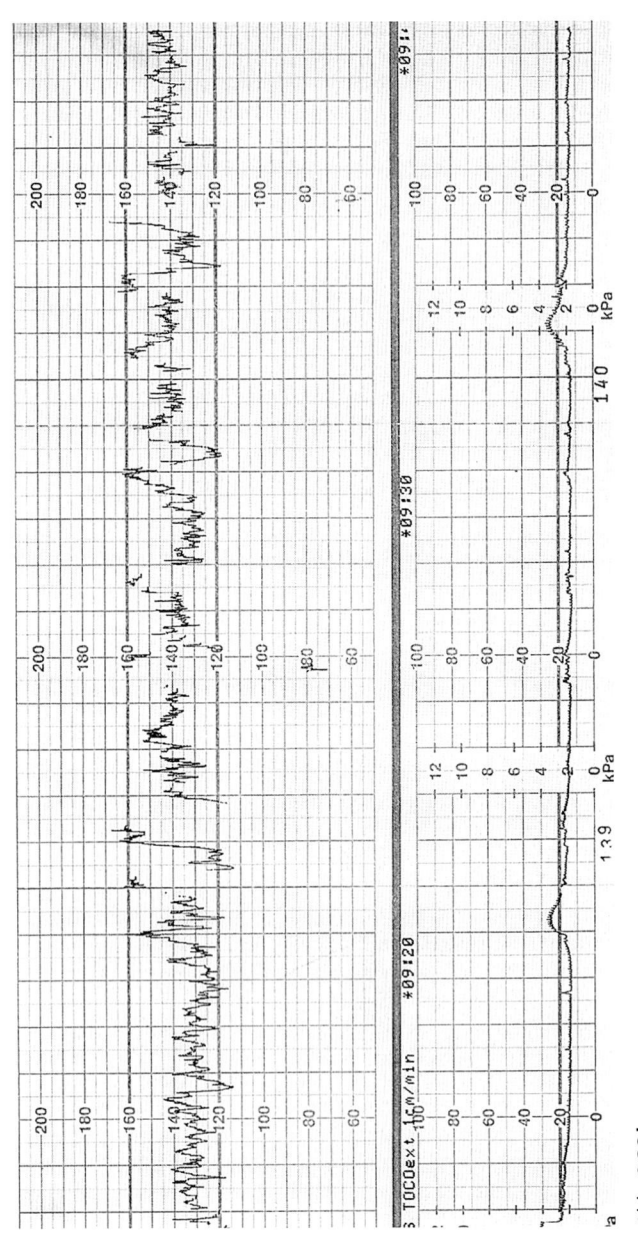

Abb. 6.28 b

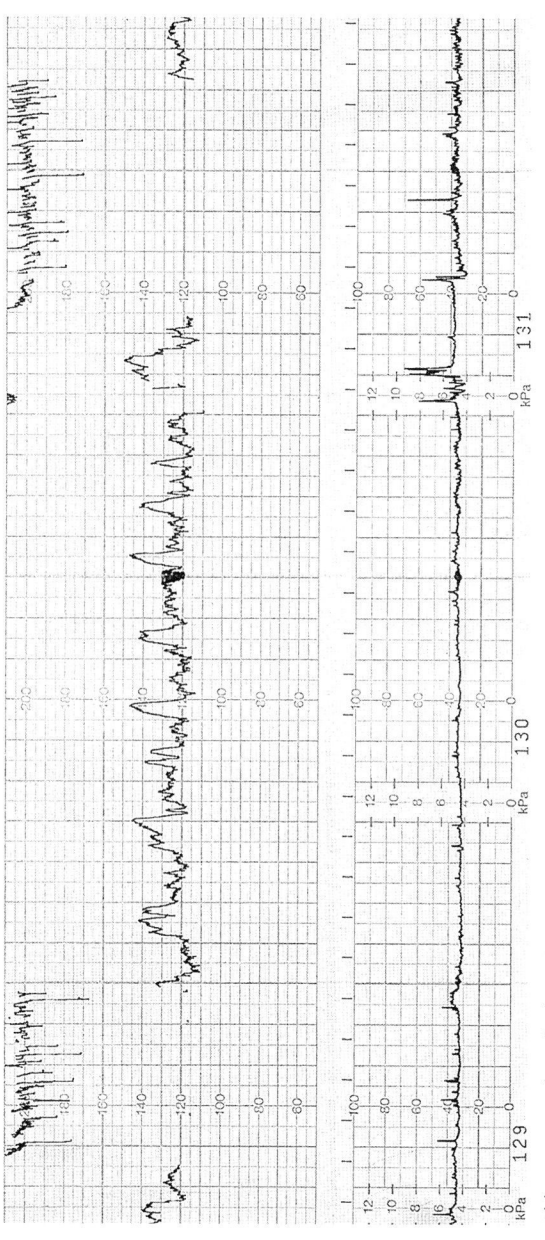

Abb. 6.29 Tachyarrhythmie bei supraventrikulärer Extrasystolie. Später Einfall der ektopen Erregung.

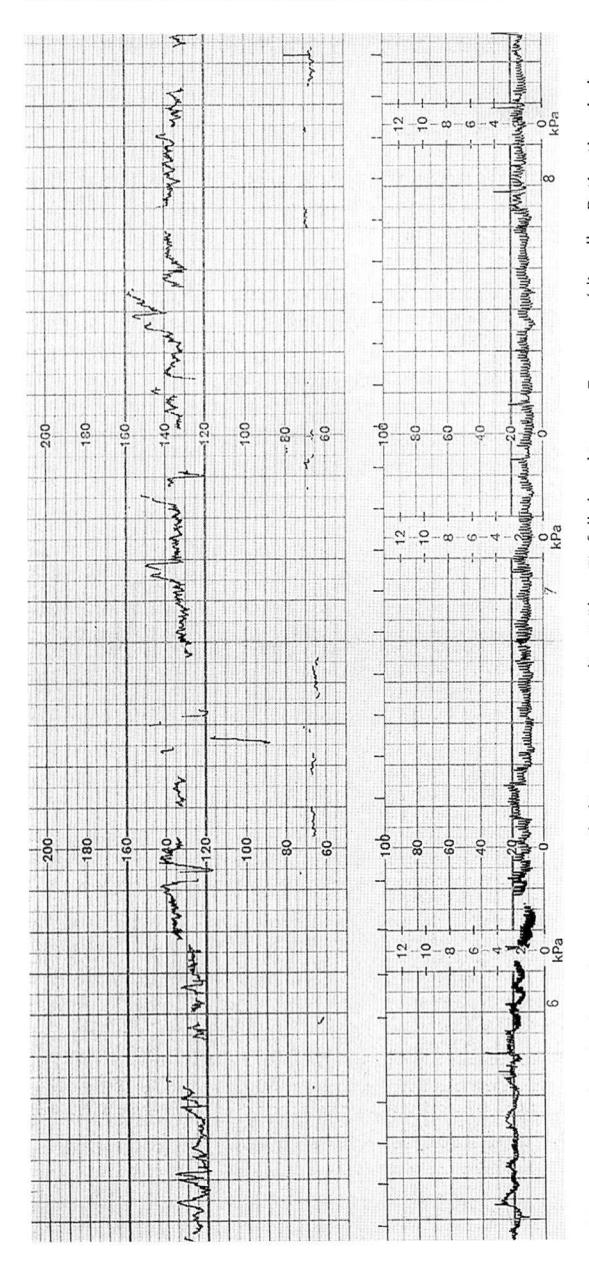

Abb. 6.**30** Bradyarrhythmie bei supraventrikulärer Extrasystolie. Früher Einfall der ektopen Erregung (dieselbe Patientin wie in Abb. 6.**29**).

Zusammenfassende Betrachtung

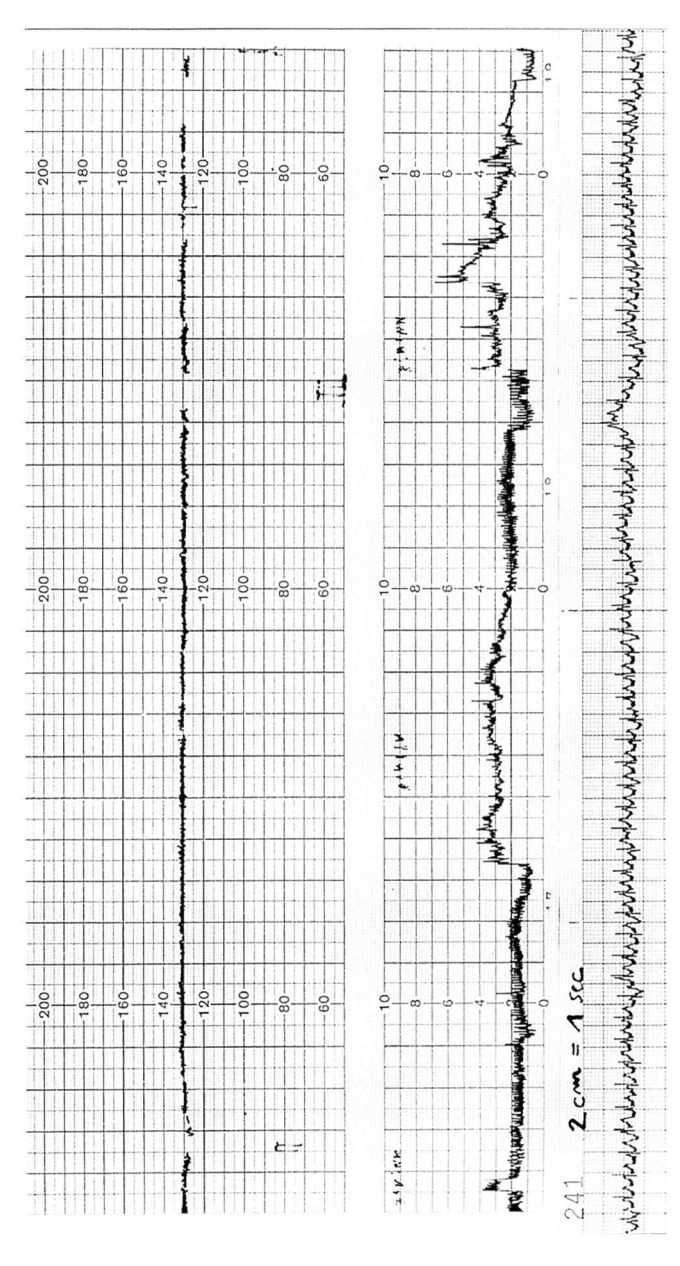

Abb. 6.31 Sinustachykardie um 230 spm. Im CTG wird nur die halbierte Herzfrequenz als Strich dargestellt.

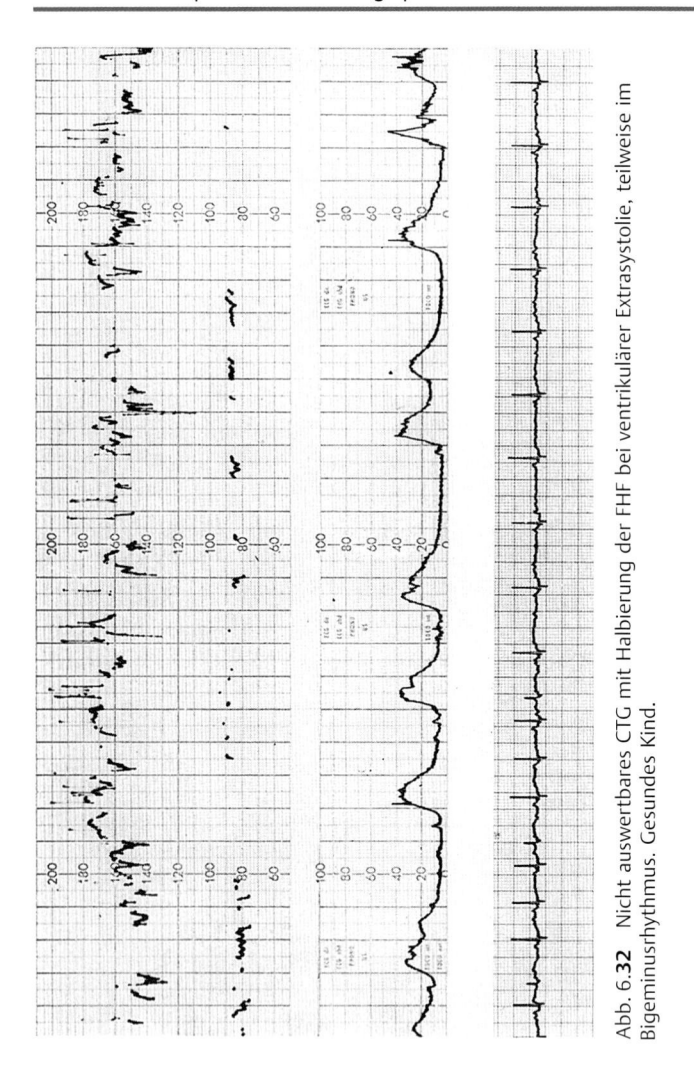

Abb. 6.32 Nicht auswertbares CTG mit Halbierung der FHF bei ventrikulärer Extrasystolie, teilweise im Bigeminusrhythmus. Gesundes Kind.

Beim intermittierenden ventrikulären Bigeminus wechseln sich normo- und bradykarde Phasen rasch ab, so daß die Aufzeichnung einen mehr punktartigen Charakter bekommt (Abb. 6.**32**).

Beim echten kongenitalen AV-Block findet sich in der Regel eine basale Herzfrequenz um oder unter 80 spm. Akzelerationen können vorhanden sein. Die Fluktuation ist zumeist normal (Abb. 6.**33**). Es ergeben

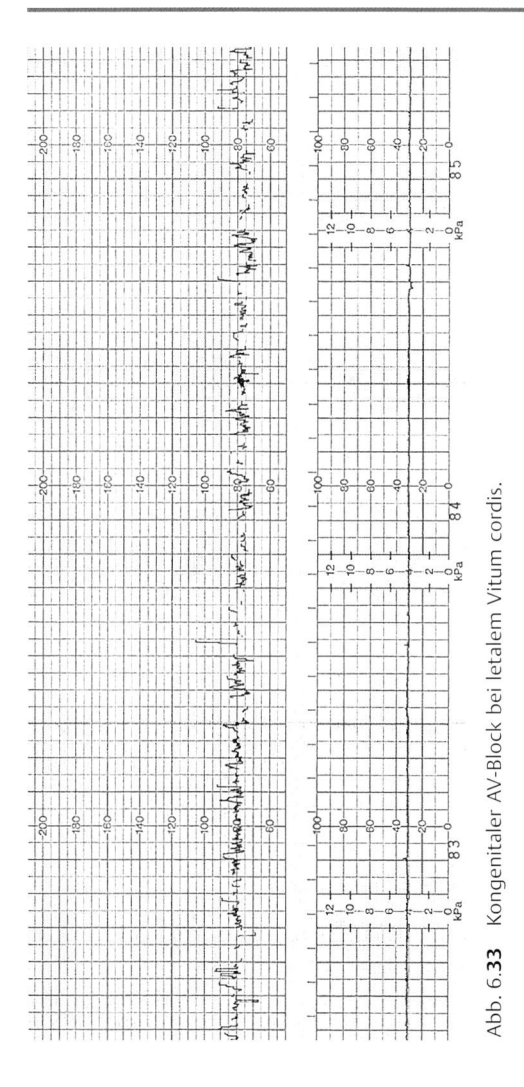

Abb. 6.33 Kongenitaler AV-Block bei letalem Vitum cordis.

sich dann Interpretationsschwierigkeiten, wenn abwechselnd die Vorhöfe mit ihrer normalen Frequenz und die Ventrikel mit einer niedrigen Frequenz abgeleitet werden. Die normale Vorhoffrequenz wechselt sich dann mit der bradykarden Kammerfrequenz ab. Dieses Muster kann als normofrequentes CTG mit prolongierten Dezelerationen bzw. Bradykardiephasen fehlgedeutet werden.

Schlußfolgerungen

Fetale Arrhythmien werden durch die intensivierte Schwangerenvorsorge heute zunehmend häufiger pränatal entdeckt. Der Informationsgehalt einer CTG-Kurve ist zumeist unzureichend, so daß zur weiteren Abklärung die Sonographie am besten in Form der farbkodierten M-mode-Dopplerechokardiographie erforderlich ist.

> 90% der fetalen Dysrhythmien sind klinisch und hämodynamisch harmlos. Bei 10% ist jedoch erhöhte Aufmerksamkeit geboten, da es intrauterin zum Herzversagen kommen kann. Ein schlecht registrierbares CTG muß Anlaß sein, eine Dysrhythmie auszuschließen.

Unter der Geburt überwachen wir diese Kinder heute mittels Pulsoxymetrie (S. 260), und zwar in der Form, daß wir bei Legen des Sensors zunächst den pH-Wert bestimmen und diesen dann nur bei abfallenden O_2-Sättigungswerten kontrollieren (Goeschen 1995). Diese Methode stellt bei nicht auswertbarem CTG derzeit die einzig sichere Alternative zur Sectio dar. Das direkte fetale Kardiotachogramm bietet weitere Vorteile in dieser Situation, da die CTG-Kurven störungsfreier sind.

7 Intrapartuale Kardiotokographie

Indikation

Es lassen sich heute keine triftigen Gründe mehr dafür anführen, eine lückenlose Überwachung der FHF unter der Geburt abzulehnen. Sicherer als jede andere Überwachungsmethode läßt die Kardiotokographie fetale Depressionszustände bereits so frühzeitig erkennen, daß eine ernsthafte Gefährdung des Fetus weitestgehend vermieden werden kann.

Diese Möglichkeit war bei der früher geübten stethoskopischen Herztonüberwachung im weitaus geringeren Maße gegeben. Der Nachteil der stichprobenartigen Auskultation mit dem geburtshilflichen Stethoskop besteht vor allem darin, daß selbst bei einer Kontrollfrequenz mit 5minütigen Abständen in der Eröffnungsperiode und nach jeder Wehe in der Austreibungsperiode nur 5% der Geburtsdauer erfaßt werden. Zudem fehlt die Möglichkeit, qualitativ verschiedene Herzfrequenzmuster in zeitlicher Korrelation zur Wehentätigkeit zu erkennen.

Auch die früher verschiedentlich empfohlene indizierte Anwendung der intranatalen Kardiotokographie ist wegen der Unsicherheit der Indikationsstellung heute abzulehnen.

> Es muß mit Rücksicht auf die Gesunderhaltung des Kindes vielmehr unser Ziel sein, jedes Kind unter der Geburt kontinuierlich kardiotokographisch zu überwachen. Dabei muß jedes intrapartuale Kardiotokogramm ständig beobachtet werden. Das CTG-Gerät ersetzt keinesfalls die Hebamme!

Intervallüberwachung

Anstelle der kontinuierlichen CTG-Überwachung vom Geburtsbeginn bis zur Entbindung empfehlen verschiedene Geburtshelfer bei „voraussichtlich problemlosen Geburten" die Intervallüberwachung. Dadurch kann sich die Kreißende zwischenzeitlich frei bewegen, ohne permanent mit der Technik konfrontiert zu sein. Das trägt, nach Meinung der

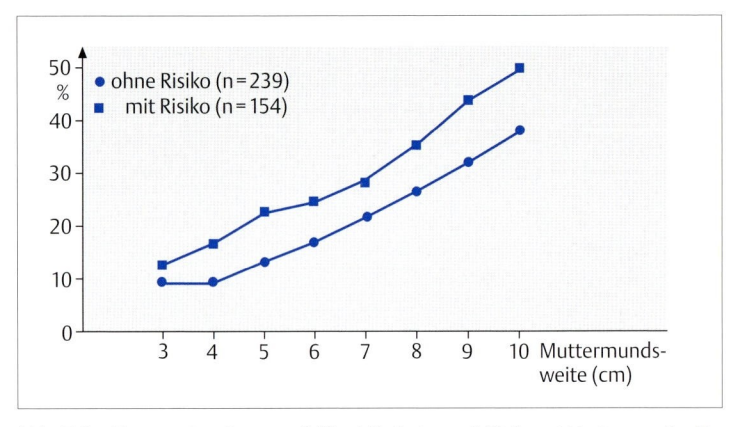

Abb. 7.**1** Hammacher-Score ≥4 für risikofreie und Risikoentbindungen in Abhängigkeit von der Muttermundsweite.

Befürworter dieses Vorgehens, zu einer entspannteren, familienorientierten Atmosphäre in der Klinik bei. Immerhin wurden von den 1985 in der niedersächsischen Perinatalerhebung erfaßten rund 50 000 Geburten 17,1% sub partu im Intervall überwacht.

Bei dem verständlichen Wunsch von Patientin, Arzt und Hebamme, die apparative Überwachung nicht ausufern zu lassen, muß man sich fragen, welche Vor- und Nachteile die Intervallüberwachung mit sich bringt. Nach Untersuchungen von Behrens u. Mitarb. (1987) läßt sich diese Frage folgendermaßen beantworten:

➤ Selbst bei bisher unauffälligen Schwangeren finden sich unter der Geburt bereits bei 3 cm Muttermundsweite in 10% hypoxieverdächtige CTG-Muster. Bei Risikopatientinnen liegt diese Rate erwartungsgemäß mit 13% um 3% höher (Abb. 7.**1**).
➤ Mit zunehmender Zervixdilatation steigt bei risikofreien und risikobelasteten Kreißenden die Frequenz an hypoxieverdächtigen CTG-Mustern fast linear auf 35% bzw. 49% bis zur Austreibungsperiode an.

Abhängig von der Dauer einer CTG-Pause bzw. der Dynamik der Zervixeröffnung wird also bei einer eventuellen Intervallüberwachung eine nicht zu vernachlässigende Rate an hypoxieverdächtigen fetalen Situationen übersehen. Diese Aussage trifft zwar in weit stärkerem Maße zu für bestimmte Risikogruppen wie Patientinnen mit VBS, Frühgeburten bzw. untergewichtigen Kindern, ist aber ebenfalls bei den risikofreien Schwangeren von nicht zu vernachlässigender Bedeutung.

Wie verhält es sich nun, wenn nur kurze CTG-Pausen von z. B. 30 min eingelegt werden?

In früheren Arbeiten haben wir untersucht, wie schnell und bei welchen CTG-Veränderungen fetale Azidosen gehäuft vorkommen (Goeschen u. Mitarb. 1984). Es zeigte sich, daß sich fetale Azidosen in 74% innerhalb von 30 min entwickeln, ohne daß es zu drastischen CTG-Veränderungen kommen muß. Überwiegend bewegten sich die Hammacher-Score-Werte bis 30 min vor Azidosefeststellung im normalen oder suspekten Bereich und fielen dann um eine Scoregruppe ab.

Weiterhin stellte sich heraus, daß es typische CTG-Muster vor einer Azidose nicht gibt. Wir sind seinerzeit zu dem Schluß gekommen, daß bei Verschlechterung des CTG-Musters um eine Hammacher-Score-Gruppe innerhalb von 10 min eine Fetalblutanalyse durchgeführt werden sollte (S. 254), um eine eventuell vorhandene fetale Azidose rechtzeitig erkennen zu können und damit das Kind nicht zu lange in dieser Gefahrensituation zu belassen.

Damit beinhaltet eine Intervallüberwachung auch von diesem Aspekt her ein weit größeres Risiko für das Kind als eine Dauerüberwachung. Insofern überrascht es nicht, daß bei der Intervallüberwachung schlechtere perinatale Ergebnisse erzielt werden als bei der Dauerüberwachung. Die Frühmorbidität der Neugeborenen lag in Kliniken mit 17,6% Intervallüberwachung doppelt so hoch wie an unserer mit 6,4%, obwohl an unserer Klinik deutlich häufiger Risikokinder geboren wurden.

Die Gefahren der Intervallüberwachung sind an einem Fallbeispiel in der Abb. 7.2 dargestellt. Nach Aufnahme einer 41jährigen III Gravida/II-Para am Termin, Bishop-Score 7 Punkte, Muttermund 3 cm weit wurde 60 min lang ein normales Aufnahme-CTG geschrieben. Die Patientin erhielt dann einen Einlauf und ein Duschbad. 40 min später erfolgte eine CTG-Kontrolle, die ein präfinales Herzfequenzmuster zeigte. Bei der sofortigen Sectio wurde ein 3370 g schwerer Knabe geboren, Apgar 6/8/10, NA-pH 6,79, BE -16. Für die drastische Verschlechterung der intrauterinen Situation fand sich keine Erklärung, z. B. in Form einer Abruptio placentae oder eines echten Nabelschnurknotens. Das Kind ist heute gesund, wäre aber bei längerer Vorbereitung verstorben.

Fazit: Auf eine Dauerüberwachung der fetalen Herzaktionen sub partu sollte nicht verzichtet werden, da sich „voraussichtlich problemlose Geburtsverläufe" prospektiv nicht abgrenzen lassen und mit Fortschreiten der Geburt auch bei risikofreien Kreißenden in zunehmendem Maße hypoxieverdächtige CTG-Muster vorkommen.

Die freie Beweglichkeit der Kreißenden läßt sich heute auch bei stehender Fruchtblase zumeist dadurch gewährleisten, daß Telemetriegeräte mit externer CTG-Aufzeichnung verwendet werden (S. 192).

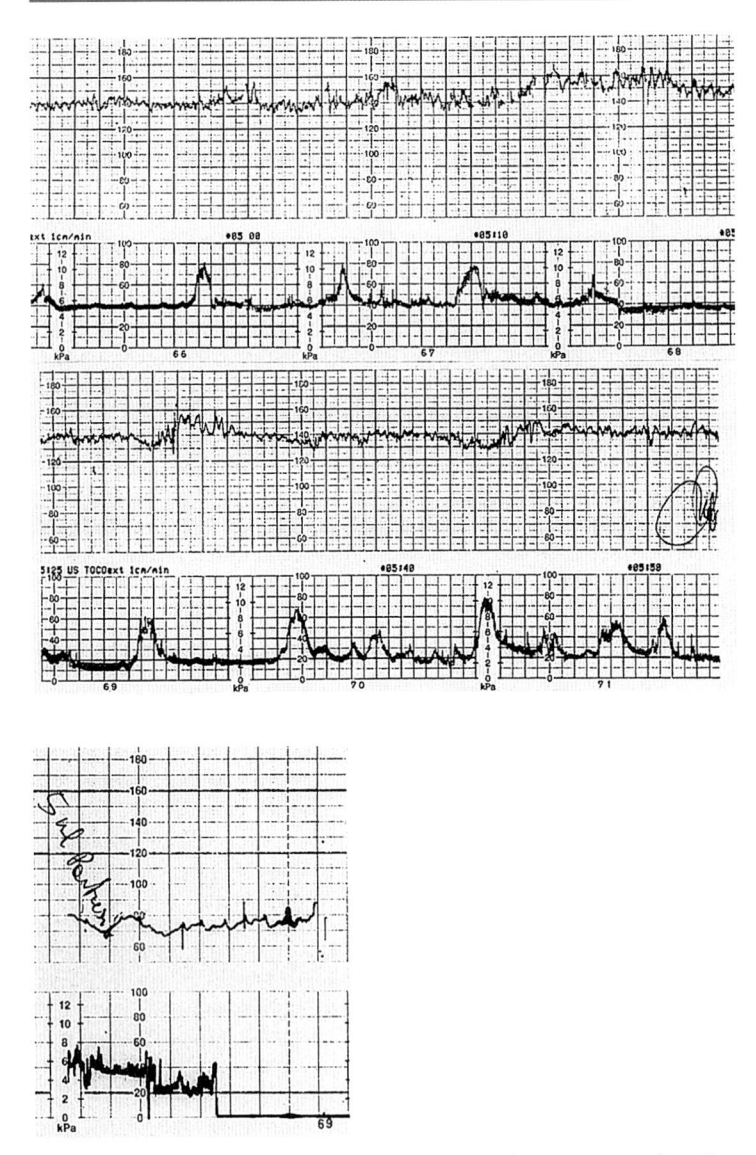

Abb. 7.2 41jährige III-Gravida/II-Para am Termin, Bishop-Score 7 Punkte, Muttermund 3 cm weit, Aufnahme-CTG (60 min) normal. Nach 40 min Vorbereitung terminales CTG, Sectio, Kind 3370 g, Apgar 6/8/10, Na-pH 6,79, BE -16.

Die Rückbesinnung auf überlieferte Methoden in der Geburtsmedizin darf keinen Rückschritt im Streben nach Sicherheit für die Mutter und das ungeborene Kind bedeuten. Vielmehr sollte ein sinnvoller Einsatz der technischen Möglichkeiten unser Handeln bestimmen.

Durchführung

Externe Registrierung

Ob der Wunsch nach optimaler Überwachung des Kindes Grund genug ist, eine Blasensprengung bei stehender Fruchtblase vor Erreichen der Austreibungsperiode durchzuführen, ist bei den zur Verfügung stehenden modernen CTG-Geräten durchaus diskutabel.

Mit Hilfe der Ultrasonokardiographie in Kombination mit der Autokorrelation (S. 56) gelingt es während der Eröffnungsperiode bis zu einer Muttermundweite von 8–10 cm in den meisten Fällen, qualitativ gut auswertbare CTG-Kurven extern abzuleiten.

Mit weiterem Voranschreiten der Geburt sind oft erhebliche Signalausfälle zu beobachten, so daß in diesen Fällen oft nicht auf die direkte Kardiographie verzichtet werden kann (Rüttgers u. Auer 1983).

Interne Registrierung

Blasensprengung

Bei vielen Perinatologen besteht die Tendenz, zugunsten der exakteren internen Überwachung des Kindes sub partu, das *geringe Risiko* einer *Fruchtblasensprengung* einzugehen. Zu bedenken ist dabei allerdings, daß bei einem fehlenden Abdichtungsring zwischen Zervix und dem vorangehenden Teil das Fruchtwasser unbehindert abfließen kann. Infolge des fehlenden Fruchtwasserpolsters ist eine zunehmende mechanische Behinderung der Nabelschnur- und Plazentazirkulation möglich.

Als Vorbedingung für eine Fruchtblasensprengung gelten die beginnende Eröffnung des Muttermundes und der fest ins mütterliche Becken eingetretene Kopf. Nach Erfahrungen von Kubli u. Rüttgers (1974), Heinrich u. Mitarb. (1975), Baumgarten (1976) u. a. stellen jedoch selbst die unreife Zervix, der nicht fest ins kleine Becken eingetretene Kopf oder eine Beckenendlage keine Kontraindikation für eine Blasensprengung dar, da die mit der direkten Überwachung verbundenen Vorteile überwiegen.

Heute sind viele Geburtshelfer der Meinung, daß die Fruchtblase erst ab einer Muttermundsweite von mindestens 4 cm gesprengt werden sollte. Das schließt allerdings nicht aus, daß eine Blasensprengung in bestimmten Situationen, z. B. bei unruhigen Patientinnen oder der Notwendigkeit zur Fetalblutanalyse, auch zu einem früheren Zeitpunkt indiziert sein kann.

In Verbindung mit der direkten FHF-Registrierung kann die interne Tokographie angewendet werden, die vor allem
➤ nach vorausgegangenen Uterusoperationen,
➤ bei Risikograviditäten und
➤ bei Prostaglandininfusionen

eine sichere Überwachung erlaubt.

Blasensprung

Nach Blasensprung ist in der Regel der direkten Elektrokardiographie der Vorzug zu geben, die bei der im Verlauf der Geburt zunehmenden motorischen Unruhe der Patientin bessere CTG-Kurven liefert. Allerdings darf das mit der direkten CTG-Überwachung verbundene Risiko der aszendierenden Infektion nicht vernachlässigt werden (S. 32). Rüttgers (1975) hält in diesem Zusammenhang eine operative Geburtsbeendigung nach 10stündiger intrauteriner Geburtsüberwachung für angezeigt. Staudach u. Mitarb. (1981) konnten demgegenüber keine Zunahme der Infektmorbidität durch eine invasive Überwachung feststellen. Insofern kann hier keine generelle Empfehlung gegeben werden, ob bzw. wann eine Geburt bei direkter Überwachung beendet werden sollte. Aus eigener Erfahrung liegt das lokale Infektionsrisiko bei < 0,5% und das einer Endometritis bei 1,5% (Koepcke, 1982) nach einer internen Überwachung von 98% aller Geburten (n = 10 816).

Telemetrie

Seit der Entwicklung eines Zweikanaltelemetriesystems besteht die Möglichkeit, Herzfrequenz und Wehen bei guter Aufzeichnungsqualität drahtlos zu übertragen. Die freie Beweglichkeit der Kreißenden bei einwandfreier kontinuierlicher Überwachung des Kindes übt einen günstigen Einfluß auf die Wehentätigkeit aus, so daß trotz geringerer Kontraktionsmittelgabe kürzere Geburtszeiten resultieren (Mendez-Bauer u. Mitarb. 1975).

Außerdem trägt die körperliche Bewegung und der dadurch gegebene Milieuwechsel zu einer entspannteren Atmosphäre unter der Geburt bei, so daß weiterhin weniger Analgetika und Anästhetika im Verlauf der Geburt erforderlich sind.

Zunächst gab es nur Telemetriegeräte, die eine interne Registrierung erforderten. Diese wiesen damit den Nachteil auf, daß sie an eine offene Fruchtblase gebunden waren. Heute stehen Geräte zur Verfügung, die auch bei externer Ableitung eine akzeptable drahtlose Aufzeichnungsqualität liefern.

Mesrogli u. Mitarb. (1987) haben gezeigt, daß sich das Kind auch unter Wasser sicher kardiotokographisch überwachen läßt. Der Schallkopf wird in typischer Weise am Abdomen der Patientin befestigt und die so abgeleiteten Signale kabellos zum Empfängergerät übertragen. Das Empfängergerät, das ans Stromnetz angeschlossen ist, kann so in sicherer Entfernung stehen. Damit ist die auch bei längerem Entspannungsbad oder der Wassergeburt erforderliche Überwachung realisierbar und der mütterliche Vorteil geht nicht zwangsläufig zu Lasten des Feten.

Registrierung vor operativer Entbindung

Grundsätzlich ist es zu empfehlen, die CTG-Registrierung vor jeder vaginalen und abdominalen operativen Entbindung vom Zeitpunkt der Indikationsstellung bis zur Entwicklung des Kindes fortzusetzen. Zum einen erhält man hierdurch einen Eindruck über die Dringlichkeit des Vorgehens (Pluta u. Mitarb. 1982), zum anderen kann es aus forensischen Gründen im Nachhinein wichtig sein, einen zu irgendeinem Zeitpunkt der Schwangerschaft entstandenen Hirnschaden durch eine lückenlose Dokumentation in dieser Geburtsphase ausschließen zu können.

Klinische Bedeutung und Konsequenz

Bei physiologischen plazentaren Durchblutungs- und Versorgungsbedingungen garantiert die im intervillösen Blutvolumen enthaltene Sauerstoffmenge eine ausreichende fetale Oxygenierung. Eine durch präplazentare, plazentare oder postplazentare Störungen bedingte Einschränkung der Reservekapazität kann jedoch schon bei normalen Uteruskontraktionen eine Hypoxämie, Hyperkapnie und Hypoxie bewirken. Mit Hilfe der intrapartualen Kardiotokographie gelingt es nahezu immer, einen Eindruck über die plazentare Reservekapazität zu gewinnen und Hinweise auf eine ungenügende O_2-Versorgung des Fetus aus bestimmten CTG-Mustern abzuleiten. Damit ist dem Geburtshelfer die Möglichkeit gegeben, rechtzeitig eine weitergehende Diagnostik, z. B. in Form der Fetalblutanalyse, einzuleiten und eine Gefahr für das Kind abzuwenden.

Normokardie

Im Normalfall liegt die basale fetale Herzfrequenz sub partu zwischen 120 und 160 spm.

Tachykardie

Ursache

Prognostisch günstig

Eine durch thermischen, optischen, akustischen oder taktilen *Reiz* hervorgerufene intranatale Tachykardie wird sich nach Fortfall des Stimulus schnell normalisieren.

Ein Anstieg der Basalfrequenz aufgrund einer *pharmakologischen Beeinflussung* der Mutter (Tokolytika, Atropin, Perphyllon usw.) hält hingegen oft über Stunden an.

Prognostisch unklar

Ein unter der Geburt langsam zunehmender Anstieg der Grundfrequenz ist weiterhin des öfteren durch Fieber der Mutter bei beginnendem oder bereits bestehendem *Amnioninfektionssyndrom* bedingt (Abb. 7.**3**). Insbesondere nach einem Blasensprung längere Zeit vor der Geburt entwickelt sich deshalb häufig eine intrapartuale Tachykardie.

Extreme Tachykardien, also Frequenzen über 200 spm, lassen in erster Linie an *heterotope Reizbildung* bzw. Extrasystolie denken, insbesondere, wenn dieser Befund bereits vor Geburtsbeginn vorgelegen hat. Ein wiederholter Wechsel zwischen Normo- und nicht meßbarer Tachykardie weist auf eine paroxysmale Tachykardie hin.

Prognostisch ungünstig

Außerdem kann eine im Verlauf der Geburt entstehende Tachykardie Ausdruck einer passageren fetalen *Hypoxämie* sein. Die Herzfrequenzbeschleunigung beweist in diesen Fällen eine noch vorhandene Kompensationsfähigkeit des fetalen Herz-Kreislauf-Systems (S. 13). Durch Steigerung der Herzfrequenz versucht der Fetus, den passageren O_2-Mangel zu kompensieren und seinen Säure-Basen-Haushalt zu normalisieren. Der Erfolg dieser Maßnahme kann an der Rückkehr der Frequenz in den Normbereich erkannt werden. Eine anhaltende bzw. zunehmende Tachykardie hingegen deutet auf ein Fortbestehen der Hypo-

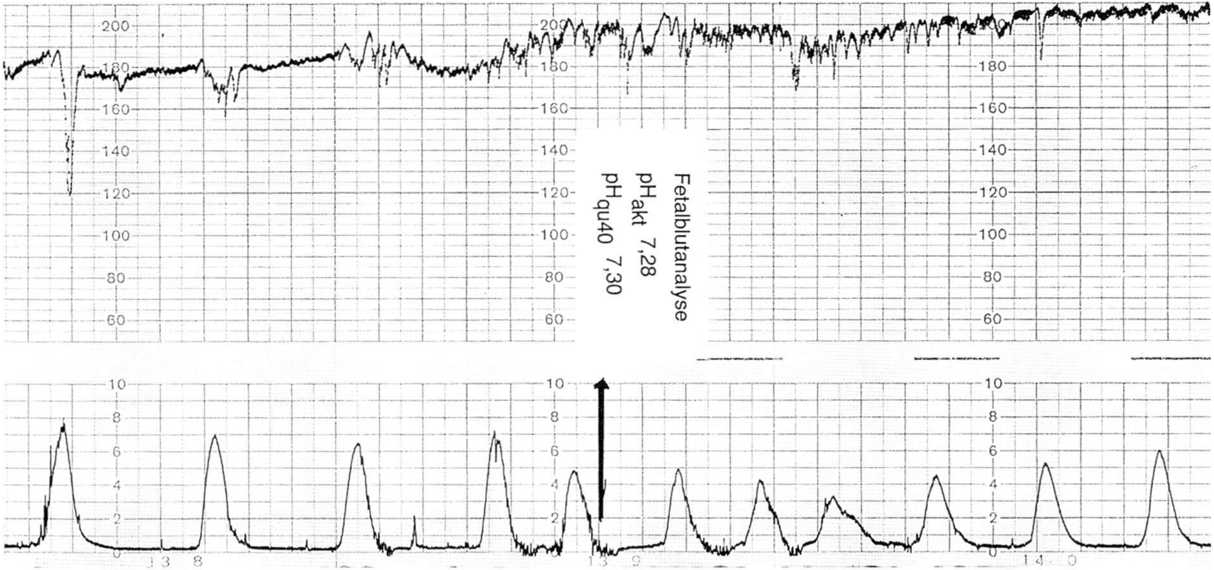

Klinische Bedeutung und Konsequenz **195**

Fetalblutanalyse
pH_{akt} 7,28
pH_{qu40} 7,30

Abb. 7.3 Schwere intrapartuale Tachykardie mit zunehmender Tendenz und variablen Dezelerationen. Fieber der Mutter 39,1 °C. Nach 2 Std. Tachykardie Sectio wegen zunehmender Tachykardie und Geburtsstillstand. Kind p.p. lebensfrisch, nach 4 min sekundär deprimiert. Nach Intubation Verlegung in die Kinderklinik wegen Verdacht auf Amnioninfektionssyndrom. Rückverlegung nach 7tägiger Behandlung.

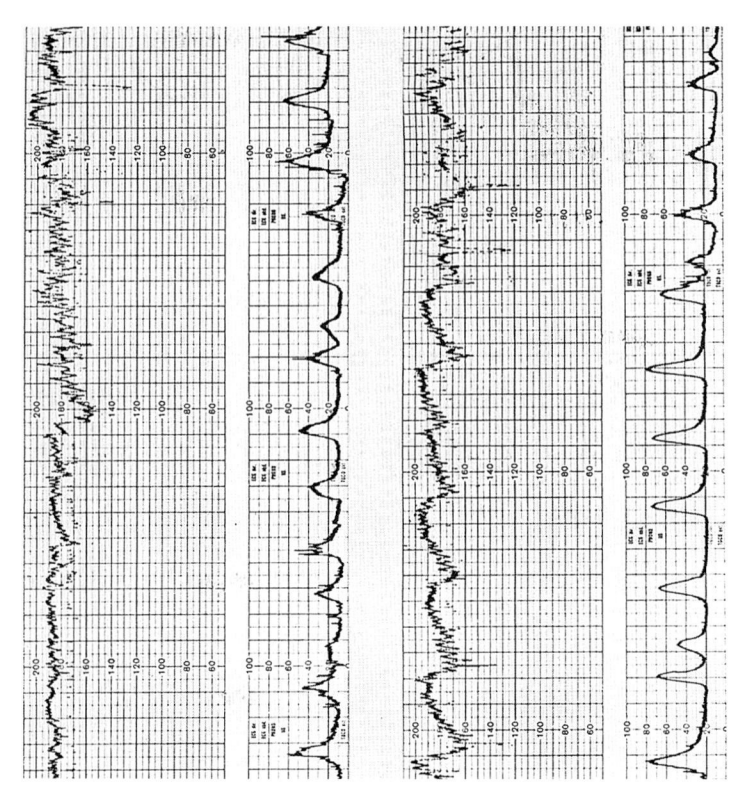

Abb. 7.**4** Schwere Tachykardie bei überwiegend undulatorischem Oszillationstyp. Auftreten von Dip. II. Zunächst normale pH-Werte. Bei Fetalblutanalysekontrolle nach 1 Std. 30 min pH$_{akt}$ 6,99. Schnellsectio, Kind 2630 g, 51 cm. pH$_{akt}$ 7,01, pH$_{aq40}$ 7,03, klinisch deprimiert. Entlassung nach 3 Wochen ohne Zeichen einer Schädigung.

xämie hin. Zeitabhängig werden andere Zeichen des O_2-Mangels im CTG auftreten (Abb. 7.**4**).

Klinische Bedeutung und Konsequenz

Die Tachykardie nimmt bei der CTG-Beurteilung sub partu eine Sonderstellung ein. Im Gegensatz zu anderen verdächtigen CTG-Veränderungen finden sich nämlich nach längerem Fortbestehen einer Tachykardie nahezu viermal häufiger intrakranielle Blutungen beim Neugeborenen, auch wenn völlig normale Säure-Basen-Verhältnisse vorlagen (Brand u.

Saling 1984). Schon lange ist bekannt, daß bei diesen Kindern folgende weitere Komplikationen gehäuft vorkommen: Hypoglykämie, gesteigerte sekundäre Depressionsrate und erhöhte Verlegungsfrequenz. Bereits erwähnt wurde, daß eine hochgradige Tachykardie ferner zur Dekompensation des Herzens führen kann (S. 175).

Insofern sollte bei einer Tachykardie sub partu immer kritisch abgewogen werden, ob eine schnelle vaginale Entbindung zu erwarten steht. Anderenfalls ist auch bei normalen pH-Werten eine operative Beeendigung der Geburt gerechtfertigt.

In allen Fällen, in denen eine Tachykardie sub partu
- längere Zeit andauert,
- eine zunehmende Tendenz zeigt oder
- in Kombination mit anderen suspekten mittel- bzw. kurzfristigen FHF-Veränderungen vorkommt,

muß mit Hilfe einer *Fetalblutuntersuchung* (S. 246 ff) das intrauterine Befinden des Kindes geklärt werden. Dies gilt auch dann, wenn eine Tachykardie nach Reizung der Mutter, nach Medikamentengabe oder im Zusammenhang mit mütterlichem Fieber auftritt, da eine zusätzliche hypoxische Komponente der Tachykardie aufgrund des CTG nicht auszuschließen ist. Das weitere geburtshilfliche Vorgehen wird sich nach dem Ausfall der Mikroblutuntersuchung richten (S. 246 f).

Die kritische Grenze für einen einmalig bestimmten aktuellen pH-Wert liegt nach Saling (1966)
- in der Eröffnungsperiode bei 7,25,
- in der Austreibungsperiode bei 7,20.

Wichtiger als niedrige Einzelwerte ist jedoch die weitere Tendenz der pH-Werte, die mit Hilfe einer zweiten, im Abstand weniger Minuten vorgenommenen Bestimmung abgelesen werden kann. Bei zunehmender Azidität muß die Geburt aus fetaler Indikation je nach Befund operativ vaginal oder abdominal beendet werden. Bei Verbesserung des fetalen Säure-Basen-Haushalts ist eine abwartende Haltung zunächst gerechtfertigt.

Der Verdacht einer maternen Infektion oder eines Amnioninfektionssyndroms verlangt die Gabe von Antibiotika unter der Geburt. Bei extremen Tachykardien bzw. Tachyarrhythmien sub partu läßt sich die FHF zumeist nicht kardiotokographisch aufzeichnen. Da die Logik der CTG-Geräte überfordert ist, findet sich in diesen Fällen oft nur „Schneegestöber" (Abb. 6.**27**) oder eine halbierte Frequenz ohne Oszillationen (Abb. 6.**32**). Ein über eine Skalpelektrode sub partu direkt abgeleitetes fetales EKG läßt zumeist die Art der Frequenzanomalie erkennen (Abb. 4.**27**, 4.**32**). Die Einbeziehung des direkten fetalen Elektrokardiogramms in die Gesamtzustandsdiagnostik stellt damit eine echte Bereicherung der intranatalen, diagnostischen Möglichkeiten dar.

Liegen keine Dekompensationszeichen des fetalen Herzens vor (S. 131), so kann durchaus eine vaginale Entbindung versucht werden. Da sich diese Kinder aber kardiotokographisch nicht überwachen lassen, ist heute folgendes Vorgehen möglich: Über eine an den vorangehenden Teil des Kindes geklebte Spezialelektrode lassen sich kontinuierlich transkutan die Blutgase CO_2 und O_2 messen. Vor allem das trägere CO_2 gibt eine verläßliche Aussage über den Säure-Basen-Haushalt des Kindes (Schmidt u. Mitarb. 1982). Zunächst wird bei Beginn der CO_2-Messung der pH-Wert mittels FBA kontrolliert und in Relation zum CO_2-Wert gesetzt. Bleibt der CO_2-Wert auf dem gleichen Niveau, so ändert sich auch der pH-Wert nicht. Bei Anstieg des CO_2-Wertes muß hingegen der pH-Wert kontrolliert werden (Abb. 7.**5**), um nicht eine Aziditätssteigerung zu übersehen.

Eine weitere Möglichkeit, diese Kinder unter der Geburt kontinuierlich zu überwachen, bietet die Pulsoximetrie (S. 260).

Post partum sollten alle Kinder, bei denen sub partu eine langanhaltende Tachykardie bestanden hat, pädiatrisch überwacht werden.

Bradykardie

Ursache

Prognostisch günstig

Bleibt eine bereits in der Schwangerschaft vorhandene Bradykardie sub partu ohne zusätzliche pathologische CTG-Muster bestehen, so handelt es sich in der Regel um eine *essentielle* Bradykardie (S. 133) (Abb. 7.**6**).

Tritt eine Bradykardie erstmals unter der Geburt auf, so kann sie die Folge einer passageren hämodynamischen Beeinträchtigung des mütterlichen Kreislaufes sein. Diese Zirkulationsstörung kommt vor in generalisierter Form als Kollaps beim *Vena-cava-Syndrom* oder in lokalisiert auf den uteroplazentaren Kreislauf beschränkte Form als *Uterushyperaktivität* (z. B. Oxytocinüberstimulierung).

Prognostisch unklar

Eine Bradykardie kann weiterhin Ausdruck einer *kardialen* oder *zerebralen* Störung sein. Kardiale Störungen der Reizbildung bzw. Erregungsleitung treten z. B. bei einem Vitium cordis auf. Eine zerebrale Bradykardie kommt z. B. bei einer Hirnfehlbildung vor.

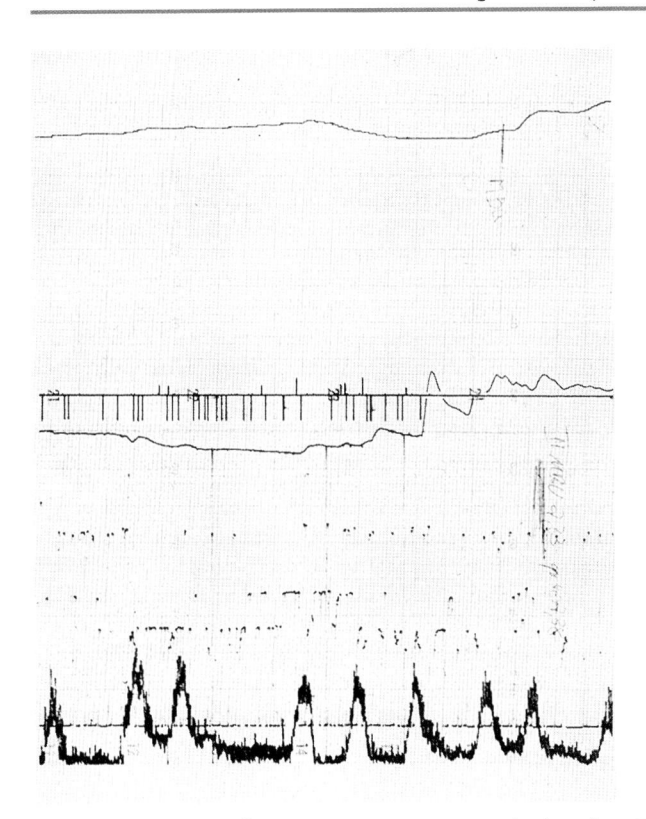

Abb. 7.5 Subpartuale Überwachung eines Fetus mit hochgradiger Tachykardie (um 240 spm) mittels transkutaner pCO_2-Messung (pCO_{2tc})). Bei CO_2-Anstieg erfolgt eine Kontrolle der pH-Werte. Von oben nach unten: pCO_{2tc}, Heizleistung, nichtauswertbare FHF, Wehen.

Prognostisch ungünstig

Eine längere Zeit anhaltende uteroplazentare Zirkulationsstörung führt mit zunehmendem Sauerstoffmangel nach initialer Frequenzbeschleunigung (S. 13) zum Frequenzfall. Abhängig von der Gesamtdauer des O_2-Mangels wird eine Dezeleration oder bei persistierendem O_2-Abfall eine Bradykardie resultieren. Diese *Hypoxiebradykardie* kann daher in der überwiegenden Zahl aus dem vorherigen Frequenzverhalten diagnostiziert werden. Eine Kombination einer Hypoxiebradykardie mit einem silenten FHF-Verlauf kennzeichnet eine für das Kind besonders bedrohliche Situation.

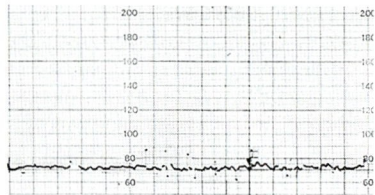

Abb. 7.6 Essentielle schwere Bradykardie. Oszillationstyp: silent. Normale Blutgaswerte sub partu. Spontangeburt eines unauffälligen, lebensfrischen Kindes pH_{akt} 7,28, pH_{qu40} 7,25 in der Nabelarterie.

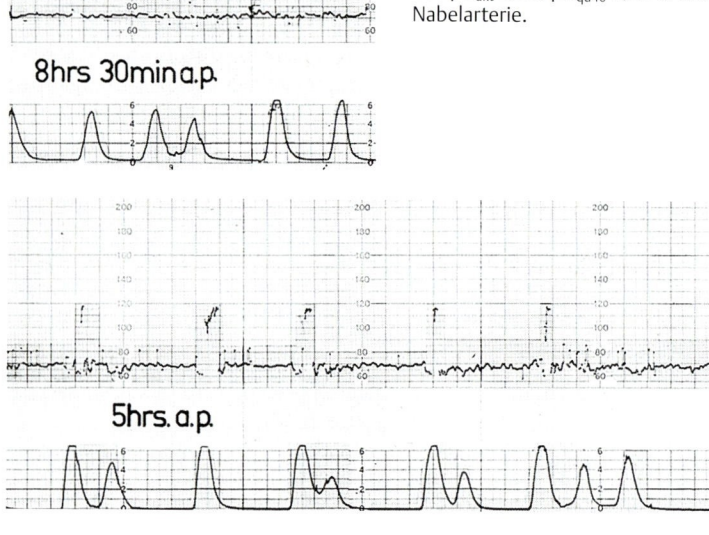

In der Austreibungsperiode wird diese Bradykardieform auch als *terminale* Bradykardie (Klöck u. Lamberti 1975) bezeichnet. Im Zusammenhang mit einer Preßwehe kommt es dabei zum rapiden O_2-Abfall und zur Bradykardie (Abb. 7.7). Als zusätzliche hypoxische Zeichen sind häufig vorhanden:
➤ Oszillationsverlust,
➤ Verrundung der Umkehrpunkte,
➤ Nichterreichen der ursprünglichen Basalfrequenz in der Wehenpause.

Klinische Bedeutung und Konsequenz (Tab. 7.1)

Nach Untersuchungen von Brand u. Saling (1984) ist die Frequenz intrakranieller Blutungen bzw. neurologischer Auffälligkeiten nach subpartualen Bradykardien gegenüber einem Normalkollektiv nicht gesteigert, wenn keine Azidose vorlag. Insofern sollte eine Entscheidung zur operativen Geburtsbeendigung nicht allein aufgrund einer solchen

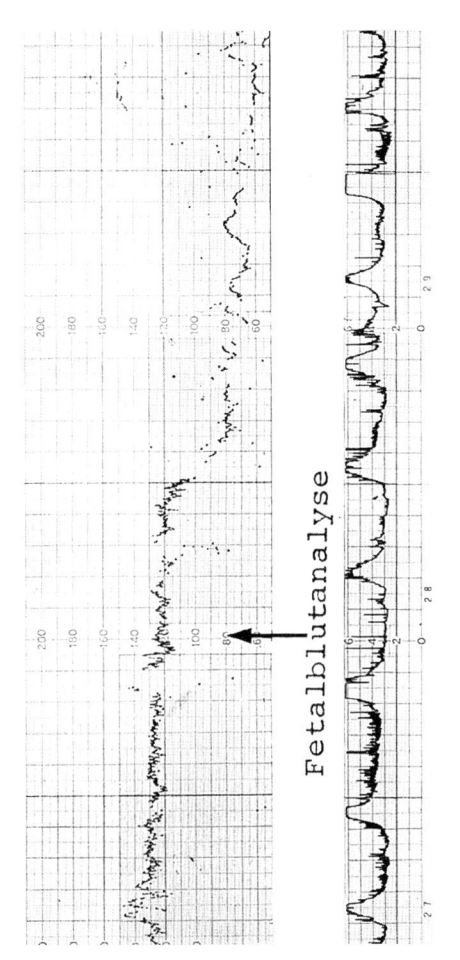

Abb. 7.7 Terminale Bradykardie. Frequenz vor der Bradykardie um 125 spm, silenter Oszillationstyp. Fetalblutanalyse 20 min vor der Geburt: pH_{akt} 7,30, pH_{qu40} 7,32; nach der operativen Entbindung durch eine Vakuumextraktion: pH_{akt} 7,12, pH_{qu40} 7,22.

CTG-Veränderung getroffen werden. Auch in diesen Fällen kann man daher nicht auf die FBA verzichten, um nicht gehäuft unnötige Operationen durchzuführen. Da andererseits bekannt ist, daß sich bei einer Bradykardie <100 spm rasch eine Azidose ausbilden kann, muß in diesen Fällen eine FBA schnell erfolgen.

Tab. 7.1 Konsequenzen bei Bradykardie

Ursache/Verdacht	Konsequenz
Vorbestehende Bradykardie	wahrscheinlich „essentielle Bradykardie" ohne Konsequenz sub partu FBA: bei normalem Befund gute Prognose
Vena-cava-Kompressionssyndrom	Seitenlagerung, evtl. Volumensubstitution
Wehenhyperaktivität oder erhöhter Basaltonus	Akuttokolyse (S. 94)
Verdacht auf kardiale Bradykardie	EKG und Ultraschall zum Ausschluß eines Vitiums: Prognose dann gut
Verdacht auf zerebrale Bradykardie	Ultraschall zum Ausschluß hirnorganischer Veränderungen
Hypoxiebradykardie	Akuttokolyse FBA mit Kontrolle in kurzem Abstand evtl. operative Entbindung
Terminale Bradykardie	operative Entbindung ohne FBA

Passagere hämodynamische Zirkulationsstörung

Die weitaus häufigste Form der intrapartualen Bradykardie ist durch eine passagere uteroplazentare Zirkulationsstörung bedingt. Nach Beseitigung der auslösenden Ursache erfolgt in der Regel eine rasche Normalisierung der fetalen Herzfrequenz. Die Therapie des Vena-cava-Syndroms besteht in der sofortigen Seitenlagerung der Mutter. Eine Uterushyperaktivität oder ein Basaltonusanstieg nach einer Parazervikalanästhesie läßt sich mit einer Akuttokolyse (S. 94) beheben.

Essentielle Bradykardie

Besteht eine antenatale Bradykardie intranatal fort, so sollte nach einer Blasensprengung der Säure-Basen-Haushalt des Kindes mit Hilfe einer Fetalblutuntersuchung (S. 246 ff) überprüft werden. Normale pH-Werte erhärten die Diagnose essentielle Bradykardie.

Fehlen im weiteren Verlauf hypoxieverdächtige CTG-Symptome, so darf mit einem unauffälligen postpartualen Zustand des Kindes gerechnet werden. Bei unklaren Befunden ist die Fetalblutuntersuchung zu wiederholen.

Klinische Bedeutung und Konsequenz

Kardiale Bradykardie

Bei einer schweren Bradykardie zwischen 50 und 70 spm ist in erster Linie an einen AV-Block zu denken, der sowohl mit tachykarden als auch bradykarden Zyklen einhergehen kann. Bei kongenitalem Herzblock sind sogar minimale Frequenzen von 20 spm beobachtet worden (Shenker 1979). Zum Ausschluß einer solchen kardialen Bradykardieursache kann ein fetales EKG abgeleitet werden, das wie auch eine Ultraschall-B-Bild-Untersuchung die Art der Herzrhythmusstörung aufklären hilft.

Liegt kein Herzvitium vor, so ist die Prognose der Kinder günstig. Eine kontinuierliche Überwachung dieser Fälle sub partu ist daher selbstverständlich, obwohl selbst aus zusätzlichen suspekten CTG-Zeichen keine eindeutige Indikation zur Schnittentbindung abgeleitet werden kann. Heute lassen sich diese Kinder allerdings sicher mit Hilfe der Pulsoxymetrie oder der transkutanen Messung des CO_2-Gehalts am vorangehenden Teil überwachen (S. 260). Jedes Neugeborene sollte einer baldigen pädiatrischen Untersuchung zugeführt werden, um kardiale Erkrankungen erkennen und behandeln zu können.

Bei pränataler Diagnose eines Herzvitiums sollte, abhängig von der Überlebenschance, in Zusammenhang mit einem Expertenteam erwogen werden, ob eine Sectio bei evtl. abfallenden pH-Werten indiziert ist.

Zerebrale Bradykardie

Auch wenn es sich um Raritäten handelt, so sollte eine Bradykardie in Kombination mit fehlender Oszillation und meist normalen pH-Werten an eine Hirnmißbildung, z. B. einen Anenzephalus, denken lassen. Die Sicherung der Diagnose gelingt, sofern sie nicht bereits früher gestellt wurde, durch eine Ultraschalluntersuchung.

Hypoxiebradykardie

Die Hypoxiebradykardie der Eröffnungsperiode stellt bei kontinuierlicher Überwachung ein seltenes Ereignis dar. In der Regel wird schon vorher aufgrund verschiedener suspekter CTG-Veränderungen eine Therapie eingeleitet, die zunächst beim Absinken der pH-Werte in der Tokolyse unter Kontrolle des Säure-Basen-Haushalts, bei Verschlechterung des Zustands in der operativen Entbindung besteht.

Ist es dennoch – meist als Folge einer diskontinuierlichen Überwachung – zum Auftreten einer Hypoxiebradykardie gekommen, so sollte sofort eine Akuttokolyse begonnen werden (S. 29, 268 f). Gleichzeitig sind im Abstand von 1–2 Minuten zwei Blutgasanalysen dem Kind zu entnehmen. Bei raschem Abfall der pH-Werte ist die sofortige Schnittentbindung indiziert. Beim Anstieg der pH-Werte über 7,20 kann unter weiteren pH-Kontrollen abgewartet werden (S. 268 f).

Kann die Entbindung nur durch die Sectio erfolgen, so stellt sich dem Geburtshelfer die Frage, ob nicht eine bereits vorliegende irreversible Schädigung des Kindes den Eingriff verbietet. Mit Hilfe der Fetalblutuntersuchung sollte vor der Operation der pH-Wert bestimmt werden. Die Grenze des aktuellen pH-Wertes, bei dem noch ein lebensfähiges Kind zu erwarten ist, liegt nach Bretscher u. Saling (1969) etwa bei 6,9. Abhängig von der Dauer der Azidose kann es in Einzelfällen aber durchaus sinnvoll sein, auch bei noch niedrigeren pH-Werten sich zur Sectio zu entschließen. A. Staudach hat dankenswerterweise zur Demonstration einen Fall überlassen, bei dem es infolge einer Bradykardie zum Abfall der pH-Werte auf 6,87 kam. Obwohl die schwere Azidose unter Tokolyse fast 2 Stunden anhielt, wurde ein gesundes Kind geboren (Abb. 7.**8 a–d**).

Terminale Bradykardie

Die terminale Bradykardie in der Preßperiode stellt immer eine Indikation zur schnellen Geburtsbeendigung dar, da bei Fortbestehen der Bradykardie über mehrere Minuten mit der Geburt eines deprimierten Kindes zu rechnen ist (Abb. 7.**7**).

Abb. 7.**8 a–d** Bei dem dargestellten Fall handelt es sich um eine 32jährige I-Para ▷ in der 32. SSW, die mit Blasensprung und Abgang von klarem Fruchtwasser bei Beckenlage zur Aufnahme kam. Der Muttermund war 4 cm dilatiert. Ein Nabenschnurvorfall konnte ausgeschlossen werden. Im CTG fand sich eine leichte Tachykardie ohne registrierbare Wehen. Im Rahmen der CTG-Überwachung in Linksseitenlage traten Wehen und eine Bradykardie über 16 min auf. Die daraufhin durchgeführte Fetalblutanalyse ergab einen pH_{akt} von 6,87 und einen Base excess von –23. Wegen der hochgradigen Azidose wurde zunächst auf eine Sectio verzichtet und abgewartet, ob eine intravenöse Notfalltokolyse die Situation verbessert. Bei rückläufiger Tendenz der Azidose und erneut einsetzenden Wehen erfolgte bei einem pH_{akt} von 7,07 und einem BE von –16 die Schnittentbindung. Dabei wurde ein 1780 g schwerer Knabe mit einem Apgar 3-6-9 und einem Nabelarterien-pH_{akt} 7,02 entwickelt, der im weiteren Verlauf ohne Zeichen einer Schädigung heranwuchs.

Klinische Bedeutung und Konsequenz **205**

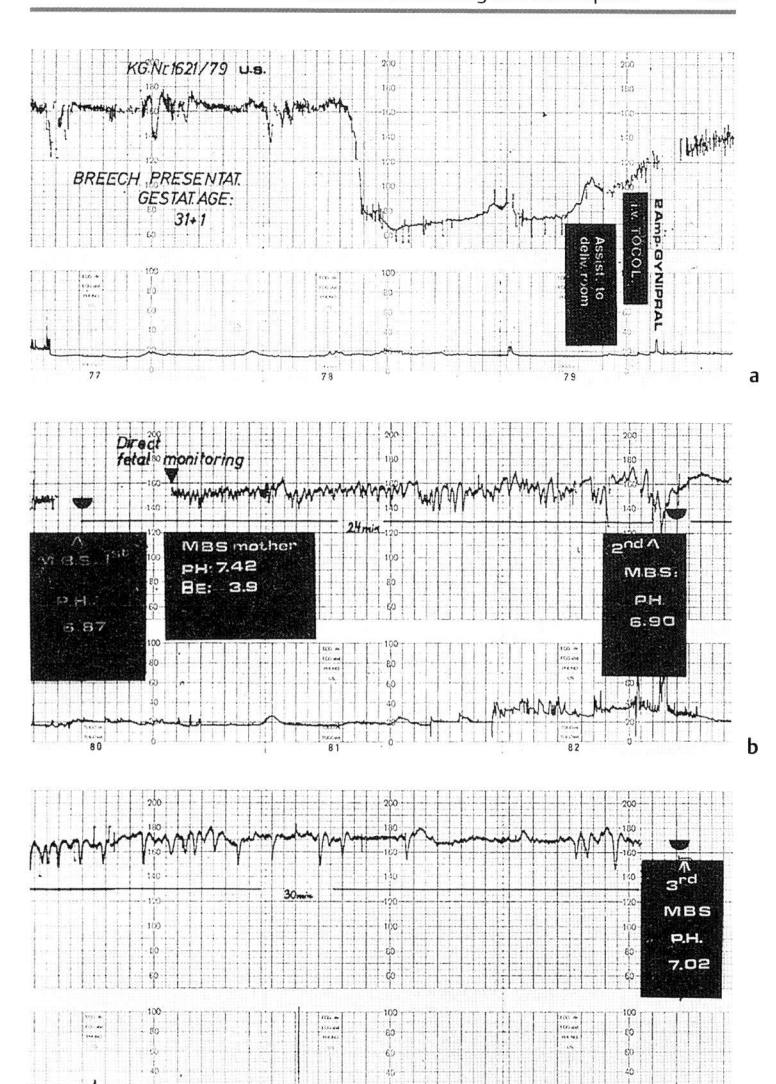

Abb. 7.**8 d** ▷

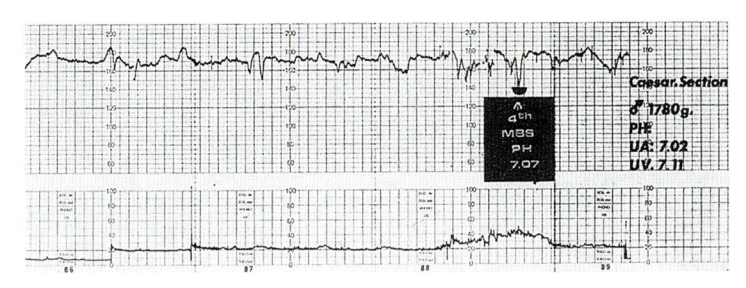

Abb. 7.**8 d**

Akzelerationen

■ Sporadische Akzelerationen

Ursache

Sporadische Akzelerationen kommen sub partu vor allem im Zusammenhang mit einer direkten Berührung des Fetus vor (Abb. 7.**9**). So führen z. B.
- eine vaginale oder rektale Untersuchung,
- eine Blasensprengung,
- das Anlegen einer Skalpelektrode oder
- eine Fetalblutuntersuchung

unter physiologischen Bedingungen zu Kindsbewegungen und damit zur Herzfrequenzbeschleunigung. Seltener lösen intrapartuale (z. B. akustische oder thermische) Reize Akzelerationen aus.

Klinische Bedeutung und Konsequenz

Sporadische Akzelerationen sind in jedem Falle als prognostisch günstig zu bewerten. Fehlen hingegen Akzelerationen nach einem entsprechenden Weckreiz, so spricht das für eine mangelhafte Anpassungsfähigkeit des fetalen Herz-Kreislauf-Systems und muß als Warnsymptom gelten.

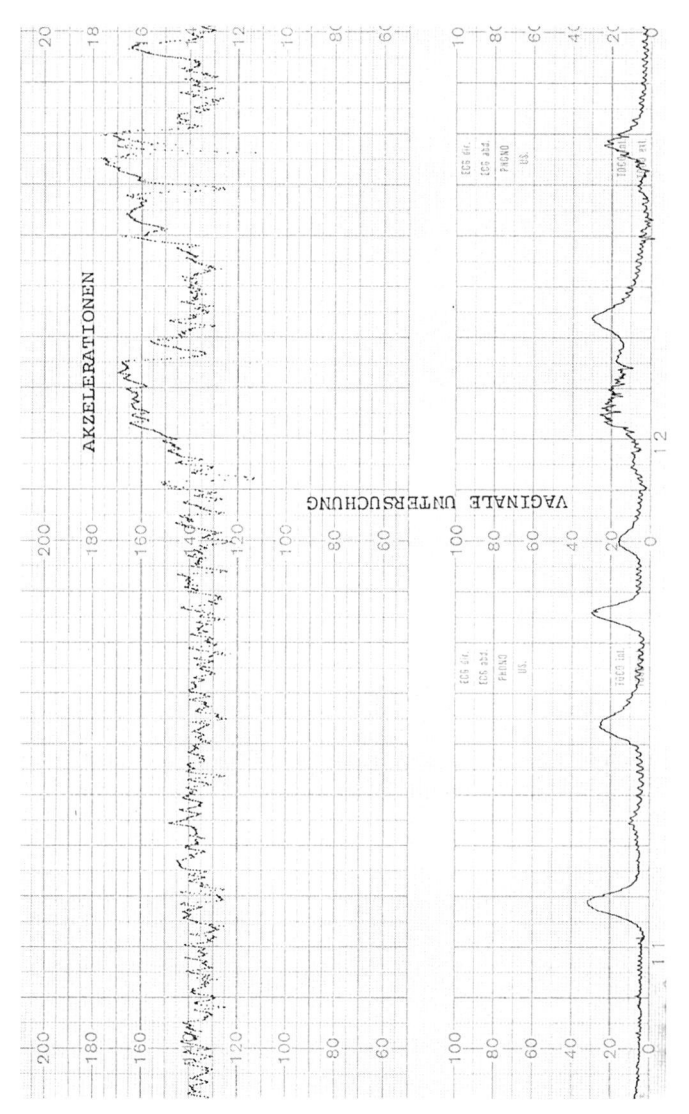

Abb. 7.**9** Akzelerationen nach vaginaler Untersuchung.

■ Periodische Akzeleration

Ursache

Periodische Akzelerationen sind entweder Ausdruck
- einer wehensynchronen, uteroplazentaren Minderdurchblutung oder
- einer Nabelschnurkompression, bei der lediglich die V. umbilicalis betroffen ist.

Im ersten Fall kommt es über eine fetale Hypoxämie zu einer Herzfrequenzbeschleunigung mit *allmählichem Frequenzanstieg* und -abfall. Eine durch Uteruskontraktionen bedingte venöse Nabelschnurkompression führt hingegen zu periodischen Akzelerationen mit *steiler Frequenzänderung*, die mit weiterem Geburtsfortschritt oft in variable Dezelerationen übergehen oder mit ihnen vergesellschaftet sind (Abb. 7.**10**).

Klinische Bedeutung und Konsequenz

Periodische Akzelerationen sind in ihrer Bedeutung in den Bereich des fließenden Übergangs von der physiologischen Kompensation zur beginnenden fetalen Gefährdung einzuordnen. Treten während der intrauterinen Überwachung bei normalem CTG-Befund periodische Akzelerationen auf, so ist eine Spontangeburt anzustreben, da mit einem unbeeinträchtigten Zustand des Neonaten gerechnet werden kann.

Dezelerationen

■ Frühe Dezelerationen

Ursache

Frühe Dezelerationen (Abb. 7.**11**) sind Folge einer geburtsmechanisch ausgelösten kurzfristigen Ischämie des fetalen Gehirns, die zu einer Funktionsbeeinträchtigung des Sympathikus mit Überwiegen des Vagotonus führt. Die Häufigkeit ihres Vorkommens wird zwischen 2% (Heinrich u. Mitarb. 1975) und 12% (Kubli u. Mitarb. 1969) angegeben, wobei nach Fruchtblasensprengung eine Zunahme der Frequenz beobachtet wurde (Schwarcz 1973, Baumgarten 1976).

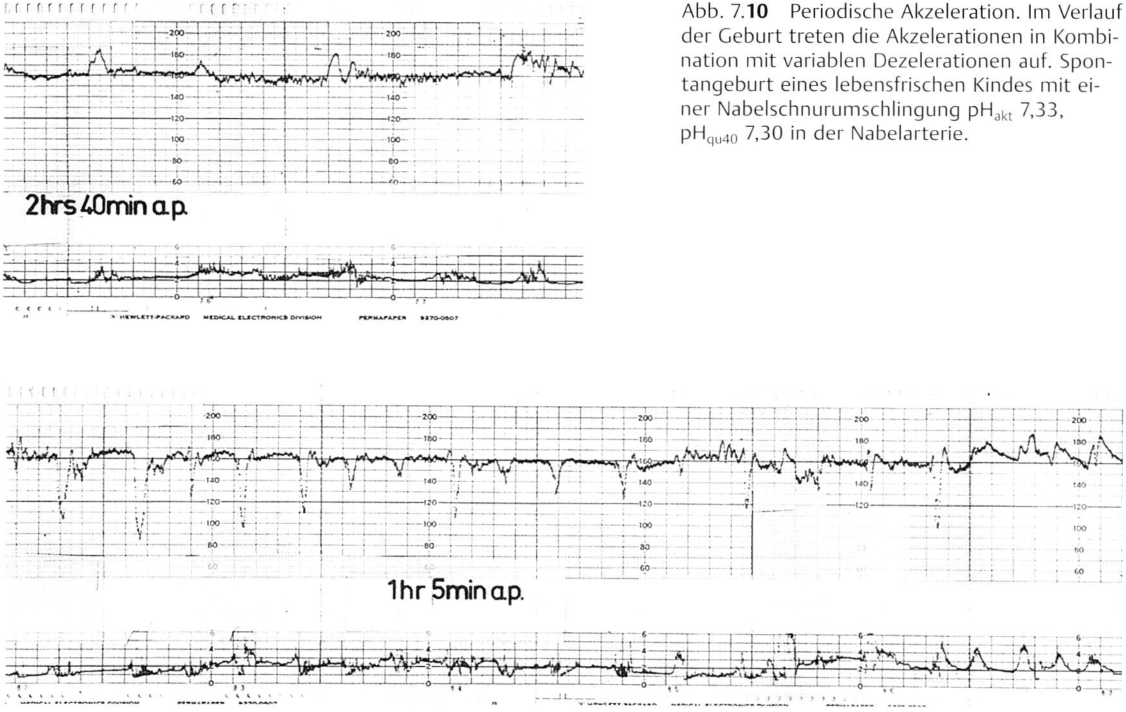

Klinische Bedeutung und Konsequenz

Abb. 7.**10** Periodische Akzeleration. Im Verlauf der Geburt treten die Akzelerationen in Kombination mit variablen Dezelerationen auf. Spontangeburt eines lebensfrischen Kindes mit einer Nabelschnurumschlingung pH$_{akt}$ 7,33, pH$_{qu40}$ 7,30 in der Nabelarterie.

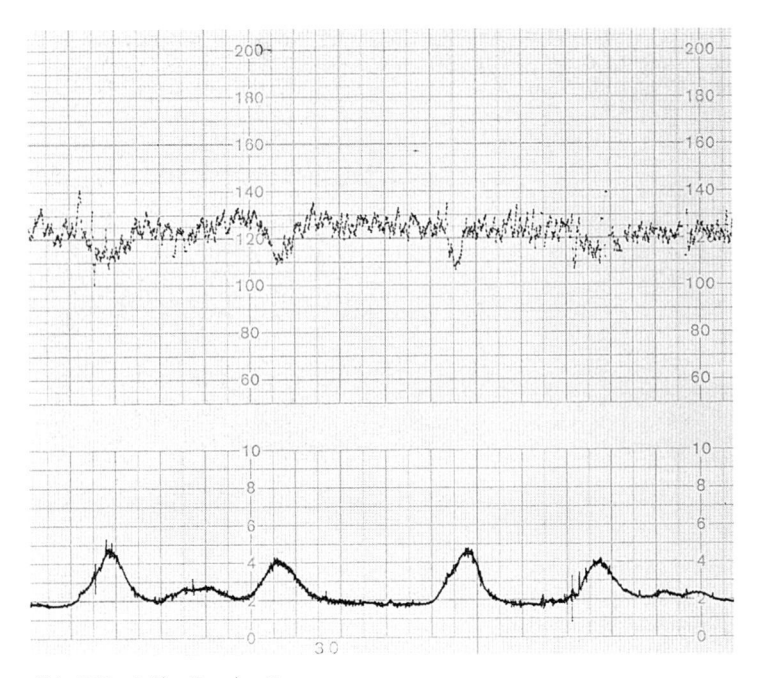

Abb. 7.11   Frühe Dezelerationen.

Klinische Bedeutung und Konsequenz (Abb. 7.12)

Passager auftretende frühe Dezelerationen gelten als *Warnsymptome,* die bei sonst normalem CTG-Muster zunächst keiner weiteren Abklärung bedürfen. Jedoch ist daran zu denken, daß das frühe Dezelerationsmuster Ausdruck einer *überhöhten Wehenmittelgabe* sein kann, die insbesondere bei fehlendem Tiefertreten und starker Konfiguration des Kopfes einen zu intensiven Kompressionseffekt zur Folge hat.

Bei Persistenz früher Dezelerationen länger als 30 min sollte zur Minderung der Kontraktionskraft eine niedrig dosierte Tokolyse durchgeführt werden. Seidenschnur u. Mitarb. (1972) empfehlen, in der Austreibungsperiode den Durchtritt des Kopfes bei der Geburt mit einer kompressionsarmen Parallelzange zu erleichtern.

Klinische Bedeutung und Konsequenz **211**

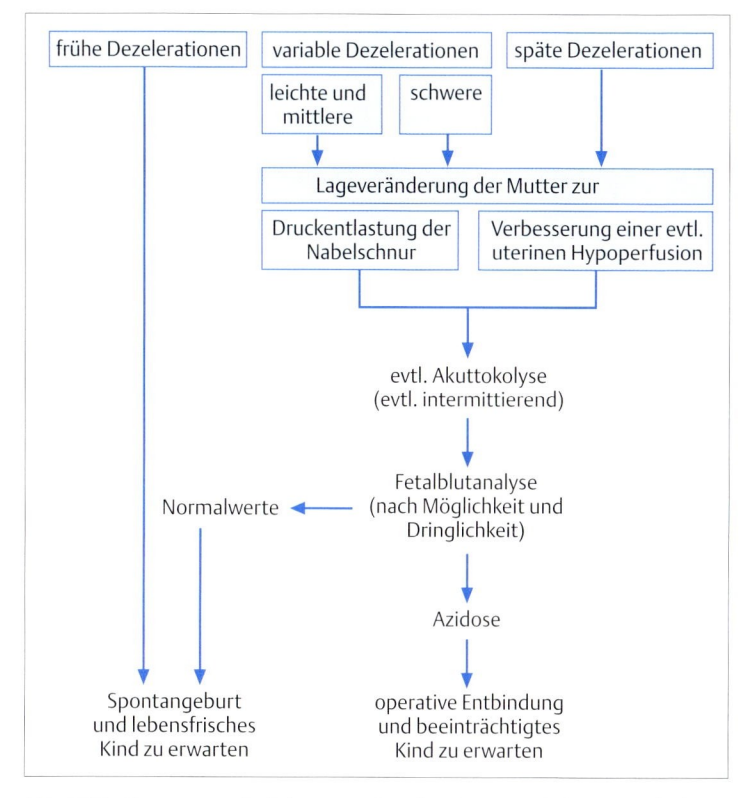

Abb. 7.**12** Zu erwartende Folgen von Dezelerationen und diagnostisch-therapeutische Konsequenzen.

Variable Dezelerationen

Ursache

Ätiologisch sind variable Dezelerationen (Abb. 7.**13**) durch eine umbilikoplazentare Zirkulationsstörung bedingt, gleichgültig, ob die Behinderung zentral, also im Bereich des Kapillargebietes, oder peripher, also im Verlauf der Nabelschnur, liegt. Als häufigste Ursachen für eine passagere Unterbrechung im extrakorporalen Kreislauf finden sich
➤ eine Nabelschnurumschlingung,
➤ ein Nabelschnurknoten,
➤ eine kurze Nabelschnur,

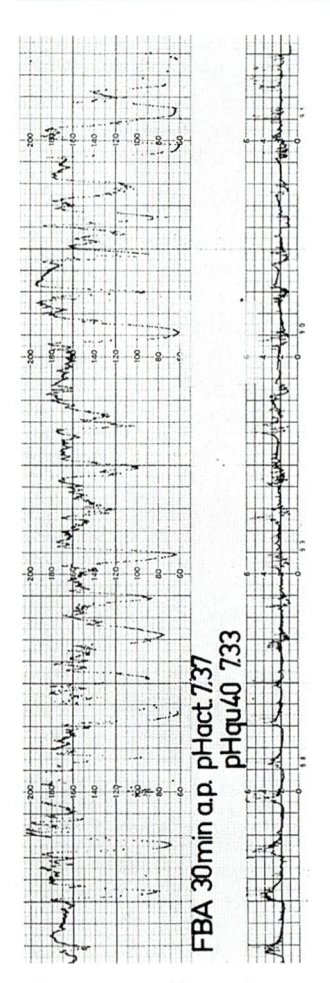

Abb. 7.**13** Variable Dezelerationen. Fetalblutanalyse 30 min ante partum unauffällig. Spontangeburt, pH-Werte in der Nabelarterie: pH_{akt} 7,21, pH_{qu40} 7,23.

- eine lange Nabelschnur,
- ein Nabelschnurhämatom,
- eine Nabelschnurthrombose,
- eine Oligohydramnie.

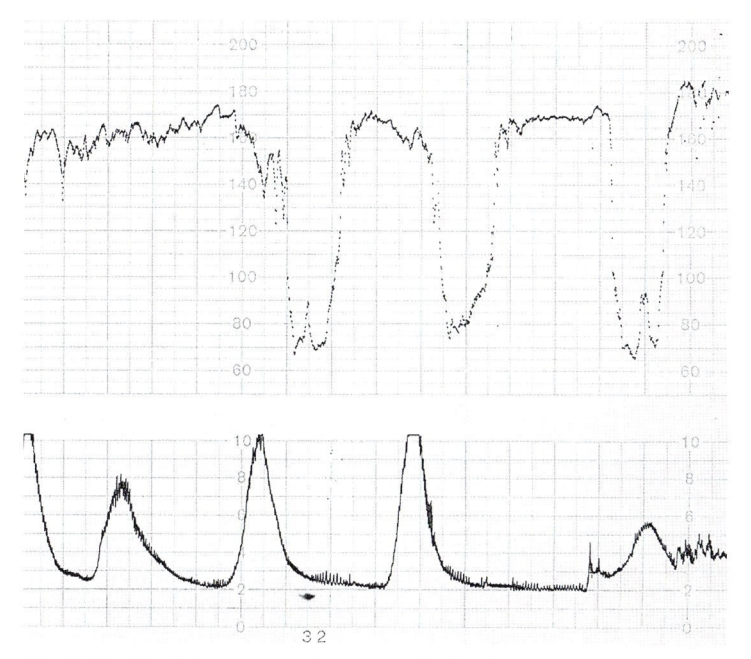

Abb. 7.**14** Mittelschwere und schwere variable Dezelerationen.

Klinische Bedeutung

Variable Dezelerationen stellen das am häufigsten beobachtete Dezelerationsmuster sub partu dar mit zunehmender Frequenz bis zur Austreibungsperiode. Sie sind etwa bei jeder zweiten Entbindung zu registrieren. Nach Kubli u. Mitarb. (1969), die die variablen Dezelerationen nach Amplitude des Frequenzabfalles und Dauer der Dezeleration in leicht, mittelschwer und schwer eingeteilt haben (S. 87), gehen
➤ leichte variable Dezelerationen in der Regel mit einem *normalen pH-Wert* einher,
➤ mittelschwere und schwere aber mit einem statistisch *signifikaten pH-Abfall* (Abb. 7.**14**).

Das Ausmaß der Veränderungen im Säure-Basen-Haushalt wird vor allem durch die uterine Aktivität modifiziert. Eine Basaltonuserhöhung ist dabei im Vergleich zur gesteigerten Wehentätigkeit für das Kind prognostisch ungünstiger.

Demgegenüber können bei genügend langem Weheninterval (>3 min) und normalem Basaltonus selbst bei schweren variablen Dezelerationen normale Blutgaswerte vorliegen.

Eine besondere prognostische Bedeutung kommt der Dezelerationsfrequenz und dem Auftreten ungünstiger Zusatzkriterien (S. 87) zu. Ein Dezelerations-Kontraktions-Quotient (S. 84) von 1 im Zusammenhang mit einer abnehmenden Oszillation und prognostisch ungünstigen Zusatzkriterien kennzeichnet eine für das Kind gefährliche Situation, in der sich in der Regel schnell eine Azidose ausbildet (Rüttgers 1973).

Konsequenz

Ein allgemeingültiges Rezept, nach dem in jedem Einzelfall immer die gleiche klinische Entscheidung zu treffen wäre, kann es für variable Dezelerationen ebensowenig wie für andere CTG-Veränderungen geben. Dennoch kann als Richtlinie das folgende Vorgehen bei Auftreten von variablen Dezelerationen gelten.

Eröffnungsperiode

Zunächst kann therapeutisch ein *Lagewechsel* der Mutter versucht werden, der zumindest kurzfristig in den meisten Fällen zur Normalisierung der Nabelschnurdurchblutung führt. Es gibt dabei keine speziell empfehlenswerte mütterliche Lage, da die Umlagerung der Mutter nicht mehr als einen Versuch darstellt, die mechanischen Beziehungen zwischen Mutter und Kind so zu verändern, daß die Nabelschnur nicht länger komprimiert wird. Praktisch sollte sich bei Auftreten von variablen Dezelerationen eine auf dem Rücken liegende Gebärende auf die Seite drehen. Bei mangelndem Erfolg kann eine entgegengesetzte Seitenlagerung oder als Ultima ratio eine Kopftieflagerung sowie eine Knie-Ellenbogenlage von der Kreißenden eingenommen werden.

Treten trotz des Lagewechsels weiterhin mit nahezu jeder Wehe variable Dezelerationen auf, so sollte der Versuch unternommen werden, die Wehenpausen durch eine *intravenöse Tokolyse* zu verlängern. Ein Weheninterval über 3 min rechtfertigt indessen eine abwartende Haltung.

Nehmen trotz Tokolyse die variablen Herzfrequenzalterationen in ihrer Intensität oder die Wehen in ihrer Frequenz zu, so muß das Ergebnis einer *Fetalblutuntersuchung* (S. 246 ff) über die weiteren geburtshilflichen Maßnahmen entscheiden.

Austreibungsperiode

In der Austreibungsperiode sollte die Geburt bei mittelschweren oder schweren variablen Dezelerationen vaginal operativ beendet werden, wenn der vorangehende Teil extraktionsgerecht auf Beckenboden steht. Jedoch bieten auch zu diesem Zeitpunkt die intravenöse Tokolyse, der Lagewechsel der Mutter und die Fetalblutanalyse noch die Möglichkeit, in einem gewissen Prozentsatz eine Spontangeburt zu erreichen (Goeschen u. Mitarb. 1984). Der Übergang in eine terminale Bradykardie ist immer zu befürchten, das geburtsmedizinische Management hat sich darauf einzustellen. Die präventive Abkürzung der Preßperiode ist zu favorisieren. Eigene Ergebnisse zeigen mit Geburtsfortschritt einen deutlichen Zusammenhang zwischen Zeichen einer hämodynamischen Störung und einem pH_{NA}-Abfall.

Befindet sich der vorangehende Teil über Beckenboden, so sollte in jedem Fall eine Fetalblutanalyse erfolgen, da eine vaginale Operation aus Beckenmitte bzw. vom Beckeneingang dreifach häufiger zu intrakraniellen Blutungen führt als eine Spontangeburt bzw. ein Eingriff vom Beckenboden (Brand u. Saling 1984). Außerdem findet sich nur in 15 % ein pH-Wert < 7,25 (Goeschen u. Mitarb. 1984). Nur bei erniedrigten pH-Werten ist aber eine Operation aus kindlicher Indikation auch wirklich angezeigt.

In allen anderen Fällen kann evtl. unter Tokolyse oder durch Lagewechsel einschließlich Mobilisation der Mutter ein Tiefertreten des Kopfes bzw. sogar eine Spontangeburt abgewartet werden.

Späte Dezelerationen

Ursache

Späte Dezelerationen kommen sub partu in einer Häufigkeit zwischen 4 und 7% vor. Sie sind mit großer Wahrscheinlichkeit der *uteroplazentaren Insuffizienz* zuzuordnen.

Der häufigste Grund für die wehensynchrone Einschränkung der plazentaren Austauschbedingungen ist eine *Plazentainsuffizienz*.

Jedoch kann eine Störung der fetalen O_2-Versorgung auch bei funktionstüchtiger Plazenta auftreten, und zwar durch
➤ uterine Hyperaktivität,
➤ vorzeitige Lösung der Plazenta,
➤ fetale Blutung.

Der verminderte Atemgasaustausch infolge einer uteroplazentaren Insuffizienz führt zeitabhängig zur fetalen Hypoxie.

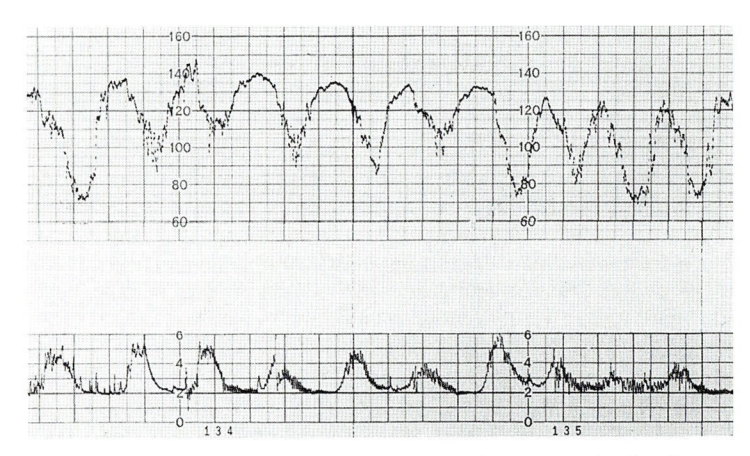

Abb. 7.**15** Schwere späte Dezelerationen (Dezelerationsamplitude über 45 spm) in der Eröffnungsperiode bei 34jähriger Erstpara mit EPH-Syndrom. Abfall der pH-Werte unter Tokolyse in den präazidotischen Bereich. Schnittentbindung. Kind deprimiert. Apgar-Wert 4/7/10. pH_{akt} 7,15, pH_{qu40} 7,12 in der Nabelarterie.

Klinische Bedeutung

Es ist heute unbestritten, daß Spätdezelerationen meist in Verbindung mit anderen CTG-Veränderungen eine hypoxische Gefährdung des Fetus anzeigen können (Abb. 7.**15**).

Nach Kubli (1971) liegen nach Auftreten von Spätdezelerationen die fetalen pH-Werte in rund 70% unter 7,25, wobei ein enger Zusammenhang zwischen pH-Wert und Schweregrad der Dezeleration besteht (S. 84).

Auf die lineare Zunahme der Azidität in Abhängigkeit von der Anzahl der späten Dezelerationen haben Klöck u. Mitarb. (1971) hingewiesen. Sie errechneten für die einzelnen späten Dezelerationen einen durchschnittlichen pH-Abfall von 0,014 pH-Einheiten sowie eine Zunahme des Basendefizits von 0,8 mmol/l.

■ Konsequenz

Es stellt sich die Frage, wie lange bei Vorliegen eines späten Dezelerationsmusters abgewartet werden darf und wann die Geburt zu beenden ist. Eine allgemeingültige Antwort kann es nicht geben.

Wir sind der Meinung, daß in jedem Falle vor einer operativen Entscheidung eine FBA erfolgen sollte, da keinesfalls immer bei späten Dezelerationen abfallende pH-Werte vorliegen (Abb. 7.**16**).

Fischer (1976) empfiehlt demgegenüber das folgende Vorgehen:

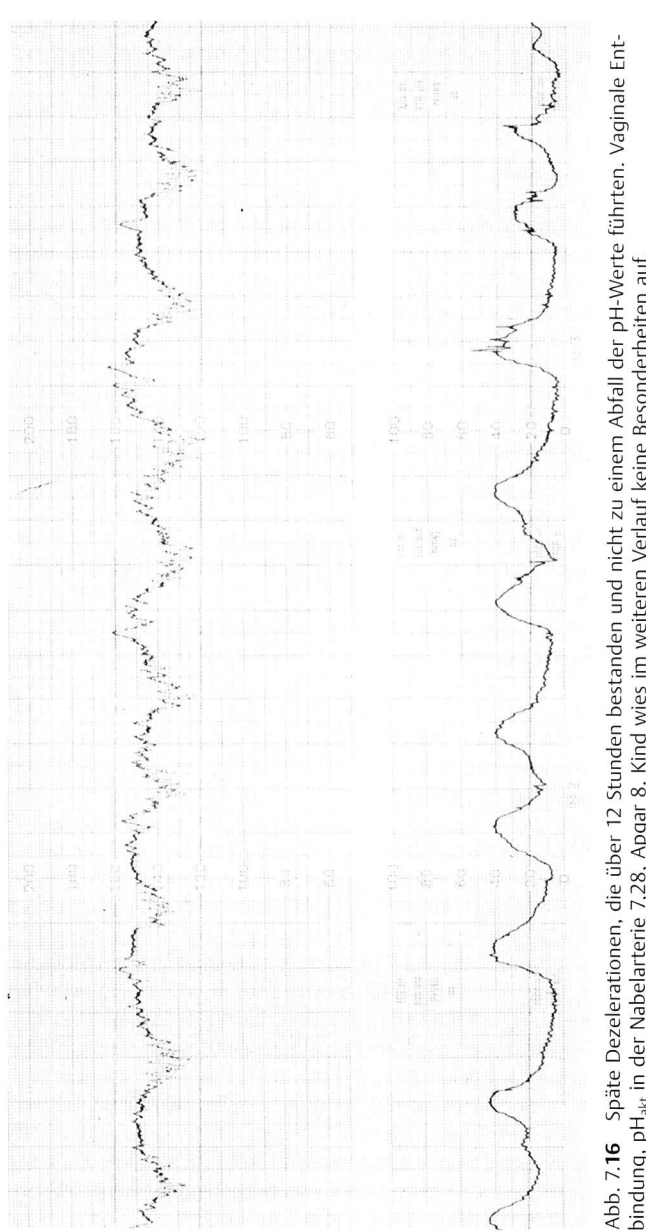

Klinische Bedeutung und Konsequenz

Abb. 7.**16** Späte Dezelerationen, die über 12 Stunden bestanden und nicht zu einem Abfall der pH-Werte führten. Vaginale Entbindung, pH$_{akt}$ in der Nabelarterie 7,28, Apgar 8. Kind wies im weiteren Verlauf keine Besonderheiten auf.

Eröffnungsperiode

Gehen in der Eröffnungsperiode bei normaler Wehentätigkeit bis zu 5% der Uteruskontraktionen mit späten Dezelerationen einher und wird die Gesamtzahl von 20 Spätdezelerationen nicht überschritten, so ist mit der Geburt eines lebensfrischen Kindes zu rechnen.

Bei einer Dezelerationshäufigkeit von mehr als 30% sollte die Geburt nach 15–20 Wehen beendet werden, da bei längerem Abwarten mit einer Sauerstoffmangelversorgung und niedrigen pH-Werten zu rechnen ist.

Bei repetitiven, mit jeder Wehe auftretenden Spätdezelerationen muß die Entscheidung zur Operation innerhalb weniger Minuten getroffen werden.

Liegt die Dezelerationsfrequenz im Bereich zwischen 5 und 30%, so sollte eine Fetalblutuntersuchung durchgeführt werden, die das weitere Vorgehen bestimmt.

Austreibungsperiode

In der Austreibungsperiode ist bei späten Dezelerationen entsprechend zu verfahren wie bei variablen (s. o.).

Konservative Maßnahmen

Bei Grenzwerten des Säure-Basen-Haushalts (S. 257 f) und zur Überbrückung der Zeitspanne bis zur operativen Entbindung kann durch konservative Maßnahmen eine Verbesserung der fetalen O_2-Versorgung versucht werden.

Unbestritten ist der günstige Einfluß des maternen *Lagewechsels* auf die fetale Situation. Allein durch Einnahme der linken Seitenlage lassen sich häufig die maternofetalen Austauschverhältnisse fördern.

Auch *Sauerstoffgabe* an die Mutter soll eine positive Wirkung auf die fetale O_2-Versorgung ausüben.

Diese Behandlungsform ist jedoch nicht unwidersprochen, da verschiedene Untersucher nach länger als 15 min anhaltender Sauerstoffgabe eine Reduktion des maternofetalen Blutstromes in der Plazenta und damit der fetalen pH-Werte sowie einen Anstieg der Kohlensäuredrücke beobachteten (Saling 1963 u. a.).

Eine *kontrollierte mütterliche Sauerstoffatmung* scheint daher nur kurzfristig bis zu 15 min empfehlenswert zu sein, wenn es darum geht, die Zeitspanne zwischen Auftreten fetaler Gefahrenzeichen und einer weiteren diagnostischen Abklärung bzw. einer operativen Geburtsbeendigung zu überbrücken. Eine über längere Zeit anhaltende Verbesserung der fetalen Sauerstoffversorgung ist mit dieser Therapie also nicht zu erwirken.

Die Mitteilungen über die erzielten Resultate nach Gabe eines β-Sympathomimetikums intravenös sind mehrheitlich günstig (Saling u. Dudenhausen 1973). Es fehlt aber nicht an Berichten, bei denen sich die kindlichen Verhältnisse besonders bei stark azidotischen Kindern verschlechterten (Renaud u. Mitarb. 1973). Sehr wahrscheinlich verursachen dabei die β-Mimetika auch beim Kind eine Vasodilatation. Damit wird aber die notwendige Sauerstoffsparschaltung aufgehoben. Unter der als Sauerstoffsparschaltung bezeichneten kompensatorischen Anpassung versteht man eine verminderte Durchblutung und damit eine verminderte O_2-Zufuhr nicht unbedingt lebensnotwendiger Organe. Die dadurch eingesparte O_2-Menge steht den lebensnotwendigen Organen zur Verfügung. Durch die iatrogene Vasodilatation wird dieser Schutzreflex gestört. Es kommt zur Einschwemmung von Milchsäure aus den abgeschalteten Bezirken in den zentralen Kreislauf und damit zur Verschlechterung des fetalen Zustandes.

Es sind weitere pharmakologische Versuche unternommen worden, die eine Verbesserung der uteroplazentaren Durchblutung zum Ziel haben.

In Anbetracht der Tatsache, daß die Uterusgefäße in der Spätschwangerschaft normalerweise fast maximal dilatiert sind, kann die Wirkung von *dilatatorischen Medikamenten* (Theophyllinderivate, Complamin, Persantin usw.) nur gering sein. Daher sehen wir sub partu für diese Substanzen keinen Platz.

Auch die Versuche, mit *Pufferinfusionen* an die Mutter eine sich ausbildende fetale Azidose anzugehen, haben enttäuscht. Sinnvoll ist diese Maßnahme hingegen bei „maternogener Azidizitätssteigerung" des Fetus (S. 248).

Daher bleibt bei Persistenz später Dezelerationen als einzige wirksame Therapie nur die Geburtsbeendigung, da nicht zu erwarten ist, daß bei gestörtem diaplazentarem Stoffaustausch infolge morphologischer Veränderungen der Plazenta, einer vorzeitigen Lösung oder einer fetalen Blutung eine der erwähnten Maßnahmen über längere Zeit erfolgreich sein kann. Unter Kontrolle der pH-Werte läßt sich allerdings oft noch eine Spontangeburt abwarten. Auch der Ausschluß einer fetalen Anämie kann intrauterin durch die FBA erfolgen. Dabei sollte die Zeitspanne zwischen Auftreten von späten Dezelerationen und eventuell abfallenden pH-Werten therapeutisch genutzt werden. Günstig wirken sich ein Lagewechsel, eine kurzfristige Sauerstoffatmung und bei uteriner Hyperaktivität eine Tokolyse aus (Abb. 7.**17**). Auch die Periduralanästhesie vermag bei Hyper- bzw. Hypoventilation der Mutter infolge der Wehenschmerzen die Bedingungen zu verbessern.

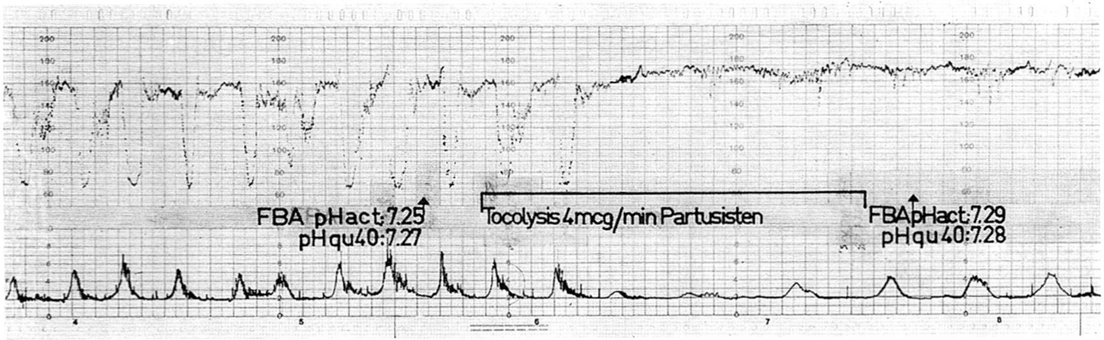

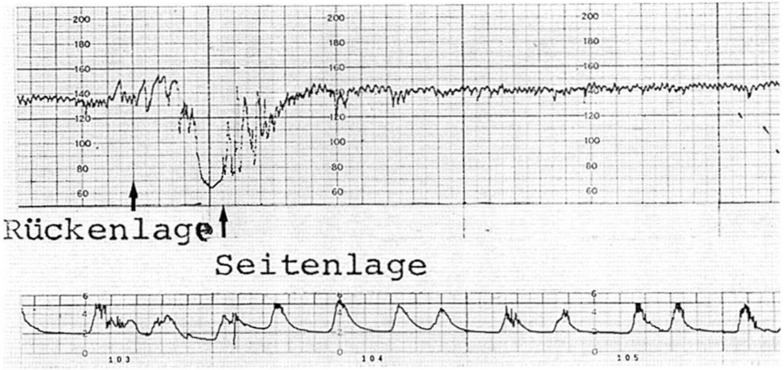

Abb. 7.17 Positiver Tokolyseeffekt nach pH-Abfall infolge schwerer Spätdezelerationen. Die Vorbereitungszeit bis zur Schnittentbindung wird dadurch optimal genutzt. Nach der Sectio pH_{akt} 7,22, pH_{qu40} 7,20, lebensfrisches Kind mit Apgar-Wert: 8/9/10.

Abb. 7.18 Auftreten einer prolongierten Dezeleration bei vaginaler Untersuchung sub partu in Rückenlage.

Prolongierte Dezeleration

Prolongierte Dezelerationen (S. 91 ff) kommen sub partu vor im Zusammenhang mit
- materner Hypotonie (Vena-cava-Syndron, nach Spinalanästhesien, zu starke Blutdrucksenkung beim EPH-Syndrom) (Abb. 7.**18**),
- Dauerkontraktion (z. B. Oxytocinüberstimulierung),
- Parazervikalanästhesie.

Die Therapie besteht beim Vena-cava-Syndrom in der Seitenlagerung der Patientin (Abb. 7.**18**), bei der Hypotonie infolge einer Spinalanästhesie in Volumensubstitution, bei zu starker iatrogener Blutdrucksenkung in Unterbrechung der antihypertensiven Behandlung. Der FHF-Abfall bei einer Dauerkontraktion wird sich in der Regel schnell nach β-Mimetika-Gabe normalisieren. Auch die Frequenzalterationen nach Parazervikalanästhesie sind der intrauterinen Reanimation gut zugänglich (S. 29).

Oszillationsamplitude und -frequenz

Einzelmerkmal. Oszillationsamplitude und -frequenz haben als Einzelmerkmale im intrapartualen CTG nicht die Bedeutung erlangt, die ihnen bei der antenatalen Kardiotokographie zugemessen wird. Dies steht im Zusammenhang mit der häufig angewandten Gabe von Analgetika, Sedativa, Parasympatholytika und Sympathomimetika, die zu einer Einengung der Bandbreite und zur Verminderung der Zahl der Nulldurchgänge führen können.

Dennoch müssen der überwiegend silente Oszillationstyp nach Ausschluß eines physiologischen Ruhezustandes des Kindes oder einer Pharmakongabe sowie der über längere Zeit anhaltende saltatorische Typ (Abb. 7.**19**) als Warnsymptom gelten und zu einer Fetalblutuntersuchung Veranlassung geben.

Zusatzmerkmal. In Verbindung mit anderen suspekten CTG-Veränderungen hingegen kann die Einschränkung der Oszillation, also die Abnahme der Bandbreite und der Zahl der Nulldurchgänge, einen Hinweis auf eine Gefährdung des Fetus geben. Folgende Kombinationen gehen bei Persistenz mit einer *ungünstigen Prognose* einher:
- Abnahme der Oszillation mit Verrundung der Umkehrpunkte,
- Abnahme der Oszillation und Tachykardie,
- Abnahme der Oszillation und Bradykardie,
- Oszillationsverlust im Dezelerationstief,
- Zunahme von Oszillationsamplitude und -frequenz („Arrhythmietendenz") s. a. Abb. 7.**19**.

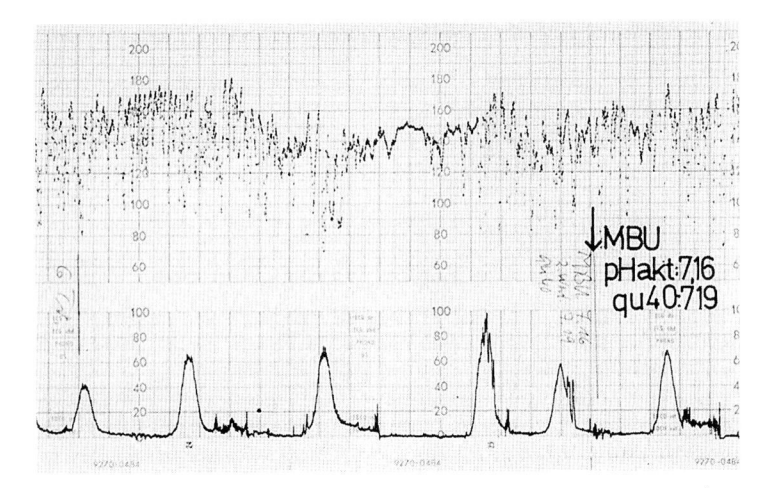

Abb. 7.**19** Interferenztyp, der über 6 Stunden mit normalen pH-Werten einherging. In der Austreibungsphase Vakuumextraktion wegen fetaler Azidose.

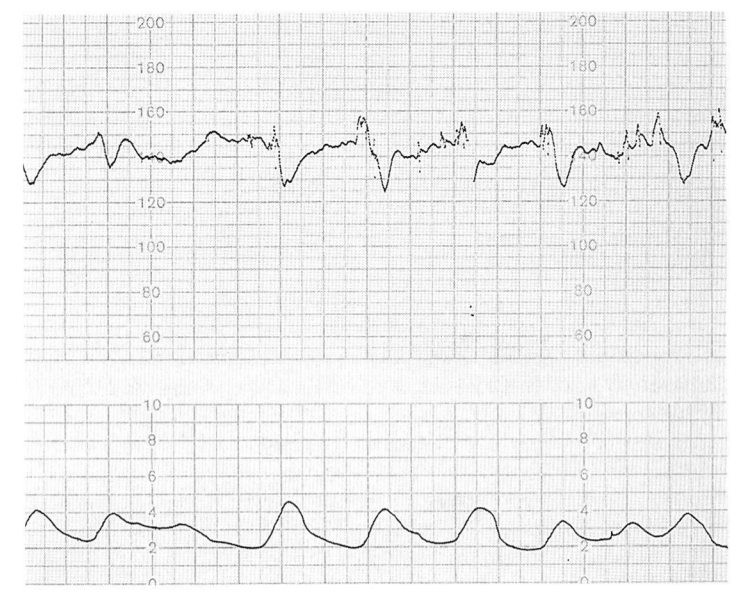

Abb. 7.**20** Silentes CTG mit Verrundung der Umkehrpunkte bei einem Kind mit multiplen Fehlbildungen.

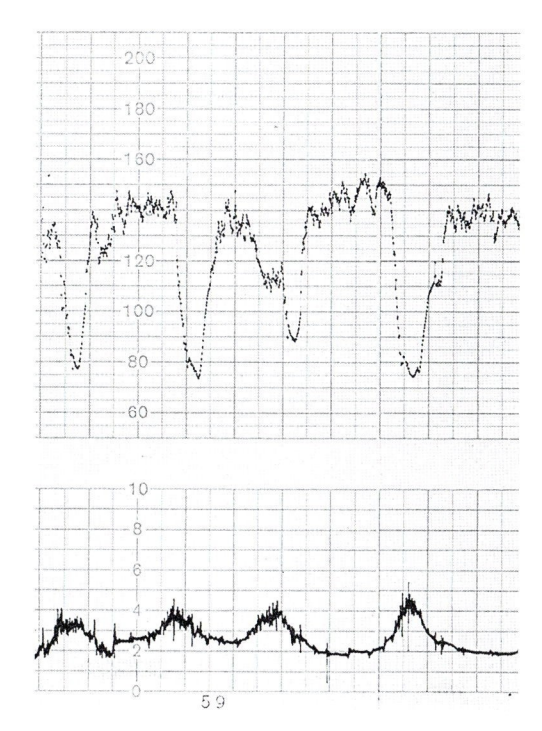

Abb. 7.**21** Oszillationsverlust im Dezelerationstief.

Bei allen vier Kombinationsformen sollte eine Fetalblutuntersuchung durchgeführt werden, die über das weitere geburtshilfliche Vorgehen entscheidet (S. 246 ff). Bei silentem CTG mit verrundeten Umkehrpunkten sollte weiterhin eine Fehlbildung ausgeschlossen werden (Abb. 7.**20**).

Nach Bührig u. Schmid (1975) steht insbesondere der Parameter Oszillationsverlust im Dezelerationstief (Abb. 7.**21**) in enger Korrelation zur Häufigkeit fetaler Azidosen (pH unter 7,20), und zwar in folgender Weise:
➤ bei normaler Oszillation im Dezelerationstief sind etwa 7% fetale Azidosen zu erwarten,
➤ bei 1- bis 5maligem Oszillationsverlust 23,5% Azidosen,
➤ bei 6- bis 10maligem Oszillationsverlust 75% Azidosen.

Bleibt der Oszillationsverlust auch nach der Dezeleration bestehen, so erinnert das Kurvenbild an eine Sinusschwingung und wird sinusoide Herzfrequenz genannt (Abb. 7.**22**).

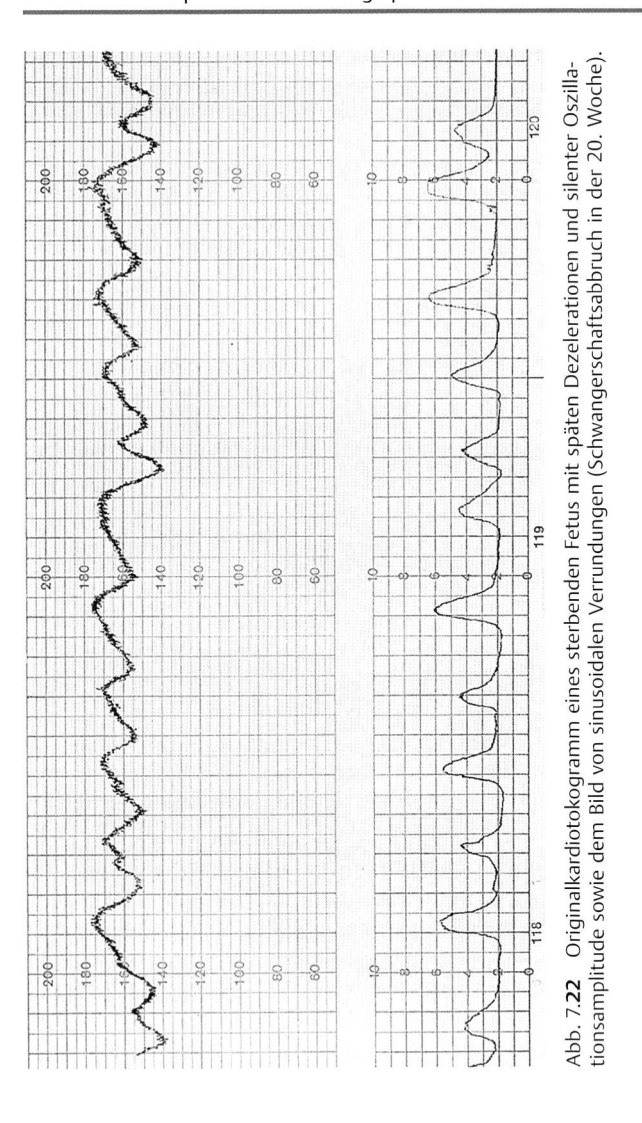

Abb. 7.22 Originalkardiotokogramm eines sterbenden Fetus mit späten Dezelerationen und silenter Oszillationsamplitude sowie dem Bild von sinusoidalen Verrundungen (Schwangerschaftsabbruch in der 20. Woche).

Ein sinusoidales Muster mit langsamer Frequenz (S. 105) geht oft mit einer drastischen Verschlechterung des intrauterinen fetalen Zustands einher und wird vor einem intrauterinen Fruchttod beobachtet. Auch bei sofortigem operativem Handeln kann häufig nur ein schwer deprimiertes Kind entwickelt werden. Ein Sinusmuster mit zwei oder mehr Schwingungen pro Minute läßt primär an eine fetale Anämie denken (S. 106). In diesen Fällen sollte die fetale Hämoglobinkonzentration unverzüglich mittels FBA überprüft werden.

Zusammenfassende Betrachtung der intrapartualen Kardiotokographie

Die kontinuierliche intranatale kardiotokographische Überwachung bietet die Voraussetzung für eine prospektive Geburtsleitung. Die Entscheidungen über den Zeitpunkt zusätzlich notwendiger Blutgasanalysen, geburtsbeendigender Maßnahmen oder erforderlicher konservativer Therapieformen (Tokolyse, Lagewechsel, O_2-Gabe) ergeben sich aus den aktuellen CTG-Befunden (Tab. 7.2). Die Häufigkeit und die Bedeutung der verschiedenen genannten Beurteilungskriterien eines intranatal registrierten Kardiotokogramms lassen sich wie folgt zusammenfassen.

Tab. 7.**2** Intrapartuale CTG-Befunde und ihre Konsequenzen

CTG-Befunde	Konsequenz
Normalbefunde	keine
Warnsymptome	FBA
Ausnahmen	
▶ Dip I	zunächst keine; nach 30 min Persistenz: Tokolyse; zur Geburtserleichterung: Parallelzange
▶ Arrhythmie	fetales EKG, Ultraschall-B-Bild
▶ prolongierte Dezeleration	Seitenlage, evtl. Tokolyse
▶ Tachykardie	länger anhaltend (3–4 Std.) ohne entsprechenden Geburtsfortschritt: operative Entbindung auch bei normalem pH
Pathologische Symptome	baldige Geburtsbeendigung, vorher FBA zum Erkennen der Dringlichkeit. Initial Seitenlage, O_2-Gabe, evtl. Tokolyse
Ausnahme	
▶ Tachykardie	wie oben

Normalbefunde

Normalbefunde kommen sub partu in etwa 40% vor. Zusatzuntersuchungen bzw. therapeutisches Handeln erübrigen sich. Im einzelnen ist ein normales intranatales CTG durch die folgenden Befunde charakterisiert:
➤ Basalfrequenz zwischen 120 und 160 spm,
➤ Oszillationsamplitude undulatorisch. Eine Einschränkung der Bandbreite nach Pharmakongabe wird ebenfalls den Normalbefunden zugeordnet,
➤ Oszillationsfrequenz 3–5/min,
➤ sporadische Akzelerationen,
➤ Spikes.

Warnsymptome

Die Frequenz der Warnsymptome im intranatalen Zeitraum liegt bei ca. 55%. Die Befunde sind in Tab. 7.**3** zusammengestellt.

Eine *Sonderform* in dieser Gruppe stellen die akuten *Zirkulationsstörungen* dar, die von den 55% etwa 45% ausmachen und mit den CTG-Veränderungen in Tab. 7.**4** einhergehen.

Pathologische Befunde

Der Anteil an pathologischen Befunden sub partu liegt bei etwa 5%; sie sind in Tab. 7.**5** aufgeführt.

Typische CTG-Muster in der Austreibungsperiode

Während der Austreibungsperiode, der Zeit von der vollständigen Muttermunderöffnung bis zur Geburt des Kindes, vor allem aber während der Preßperiode unterliegt der Fetus einer zunehmenden Belastung. Die Phase der Geburt wird daher gesondert besprochen.

Ursache

Fetalblutuntersuchungen während normaler Eröffnungs- und Austreibungsperioden zeigen übereinstimmend, daß es im Verlauf der Eröffnungsperiode zu einem allmählichen, unbedeutenden Abfall des pO_2-

Tab. 7.3 Warnsymptome im subpartualen CTG und Konsequenzen

CTG-Befunde	Konsequenz
Tachykardie oder Bradykardie als einziges Symptom Oszillationsamplitude silent oder saltatorisch Frühe Dezelerationen	FBA (bei länger anhaltender Tachykardie ohne Geburtsfortschritt: operative Entbindung auch bei normalem pH) ➤ zunächst keine ➤ nach 30 min Persistenz Tokolyse zur Reduktion der Wehenkraft ➤ Geburtserleichterung mit einer kompressionsarmen Parallelzange
Arrhythmie	fetales EKG, Ultraschall-B-Bild

Tab. 7.4 CTG-Veränderungen sub partu, die für eine Zirkulationsstörung sprechen

CTG-Befunde	Konsequenz
Variable Dezelerationen Leicht oder mittelschwer Wehenintervall > 3 min Quotient Dezeleration/Kontraktion < 1	keine
Schwer oder mittelschwer mit Zusatzkriterien Wehenintervall < 3 min Quotient Dezeleration/Kontraktion = 1	FBA
Prolongierte Dezeleration	Seitenlage, evtl. Tokolyse

Tab. 7.5 Pathologische CTG-Befunde sub partu

CTG-Befunde	Konsequenz
➤ Kombination von Tachykardie oder Bradykardie und fehlender Oszillation ➤ späte Dezelerationen ➤ Verrundung der Umkehrpunkte ➤ schwere variable Dezelerationen plus Zusatzkriterien ➤ Oszillationsverlust im Dezelerationstief ➤ Hypoxiebradykardie ➤ sinusoider FHF-Verlauf	baldige Entbindung notwendig! Eine FBA (S. 246 ff) vermag über die Dringlichkeit zu entscheiden. In der Phase der Vorbereitung Lagewechsel, O$_2$-Gabe, Tokolyse
➤ terminale Bradykardie	sofortige Entbindung

und des pH-Wertes bei gleichzeitigem Anstieg der pCO$_2$ kommt, während in der Austreibungsperiode die Änderungsgeschwindigkeit dieser Parameter stark zunimmt (Saling 1964, Klöck u. Lamberti 1975). Analog werden abnorme Herzfrequenzen in der Austreibungsperiode häufiger beobachtet als in der Eröffnungsperiode.

> Die Ursachen dieser FHF-Veränderungen sind in der Verminderung der uterinen und umbilikalen Durchblutung sowie der damit verbundenen ungünstigen Sauerstoffversorgung des Fetus vornehmlich während der Preßperiode zu suchen.

Einteilung der CTG-Muster

Vorschläge zur Einteilung typischer CTG-Muster in der Austreibungs- bzw. Preßperiode wurden von mehreren perinatologischen Arbeitsgruppen gemacht (Holzmann u. Mitarb. 1974, Melchior 1974, Künzel 1974, Vromann 1975, Fisher 1976 und Schlotter u. Mitarb. 1979). Nach den Untersuchungen dieser Autoren lassen sich sechs in ihrer Dignität unterschiedlich zu bewertende Herzfrequenzbilder unterscheiden:
1. In etwa 5–10% aller Geburten finden sich unauffällige FHF-Verläufe.
2. In etwa 45–50% kommen Normokardien mit Dezelerationen meist variabler Art zum Teil in Kombination mit initialer Akzeleration und kompensatorischer Tachykardie vor.
3. In etwa 20–30% wird bei normokarder Basalfrequenz und Dezelerationen ein Übergang in eine terminale Bradykardie beobachtet.
4. Tachykardien mit Dezelerationen oder
5. mit Übergang in eine terminale Bradykardie treten in etwa 5% der Fälle auf.
6. Bradykardien in Verbindung mit Dezelerationen kommen in 10–15% vor.

Klinische Bedeutung und Konsequenz

Die Bedeutung der genannten Herzfrequenzmuster in der Austreibungsperiode läßt sich in Hinsicht auf ihre Korrelation zu biochemischen und klinischen Parametern nicht endgültig beurteilen. Da die typischen CTG-Muster der Austreibungsperiode meist erst während der letzten 6–7 Preßwehen vor Beendigung der Geburt auftreten, führen sie in der Regel selten zu fetalen Azidosen.

Grundsätzlich hat sich für die CTG-Muster 1, 2, 4 und 6 folgendes ergeben:

Zwischen der Dauer der Austreibungsperiode und dem Abfall des pH-Wertes besteht eine lineare Beziehung. Daher bestimmt die Dauer der Austreibungsperiode, besonders der Preßperiode, den postpartualen Zustand des Kindes.

> Als Richtzahl kann heute gelten, daß die Preßperiode bei der Erstpara 30 min, bei der Mehrpara 20 min nicht überschreiten sollte. 3–4 Preßwehen pro 10 min garantieren Mutter und Kind die notwendigen Erholungsphasen (Klöck u. Lamberti 1975).

Eine besondere Bedeutung kommt den CTG-Mustern mit einer terminalen Bradykardie (Typ 3 und 5) zu (Abb. 7.**23**). Sie zeigen eine hochgradige Gefährdung des Kindes an und machen eine operative Beendigung der Geburt erforderlich. Bei vakuum- oder zangengerecht stehendem Kopf ist die Indikation zum vaginaloperativen Vorgehen gegeben. Durch Applikation eines β-Mimetikums kann die Zeit für die Vorbereitung des Eingriffs überbrückt werden.

Die Belastung des Kindes durch einen vaginal operativen Eingriff hängt vor allem vom Höhenstand des vorangehenden Teils ab. Klingmüller-Ahting u. Saling (1984) haben gezeigt, daß eine Extraktion aus Beckenmitte etwa doppelt so schwer ist wie vom Beckenboden. Das erklärt, warum bei den Neugeborenen auch doppelt so häufig Komplikationen, wie z. B. intrakranielle Blutungen, auftreten (Brand u. Saling 1984). Da sich andererseits aber nur in 15% bei einem verdächtigen CTG in der Austreibungsperiode abfallende pH-Werte in den gefährlichen Bereich (<7,25) finden, sollte vor einer Entscheidung zur Operation geprüft werden, ob der Eingriff auch wirklich notwendig ist. Durch den Einsatz der FBA läßt sich in über der Hälfte der Fälle ein Tiefertreten des vorangehenden Teils und damit eine Spontangeburt oder eine leichtere Extraktion erreichen (Goeschen u. Mitarb. 1984).

Der Beurteilung des Geburtshelfers sollte es überlassen bleiben, ob bei nachgewiesener Gefährdung eines Fetus, also einer Azidose, die vaginale Entbindung eine zu riskante geburtshilfliche Maßnahme darstellt oder ob die Schnittentbindung das bessere Vorgehen ist, um einem gesunden Kind den Schritt ins extrauterine Leben zu ermöglichen.

Intrapartuales CTG und neonatale Azidität

Im Verlauf der Geburt kommt es von der Eröffnungsperiode über die Austreibungs- bis zur Preßperiode zu erheblichen quantitativen Veränderungen der Herzfrequenzmuster, d. h. eine Zunahme von Zeichen einer geforderten bis hin zu überforderten fetalen Adaptation. Der Anteil

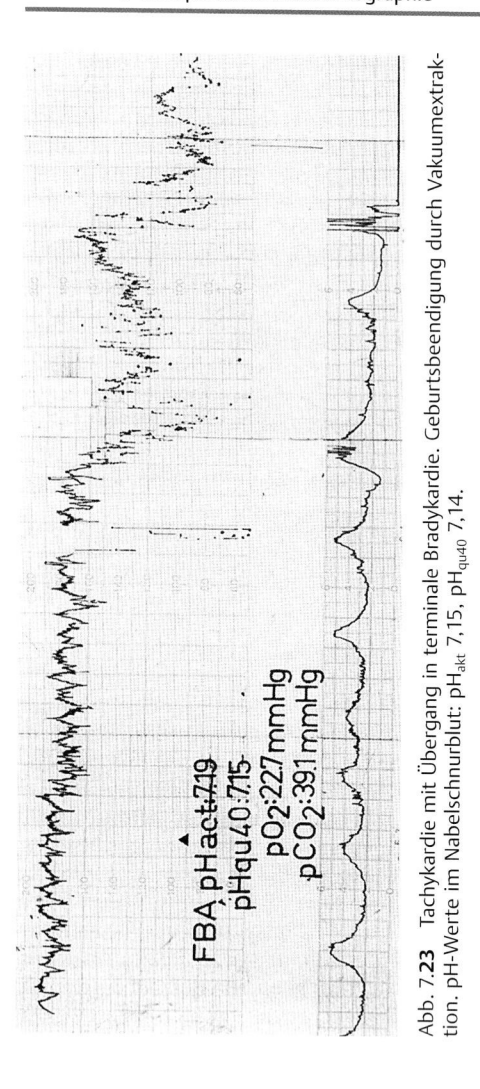

Abb. 7.23 Tachykardie mit Übergang in terminale Bradykardie. Geburtsbeendigung durch Vakuumextraktion. pH-Werte im Nabelschnurblut: pH_{akt} 7,15, pH_{qu40} 7,14.

der „Normalbefunde" in der Preßperiode ist verschwindend klein (2,7 % ± 1,1 %) und drückt die fetale Belastungssituation in dieser Geburtsphase nachhaltig aus (Tab. 7.6). Allerdings wird der kalkulierbare Zusammenhang zwischen CTG-Muster und Azidität des Kindes bis zur Preßperiode immer zuverlässiger, d. h. Entscheidungen über das geburtsmedizinische Prozedere können prospektiv und sicherer gestellt werden.

Tab. 7.6 Veränderungen des CTG-Befundes im Geburtsverlauf
5.695 Geburten

Geburts-phase	Normal-befund	leichte hämodynam. Störungen	prognost. ungünstige Hämodynamik	terminale Brady-kardie	PI-Zeichen präfin. Befund
EP	30,0% ± 8,3%	58,6% ± 5,7%	11,0% ± 3,1%	-	0,3% ± 0,2%
AP	10,7% ± 3,8%	63,3% ± 1,3%	26,0% ± 4,8%	-	0,1% ± 0,08%
PP	2,7% ± 1,1%	47,0% ± 4,5%	43,3% ± 5,3%	7,0% ± 1,2%	0,1% ± 0,05%

Tab. 7.7 Neonatalazidosen* bei definiertem CTG-Muster – Preßperiode –

CTG-Befund	Geburten (n)	azidot. Neugeb.	Azidose-rate
Normalbefund	134	3	2,2%
Warnbefund (leichte hämodyn. Störungen)	2325	88	3,8%
prognostisch ungünstige hämodyn. Störungen	2202	222	10,1%
terminale Bradykardie	364	97	26,6%
Plazenta-Insuffizienz-Zeichen präfin. Befunde	6	5	83,3%
Gesamt	5031	415	8,2%

* $pH_{NA} < 7{,}20$

In eigenen Analysen konnte belegt werden, daß hämodynamische Störungen mit prognostisch ungünstigen Zusatzkriterien und insbesondere die terminale Bradykardie in einer Häufigkeit von 10,1% bzw. 26,6% zur kindlichen Azidose führen, wobei ein ausgesprochen enger positiver Zusammenhang zwischen Zeitfaktor und Ausmaß der Azidose besteht (Tab. 7.7). Werden ausschließlich die azidotisch geborenen Kinder betrachtet, liegen grundsätzlich auch Hinweise auf fetale Herzfrequenzveränderungen vor. Dabei dominieren Zeichen einer hämodynamischen Störung mit prognostisch ungünstigen Zusatzkriterien (53,5%), gefolgt von der terminalen Bradykardie mit 22,4% und Zeichen von leichten hämodynamischen Störungen mit 21,2% sowie typische

Tab. 7.8 CTG-Befunde der Preßperiode bei 415 azidotischen Neugeborenen

CTG-Befund	azidot. Neugeborene pH$_{NA}$ < 7,20	
	(n)	(%)
Normalbefund	3	0,7
Warnbefund (leichte hämodyn. Störungen)	88	21,2
prognostisch ungünstige hämodyn. Störungen	222	53,5
terminale Bradykardie	97	23,5
Plazenta-Insuffizienz-Zeichen präfin. Befunde	5	1,2%
Gesamt	415	100,0

Zeichen der plazentaren Insuffizienz mit 1,2 % (Tab. 7.8). Es ist also davon auszugehen, daß ein azidotisch geborenes Kind immer ein entsprechendes Korrelat im CTG aufweist (Einzelheiten siehe auch Kap. „Abschließende Betrachtung").

Kosten-Nutzen-Analyse

Die Kardiotokographie stellt unverändert das beste Selektionsverfahren zum Überwachen des fetalen Zustandes und zum Erkennen aktueller Gefahren des Kindes dar. Sie weist bei geringer Spezifität eine sehr hohe Sensitivität auf, die für eine richtige Bewertung neben einer entsprechenden geburtsmedizinischen Erfahrung spezielle Kenntnisse über die Regulation des fetalen Herz-Kreislauf-Systems mit ihren Reflektionen im CTG zwingend erfordert. Geburtsmedizinische Entscheidungen allein aus dem CTG-Befund getroffen, bedeuten etwa in der Hälfte der Fälle eine aus fetaler Sicht unbegründete operative Geburtsbeendigung. Deshalb ist die nach CTG-Kriterien gestellte Indikation zur fetalen Blutgasanalyse unverzichtbar. Alle anderen Methoden (Pulsoxymetrie, Computeranalyse des CTG, Bewertung von f-EKG-Kriterien) sind noch nicht ausreichend gesichert. Es gilt unverändert: bei normalem CTG kann mit großer Sicherheit von einer unbeeinträchtigten Oxygenation des Kindes in utero ausgegangen werden; insofern ist die Kardiotokographie für die aktuelle Geburtsmedizin unverzichtbar.

Bei der CTG-Ableitung ist darauf zu achten, daß die Registrierung der FHF immer in Seitenlage bzw. halbsitzender Position durchgeführt wird, um ein Vena-cava-Okklusionssyndrom zu vermeiden. Die Anwendung der Phono- und Elektrokardiographie war absolut ungefährlich für Mutter und Kind. Diskutiert wurde im Zusammenhang mit Sicherheitsfragen, ob bei längerfristiger Ultraschallüberwachung mit niedrigen Intensitäten, wie sie bei der Ultrasonokardiographie notwenig werden kann, die Möglichkeit einer kumulativen Wirkung gegeben ist. Ein derartiger Effekt konnte aber bisher nicht nachgewiesen werden.

Bei interner Überwachung besteht eine geringe Infektionsgefahr für Mutter und Kind. Schwere Komplikationen beim Kind wie Skalpabszesse, Hämatome, Osteomyelitis und Austritt von Liquor cerebrospinalis nach Anlegen der Elektrode stellen Raritäten dar. Die direkte Überwachung der FHF unter der Geburt ist in Bezug auf die Kurvenqualität konkurrenzlos, insbesondere in der Austreibungs- und Preßperiode mit der höchsten Gefahr für eine fetale Hypoxämie/Hypoxie, ein Aspekt, der nicht vergessen werden sollte. Bei den meisten Perinatologen besteht daher die Tendenz, zugunsten der exakteren internen Registrierung das geringe Komplikationsrisiko einzugehen.

Nach Etablierung der Intensivgeburtshilfe nach 1975 bis etwa 1980 stellte sich immer wieder die Frage nach der Kosten-Nutzen-Relation. In mehreren Analysen, die sich auf einzelne Kliniken bezogen oder den Landesmaßstab zugrunde legten, verhielten sich Aufwand : Nutzen von mindestens 1:1 (Leodolter u. Husslein, Österreich, 1979) bis maximal 1:100 bis 1:300 (Koepcke u. Seidenschnur, DDR, 1982), d. h. in weiten Grenzen schwankend, aber überwiegend wurde der Nutzen deutlich höher als der Aufwand angegeben (Tab. 7.**9**).

Kostenberechnungen für die apparativ-technische Ausstattung haben u. a. grundsätzlich den Investitionswert, die Verbrauchsmaterialien, die Serviceleistungen sowie die zu planende Ersatzinvestition zu berücksichtigen. Die wesentlichste Senkung kostenseitig ist aber nur durch Management und Konzentration erreichbar, denn die Individualkosten beispielsweise werden im hohen Maße von der Geräteauslastung bestimmt, die wiederum eine sinnvolle Patientenumschlagszahl/Kreißbett erfordert. In einer 4-Jahres-Analyse mit 10 816 Geburten (entspr. 2704/Jahr) und 10 930 Kindern betrug der Umschlag bei vier Kreißbetten 1,85 Kreißende/Entbindungsplatz und Tag bei einer Sectiorate von 5,1 % (n = 555/10 816). Es liegen derzeit geburtsmedizinisch keine präzisen Zahlen vor, auch ökonomisch sinnvoll erscheinen folgende Größenordnungen/Rahmenbedingungen:

- 2000–2500 Geburten/Jahr
- 4–5 Entbindungsplätze mit kompletter Überwachungstechnik
- 1,5–max. 2,0 Kreißende/Bett/24 Std. bei vaginaler Entbindung
- zeitgemäße neonatologische Versorgung im Kreißsaal und direkte Ankopplung an die neonatologische Intensivmedizin.

Tab. 7.9 Kosten-Nutzen-Analyse (nach Koepcke und Seidenschnur 1982)

Autor	Land	Bezug	Aufwand	Nutzen	Relation
Eberhard und Mitarbeiter (1979)	Schweiz	Klinik pro 1000 Geburten	0,5 Mio.	6,05 Mio.	1:12
Hillemanns und Mitarbeiter (1980)	BRD	Klinik Jahresvergleich	1,0 Mio.	9,9 Mio	1:10
Husslein und Leodolter (1979)	Österreich	Land 1974–1978		2514 Kinder überlebten zusätzlich, doppelte Anzahl ICP vermieden	ca. 1:1
Koepcke und Seidenschnur (1982)	DDR	Klinik 10930 Geburten	519 168,00 bis 627 328,00	46,9 bis 167,5 Mio.	1:100 bis 1:300
Krause (1979)	DDR	Klinik 1973–1978	1,1 Mio.	ca. 20 Mio.	1:20
Manciaux (1976)	Frankreich	Land	882,9 Mio. (gesamt) 11 900 für 1 gesundes Kind	10 800 zusätzlich überlebt, 96 600 Schädigungen vermeidbar	

ICP = Infantile Zerebralparese

Damit lassen sich ein optimales ökonomisches Management, eine fachkompetente Geburtsmedizin und ein hohes Qualitätsniveau erreichen.

Fetale Elektrokardiographie

In seltenen Fällen gelingt es ante- und intrapartual nicht, eine auswertbare CTG-Kurve zu registrieren. Bei der hier zugrunde liegenden Störung handelt es sich, wenn apparative Mängel ausgeschlossen sind, in der Regel um Arrhythmien der FHF, bei der die Logik eines Kardiotokographen aufgrund der wechselhaften R-R-Abstände überfordert ist (Abb. 6.**27**, 6.**32**). Ein über eine Skalpelektrode sub partu abgeleitetes direktes fetales EKG läßt zumeist die Art der Frequenzanomalie erkennen. Die Einbeziehung des direkten fetalen Elektrokardiogramms in die Gesamtzustandsdiagnostik stellt eine echte Bereicherung der intranatalen diagnostischen Möglichkeiten dar. Über Arrhythmien, besonders Extrasystolen, liegt eine Reihe von Publikationen vor. Für die Praxis läßt sich aus einem derartigen Befund ableiten, daß hinter Arrhythmien sich zumeist kein morphologisches Substrat verbirgt. Die überwiegende Zahl der Kinder entwickelt sich post partum unauffällig. Wesentlich ernster sind Blockbilder im intranatalen Elektrokardiogramm zu werten, da sich hinter einem Schenkelblock oder einem AV-Block häufig ein Herzfehler bzw. eine intrauterin abgelaufene Myokarditis verbirgt (S. 173).

Mit der direkten fetalen Elektrokardiographie besteht damit die Möglichkeit, angeborene Herzfehler bzw. intrauterin abgelaufene Herzerkrankungen bereits vor der Geburt zu diagnostizieren, um dann zur Geburt des Kindes einen kardiologisch geschulten Pädiater hinzuzuziehen. In Fällen mit infauster Prognose kann auf diese Weise eine unnötige Schnittentbindung vermieden werden. Die meisten kommerziellen Geräte bieten leider nicht mehr die Möglichkeit der Ableitung des fetalen EKG.

Analyse des fetalen EKG sub partu (ST-Analyse, STAN®-System)

Die fetale myokardiale Depolarisation und Repolarisation stellen die elektrophysiologische Grundlage für das fetale EKG dar. Im Stadium der fetalen Hypoxämie/Hypoxie, die trotz zahlreicher Adaptationsmechanismen (z. B. Kreislaufzentralisation) schließlich auch das Myokard mit einbezieht, erfolgt zunehmend der Übergang des Energiestoffwechsels zur anaeroben Glycolyse, d. h. myokardiale Glycogenspeicher werden

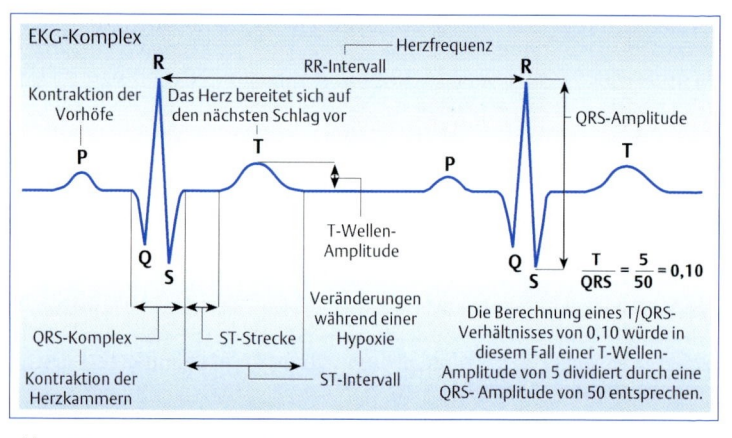

Abb. 7.**24** Auswertung des EKG-Signals durch Bildung der T/QRS-Ratio.

zur Energiegewinnung beansprucht. Das führt konsekutiv zur lokalen Laktaterhöhung und zur Absenkung des myokardialen Gewebe-pH-Wertes mit Auswirkungen auf das Membranpotential im Myokard. Ursächlich dafür sind die Freisetzung von K^+ und die Beeinträchtigung der Na^+-Pumpe.

Während im Stadium der myokardialen Hypoxie die Depolarisation, die sich im QRS-Komplex dokumentiert weitestgehend ungestört bleibt, ist die Repolarisation des Ventrikelmyokards, die ihre Reflektion im ST-Intervall des EKG findet, gestört. Ausdrucksformen sind u. a. Anhebungen des ST-Intervalls und Anhebung sowie Invertierung der T-Welle (s. Abb. 7.**24**).

Geeignete Monitore (z. B. das STAN®-System/Neoventa) ermöglichen zur konventionellen direkten Kardiotachographie (Fetalelektrode) die Auswertung des EKG-Signals durch die Bildung der T/QRS-Ratio, mit der Zielstellung, eine myokardiale Hypoxie als Folge der fetalen Hypoxämie/Hypoxie zu diagnostizieren. Der Analyse liegen jeweils 30 EKG-Komplexe zugrunde, aus denen das „durchschnittliche" EKG ermittelt und fortlaufend bewertet wird. Das STAN®-System bewertet das ST-Intervall nach:
- normales ST-Intervall
- episodischer T/QRS-Anstieg
- T/QRS-Basislinien-Anstieg
- biphasische ST-Strecke

Die Schwedische randomisierte kontrollierte Multicenterstudie, die 4966 Geburtsverläufe und das outcome von reifgeborenen Einlingen dokumentiert, bezieht sich auf 2447 ausschließlich CTG-Überwachungen und 2519 Überwachungen mittels CTG-ST (Rosen, 2001 und Noren et al., 2002). Die statistische Auswertung zeigte eine Überlegenheit für die CTG-ST-Überwachung; eine nähere Betrachtung der Einzelergebnisse (Noren et al., 2002) scheint aber eine zunächst kritische Einstellung zu rechtfertigen. Das bezieht sich auch auf die Qualität der CTG-Interpretation bei der Geburtsleitung. Die myokardiale Hypoxämie/Hypoxie als Grundlage für die ST-Analyse ist ganz allgemein sicher kein Frühzeichen einer fetalen Gefährdung.

Bevor zur allgemeinen Anwendung geraten werden kann, sollten die bisherigen Ergebnisse weiter validiert und evtl. apparativ technische Verbesserungen abgewartet werden.

Unseren realistischen Bestrebungen, die Qualität der CTG-Bewertung durch eine ätiopathogenetische Interpretation weiter zu individualisieren und zu verbessern (s. unten) sollten die Erwartungen auf ein eventuelles CTG-ST keinen Abbruch tun.

8 Kardiotokographie und Datenverarbeitung

Von der Industrie sind Computerprogramme für die CTG-Auswertung angeboten worden. Erste Erfahrungen liegen über die Systeme NATALI (Niess) und DAWES (Sonicaid) vor. Krause u. Mitarb. (1988) soiwe Dawes u. Mitarb. (1985) konnten zeigen, daß die rechnergestützte CTG-Beurteilung eine nahezu gleiche Sicherheit bietet wie die Bewertung eines CTG-Streifens durch einen erfahrenen Arzt.

Die Systeme bestehen aus einem herkömmlichen CTG-Gerät, das mit einem PC verbunden ist. Ein spezielles Softwareprogramm verarbeitet und interpretiert die Daten und zeigt an, ob das CTG als „normal" oder „pathologisch" einzustufen ist.

Bisher haben sich diese Systeme im europäischen Raum allerdings nicht verbreiten können. Der Grund dafür liegt unseres Erachtens darin, daß die bisher angebotenen Programme die CTG nach rechenanalytischen Verfahren und nicht nach den herkömmlichen Kriterien befunden. Ärzte und Hebammen sind aber daran gewöhnt, sich nach den Parametern Basalfrequenz, Bandbreite, Oszillationsfrequenz und den mittelfristigen FHF-Änderungen, also Akzelerationen und Dezelerationen zu richten. CTG-Auswertungen aufgrund von statistischen Verfahren sind nicht nachvollziehbar und werden daher mit großer Skepsis betrachtet.

Dennoch werden, unserer Meinung nach, in der Zukunft computergestützte CTG-Programme breiten Einsatz finden, weil sie
➤ bei weniger Erfahrenen Fehlinterpretationen vermeiden helfen, ein zwar unbefriedigender Umstand,
➤ die Archivierung der CTG-Kurven durch Speicherung auf Disketten erleichtern,
➤ mit anderen elektronisch registrierbaren Daten (US, Laserspektroskopie usw.) kombiniert und ausgewertet werden können.

Aufgrund der geringen Akzeptanz der bisher vorhandenen CTG-Software haben wir ein Programm geschrieben, das die CTG nach den gewohnten Kriterien befundet. Es analysiert ein CTG-Muster nach herkömmlicher Art und gibt bei auffälligen CTG-Veränderungen Empfehlungen. Der Anwendungsbereich umfaßt sowohl den antepartualen als auch den subpartualen Zeitraum. Die Begründungen, warum ein Computer auch bei der CTG-Registrierung hilfreiche Dienste leisten kann, sind nachfolgend dargestellt.

Warum eine computergestützte CTG-Auswertung?

Auffällige CTG werden selbst von Experten unterschiedlich beurteilt. Bei Vorliegen z. B. von späten Dezelerationen finden sich in der Literatur Empfehlungen, die vom sofortigen Handeln bis zum großzügigen Zuwarten reichen. Beides kann falsch sein und der Situation nicht gerecht werden.

Die CTG-Befundung erfordert große Erfahrung. Fehlende Erfahrung hat vor allem bei jüngeren Mitarbeitern in den letzten Jahren oft zu einer Über- oder Untertherapie geführt (nicht notwendige Sectio – zu späte Sectio).

Eine Interpretationshilfe, basierend auf dem Wissen von Experten, bietet Vorteile. Arzt und Hebamme werden gezwungen, programmeigene Befunde und vorgeschlagene Empfehlungen zu überprüfen. Aus diesem Dialog ergibt sich die Möglichkeit, die eigenen CTG-Kenntnisse rasch zu vertiefen.

Der Lernprozeß ist anschaulich und praxisnah, d. h., an tatsächlich vorhandenen Problemfällen kann das Kreißsaalteam seinen Wissensstand und die abgeleiteten Konsequenzen überprüfen. Das ermüdende Durchblättern von Lehrbüchern mit Fallbeispielen tritt in den Hintergrund.

Ein CTG-Programm zwingt den Benutzer zum Überdenken seiner Entscheidung. Das erhöht die Sicherheit der CTG-Befundung und vermindert die Gefahr, daß pathologische Befunde übersehen werden.

Als Ergebnis jahrelanger Erfahrungen und Computerexperimente wurde von Roemer (2002) ein CTG-Score entwickelt, der auf einer quantitativen Online-CTG-Auswertung basiert. Zeitsynchron werden neben dem Kardiotachogramm (direkte Ableitung) der Scorewert und der berechnete aktuelle fetale pH-Wert einschließlich der einfachen SD graphisch dargestellt (Abb. 8.**1**).

Der Score beruht auf lediglich 3 Meßgrößen:
- ▶ Dezelerationsflächensumme/Fetus/Zeiteinheit (maximal 3 Punkte)
- ▶ Niveau der Basalfrequenz (maximal 6 Punkte)
- ▶ ausgewählte Oszillationstypen (nach Hammacher) mit klinischer Relevanz (maximal 6 Punkte)

Voraussetzung ist allerdings ein technisch einwandfrei registriertes CTG (direkte Ableitung, fetales EKG). Es bleibt daher leider bei der allgemein

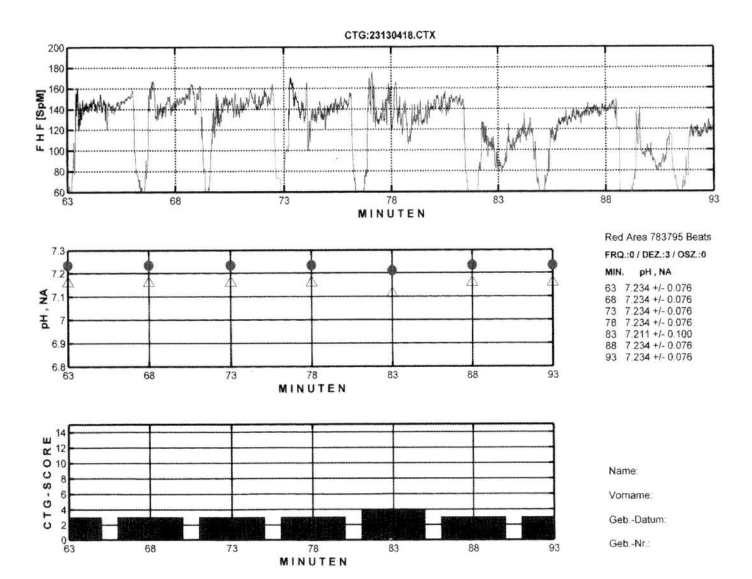

Abb. 8.**1** Im oberen Drittel der Abbildung ist die direkt abgeleitete, fetale Herzfrequenz (FHF) von 30 Minuten Dauer (63.–93. Minute) wiedergegeben. Die vom Rechner erkannten Dezelerationen sind mit roter Farbe unterlegt. Bei den mit grüner Farbe unterlegten Dezelerationen war der Rechner genötigt, ein „Reparaturprogramm" aufzurufen um die Flächenberechnung korrekt durchführen zu können. Diese „grünen Dezelerationen" gehen daher nicht verloren, sondern signalisieren dem Betrachter lediglich, daß die Signalsequenz suboptimal war, daß „Reparaturen" vorgenommen werden mußten. Im mittleren Fenster sind die berechneten, aktuellen pH-Werte mit einfacher Standardabweichung aufgeführt. Im untersten Fenster ist der berechnete CTG-Score graphisch wiedergegeben: Der Score wird im 5-Minuten-Takt immer wieder neu berechnet, wobei der Rechner jeweils 5 Minuten der FHF-Registrierung hinzunimmt und die ersten 5 Minuten „vergißt". Die Farbmarkierungen machen deutlich, daß auch komplizierte Kombinationen von Dezelerationen durch das Programm einwandfrei erkannt werden können. Die jeweilige Zusammensetzung des Scores ist seitlich rechts aufgeführt: Im vorliegenden Fall wurde der Score von 3 durch die Dezelerationsflächen-Summe allein verursacht; basales Frequenzniveau und Oszillationsverhalten waren nicht beeinträchtigt, eine klinisch signifikante Azidämie daher auch nicht gegeben. 50 Minuten später kam das Kind mit den Apgar-Zahlen 9-10-10 und einem pH von 7,091 in der Arterie und 7,126 in der Vene per forcipem zur Welt. Das Kind hatte die Nabelschnur 2mal straff um den Hals (nach Roemer 2002).

geringen Akzeptanz „invasiver" Überwachungsverfahren eine zukünftig breite Praxisrelevanz fraglich.

Fazit: Zwei Augen (ein elektronisches, das nicht ermüdet, und ein menschliches, das die geburtshilfliche Situation besser beurteilt) sehen mehr als eins. Dennoch: Kenntnisse über die Pathophysiologie der materno-utero-fetoplazentaren Einheit und über die zahlreichen fetalen Adaptationsmechanismen sind auch zukünftig unverzichtbar (Ausbildung!)

Warum eine zentrale CTG-Überwachung?

Fetale Gefahrensituationen im Kreißsaal treten oft plötzlich und unerwartet auf. Bleibende, hypoxisch bedingte Hirnschäden beim Kind können aber nur dann vermieden werden, wenn ein Sauerstoffmangel frühzeitig erkannt und durch entsprechende Maßnahmen (z. B. Akuttokolyse, Entbindung) behoben wird.

Das Risiko für einen irreversiblen Hirnschaden ist zeitabhängig (Brann 1986) und beträgt
➤ bei 5minütiger Asphyxie 1%,
➤ nach 15 Minuten 10%,
➤ nach 20 Minuten bereits über 50% (Abb. 8.**2**).

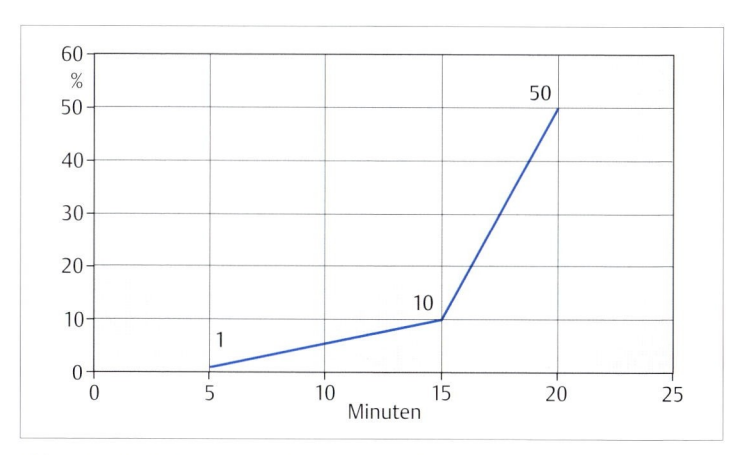

Abb. 8.**2** Häufigkeit von Zerebralparesen in Abhängigkeit von der Dauer einer Hypoxie.

Die Zeitdauer vom Entschluß zur Sectio bis zur Entwicklung des Kindes (E-E-Zeit) beläuft sich an den meisten Kliniken auf 15–20 min. Je später also eine Asphyxie beim Kind erkannt wird, desto höher ist – unter Einbeziehung der E-E-Zeit – die Wahrscheinlichkeit, daß die Hypoxietoleranz des Neugeborenen überschritten wird und ein bleibender Hirnschaden beim Kind resultiert.

Bei der personellen Besetzung der meisten geburtshilflichen Kliniken ist es oft nicht zu vermeiden, daß eine Kreißsaalpatientin (ambulant oder unter der Geburt) über einen bestimmten Zeitraum unbeaufsichtigt bleibt. Beginnt der fetale Sauerstoffmangel in der unbeaufsichtigten Phase und wird erst bei der nächsten Kontrolle durch Hebamme oder Arzt erkannt, so ist durch den Zeitverzug die Chance bereits erheblich gesunken, einen Hirnschaden zu verhindern.

Zahlreiche derartige Fälle werden derzeit straf- und zivilrechtlich verfolgt. Die Schadenssummen belaufen sich auf ca. 4 Millionen Euro pro geschädigtes Kind.

> Ein Großteil dieser Schäden könnte durch eine zentrale CTG-Überwachung vermieden werden. Eine prospektive CTG-Bewertung minimiert das Risiko.

Obwohl die Kosten für eine zentrale CTG-Überwachung nur ein Achtzigstel der Schadenssummen ausmachen, sind nur wenige Krankenhausträger bereit, hier zu investieren.

Diese Situation ist grotesk und für die ungeborenen Kinder und das Kreißsaalpersonal gleichermaßen gefährlich.

> *Fazit:* Kinder und deren Geburtshelfer haben keine Lobby, sie sollten aber dafür kämpfen!

Warum eine elektronische Archivierung?

Das Aufbewahren von immer mehr Patientenbefunden stellt für die Krankenhäuser ein großes Problem dar. Die Kellerarchive sind zumeist restlos überfüllt. Ältere Krankengeschichten müssen dann extern ausgelagert werden. Ein schneller Zugriff ist nur an wenigen Krankenhäusern möglich. Dies beeinträchtigt in erheblichem Maße die klinische und wissenschaftliche Arbeit.

Die Krankenhausträger überlegen schon seit langem, wie dieses Problem zu lösen ist. Langfristig wird das nur durch ein *digitales Speichern der Daten* mit Computersystemen gelingen. Dies ist heute z. B. schon in Banken und Sparkassen realisiert.

Rechnergestützte Krankenhausinformations- und -archivierungssysteme sind teuer und werden daher in absehbarer Zeit nur wenigen Kliniken zur Verfügung stehen. In Einzelbereichen gibt es aber bereits Lösungen (z. B. bei Laborbefunden, EKG, geburtshilflicher Dokumentation usw.). Die hier verwendete Software läßt sich bei Bedarf in größere Programmpakete integrieren. Dies trifft auch für die rechnergestützte CTG-Überwachung zu.

Unabhängig von diesen Zukunftsvisionen wird die Archivierung der CTG durch das vorliegende Programm bereits heute erheblich vereinfacht.

Auf einer kleinen Compact Disk, die einer CD-Schallplatte von ca. 10 cm Durchmesser entspricht, lassen sich über 1000 ambulante oder Geburts-CTG wegspeichern. Das Aufbewahren dieser CD nimmt nur wenig Platz in Anspruch. Jedes CTG kann durch ein Suchprogramm schnell und beliebig oft herausgesucht und auf dem Bildschirm oder Papier ausgedruckt werden. Da die Daten fest in der CD eingebrannt sind, lassen sie sich im nachhinein nicht mehr verändern. Dies ist aus forensischen Gründen wichtig. Ein Verlorengehen wichtiger CTG und sich daraus ergebende juristische Schwierigkeiten sind ausgeschlossen.

Fazit: „Wenn sich die Papierflut weiter so ausbreitet wie bisher, wird Gott die nächste Sintflut nicht mit Wasser, sondern mit Papier veranstalten" (C. N. Parkinson).

Warum Computer im Netz?

Einzelplatzlösungen sind sinnvoll, wenn Daten nur an einem Arbeitsplatz eingegeben und bearbeitet werden sollen. Sind mehrere Räume vorhanden (z. B. Kreißsäle, Arzt- und Hebammenzimmer, Sekretariat usw.), in denen Patientendaten anfallen, so ist es erheblich einfacher und zeitsparender, wenn mehrere Rechner (Mehrplatzlösungen) zur Verfügung stehen. Will man die an unterschiedlichen Arbeitsplätzen eingegebenen Daten von allen Rechnern abrufen, so müssen diese Rechner miteinander verbunden sein (im Netz arbeiten). Jeder Einzelrechner liefert dann im Netz die aktuelle Gesamtinformation.

In vernetzten Systemen können *mehrere Programme gleichzeitig* bedient werden. Zum Beispiel parallel CTG-Daten registriert und eine geburtshilfliche Dokumentation (GDS, Peridok usw.) vorgenommen werden. Um verschiedene im Kreißsaal vorhandene Softwareprogramme zu nutzen, ist also nur eine vernetzte Anlage notwendig.

Vernetzte Systeme stellen die Fortentwicklung der Einzelplatzlösungen dar. Bereits vorhandene Rechner können integriert und bei Bedarf weitere Rechner später zugeschaltet werden.

244 8 Kardiotokographie und Datenverarbeitung

Fazit: Eine vernetzte Anlage ist ausbaufähig, d. h. man kann klein anfangen und sich im nachhinein vergrößern.

Wie sollte die zentrale CTG-Überwachung und -Befundung funktionieren?

In den dafür vorgesehenen Kreißsälen und Untersuchungsräumen steht je ein Computer, der mit einem CTG-Gerät verbunden ist. Vorhandene CTG-Geräte sollten verwendet werden können. Dieser Computer nimmt die Meßdaten auf und verarbeitet sie.

Alle *Einzelrechner* sind mit einem *Zentralrechner verbunden,* der z. B. im Hebammen- oder Arztzimmer steht (Abb. 8.**3**). Bis zu 8 CTG-Regi-

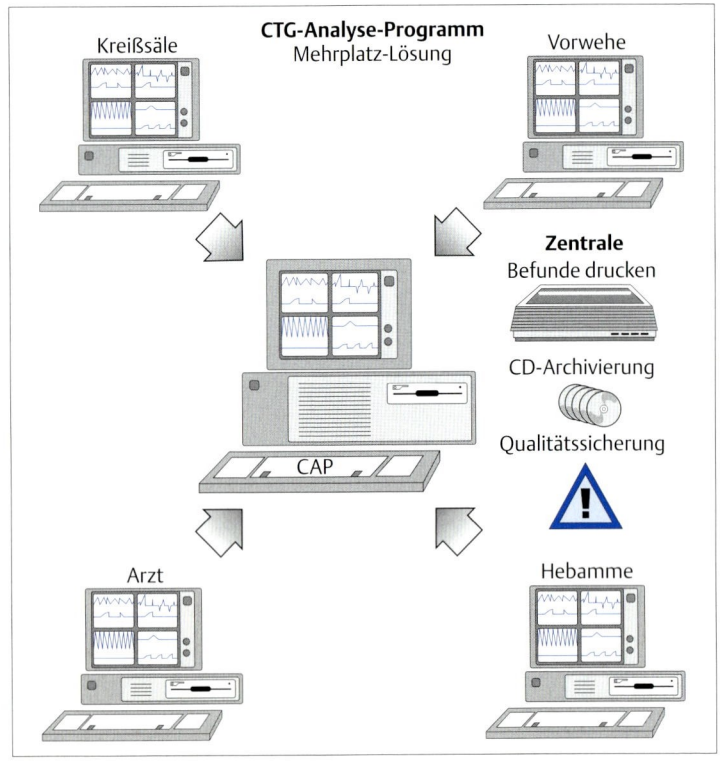

Abb. 8.**3** Zentrale CTG-Überwachung im Kreißsaal. Mehrplatzlösung.

strierungen können auf diesem Monitor abgebildet werden. Bei Bedarf läßt sich hier jedes der 8 CTG einzeln auswählen und groß darstellen. Ein Drucker gibt zusätzlich die wichtigsten CTG-Befunde aus (Basalfrequenz, Oszillationsamplitude, Oszillationsfrequenz, Fischer-Score, Hammacher-Score usw.).

Auch auf jedem Einzelrechnerbildschirm erscheinen die CTG aus den verschiedenen Räumen. Zusätzlich wird die Konsequenz ausgegeben, die sich aus der CTG-Analyse des jeweiligen Arbeitsplatzes ergibt. Die Speicherung der CTG-Kurven erfolgt zunächst auf der Festplatte des Einzelrechners. Sie wird am Ende der Registrierung auf dem einen Massenspeicher (WORM) des Zentralrechners abgelegt.

Bei *auffälligen CTG-Mustern* sollte eine *optische Warnung* auf jedem Monitor erscheinen. Die sich daraus ergebende Empfehlung kann auf dem Drucker des Zentralrechners oder auf dem Monitor des entsprechenden Arbeitsplatzes nachgesehen werden.

Fazit: Die dynamische Entwicklung der Computertechnik hat neue Maßstäbe gesetzt. Der technische Fortschritt sollte unseren Patienten nicht vorenthalten werden. Die persönliche Zuwendung zur Kreißenden und ihrer Begleitung darf dadurch aber keinesfalls aufgegeben oder vernachlässigt werden.

9 Kardiotokographie und Fetalblutanalyse

Neben der Kardiotokographie bietet die Analyse eines aus dem vorangehenden Teil des Kindes entnommenen Blutstropfen die Möglichkeit, hypoxische Gefahrenzustände frühzeitig zu erkennen. Im Unterschied zur Kardiotokographie wird diese als Fetalblutanalyse (FBA) oder Mikroblutuntersuchung (MBU) bekannte Überwachungsmethode nicht kontinuierlich, sondern stichprobenartig immer dann eingesetzt, wenn aufgrund suspekter FHF-Veränderungen der Verdacht auf eine fetale Gefährdung besteht. Vorbedingung für den Einsatz dieser Methode ist die offene Fruchtblase, so daß sich der Anwendungsbereich auf die Phase direkt vor bzw. unter der Geburt beschränkt.

Es ist das Verdienst Salings (1962), die Fetalblutanalyse in die Geburtshilfe eingeführt zu haben. Dabei orientiert sich die biochemische Diagnostik vorwiegend an den pH-Werten, die besser als die kurzfristigen Schwankungen der Blutgase O_2 und CO_2 eine Hypoxiegefährdung des Kindes anzeigen.

Azidose

Einteilung der Azidität

Als *fetale Azidose* ist nach Saling ein *Abfall* des pH-Wertes *unter 7,20* definiert.

Im einzelnen läßt sich die Azidität wie in Tab. 9.1 einteilen.

Tab. 9.1 Einteilung der Azidität

pH ≥	7,30	normal
pH	7,29–7,25	reduziert
pH	7,24–7,20	Präazidose
pH	7,19–7,15	leichte Azidose
pH	7,14–7,10	mittelgradige Azidose
pH	7,09–7,05	fortgeschrittene Azidose
pH ≤	7,04	schwere Azidose

Formen der Azidose

Eine Azidose beim Fetus kann in drei Formen in Erscheinung treten, und zwar als metabolische Azidose, respiratorische Azidose und als maternogene Azidiätssteigerung.

Metabolische Azidose

Entstehung

Unter normalen Bedingungen wird Glucose über Brenztraubensäure im Citronensäurezyklus zu CO_2 und H_2O abgebaut und dadurch die für den Fetus notwendige Energie erzeugt. Der Abbau läßt sich in zwei Abschnitte gliedern:
- einen ersten, der ohne Verbrauch von Sauerstoff abläuft, bis zur Stufe der Brenztraubensäure geht und 2 Mol ATP pro Mol Glucose bereitstellt;
- einen zweiten, der in Anwesenheit von Sauerstoff einen vollständigen Abbau der Glucose in CO_2 und H_2O ermöglicht und 38 Mol ATP pro Mol Glucose liefert.

Bei einem *Sauerstoffmangel* erfolgt der Abbau der Glucose nur bis zur Stufe der Brenztraubensäure, die zu Milchsäure reduziert wird und in ihrer Konzentration ansteigt. Dieser anaerobe Glucoseabbau führt zur metabolischen Azidose, zur verminderten Energieproduktion und zur Erschöpfung der Kohlenhydratreserven.

Infolge der gleichzeitig gestörten CO_2-Abgabe ist in der Regel auch eine gewisse respiratorische Komponente beteiligt.

Klinische Bedeutung

Man geht davon aus, daß der Hypoxie für die Entwicklung eines perinatalen Hirnschadens eine große Bedeutung beigemessen werden muß. Bei normalem Säure-Basen-Haushalt kommt es selbst nach langanhaltenden hypoxieverdächtigen CTG-Mustern weder zu einem Anstieg der perinatalen Frühmorbidität (Goeschen u. Mitarb. 1984a) noch Spätmorbidität (Brand u. Saling 1984). Insofern ist es weder in der Eröffnungsperiode noch in der Austreibungsperiode gerechtfertigt, allein aufgrund von hypoxieverdächtigen CTG-Veränderungen die Indikation zur operativen Geburtsbeendigung zu stellen. Eine Ausnahme bildet nur die langanhaltende Tachykardie sub partu, da bei dieser CTG-Alteration auch ohne Vorliegen einer Azidose postpartual gehäuft ernste Komplikationen auftreten können (S. 197). In diesen Fällen muß je nach

Geburtsdynamik entschieden werden, ob man zuwarten darf oder ob ein frühzeitiger Entschluß zur operativen Entbindung das schonendste Vorgehen für das Kind bedeutet.

Respiratorische Azidose

Die reine respiratorische Azidose weist auf eine kurzdauernde Störung des fetalen Gasaustausches hin, wie das z. B. für eine kurzdauernde Nabelschnurkompression typisch ist. Sie wird im klinischen Routinebetrieb nur selten erfaßt. Hält die Unterbrechung längere Zeit an, so erfolgt rasch der Übergang in die metabolische Azidose.

Maternogene Aziditätsteigerung

Entstehung

Neben diesen fetalen Entstehungsmechanismen einer Azidose kann es im Verlauf einer Geburt auch zum Übertritt saurer Stoffwechselmetaboliten aus dem arbeitenden Myometrium der Mutter in das fetale Blut kommen. Die „Infusionsazidose" führt nach Saling (1971) in 20% in der Eröffnungsperiode, in 25% in der Austreibungsperiode und in 33% zum Zeitpunkt der Geburt zur maternogenen Aziditätssteigerung beim Kind. Bezogen auf den für das weitere geburtshilfliche Handeln wichtigen pH-Bereich zwischen 7,29 und 7,10 liegt die Frequenz einer maternogenen Aziditätssteigerung sogar bei 45% (Goeschen u. Mitarb. 1984e).

Klinische Bedeutung

Eine maternogene Aziditätssteigerung scheint nicht die gleiche Gefährdung für das Kind darzustellen wie die durch Hypoxie im Fetus selbst entstandene Überlastung mit sauren Valenzen. Das Kind ist in einer derartigen Situation keinem Sauerstoffmangel ausgesetzt, sondern hat von der Mutter eine „Leihazidose" übernommen. Die Erhöhung saurer metabolischer Valenzen bedingt zwar eine Verminderung seiner Pufferkapazität, kann ihm aber als zusätzliche Energiequelle dienen. Als weiterer Vorteil wird der fetale Stoffwechsel durch die maternogene Aziditätssteigerung gering gehemmt, so daß der Gesamt-O_2-Verbrauch sinkt.

Differenzierungsmöglichkeit der Azidoseformen

Im klinischen Einsatz hat sich die Bestimmung
- des aktuellen pH-Wertes = pH_{akt} sowie
- des äquilibrierten pH-Wertes = pH_{qu40}

bewährt. Der pH_{qu40}-Wert, d. h. der pH-Wert nach Einstellung der Blutprobe auf einen normalen CO_2-Druck von 40 mmHg (5,3 kPa), erlaubt die Differenzierung einer respiratorischen von einer metabolischen Azidose.

> Bei einer respiratorischen Azidose normalisiert sich der pH-Wert nach dem Äquilibrieren, während er bei der metabolischen unverändert bleibt.

Falsch positive Ergebnisse, d. h., daß bei einem normaziden Kind azidotische pH-Werte gemessen werden, kommen vor, wenn das fetale Blut aus einer großen Geburtsgeschwulst entnommen wird. Nur in diesen Fällen läßt sich ein eigentlich unnötiger Eingriff nicht durch die Fetalblutanalyse verhindern (Abb. 9.**1**). Falsch negative Befunde, d. h., daß ein tatsächlich azidotisches Kind übersehen wird, sind hingegen bei richtiger Eichung des pH-Meters ausgeschlossen.

Eine *maternogene Azidtätssteigerung* des Fetus kann auf einfache Weise durch gleichzeitige Bestimmung der pH-Werte bei Mutter und Kind diagnostiziert werden. Eine pH-Messung bei der Mutter sollte im-

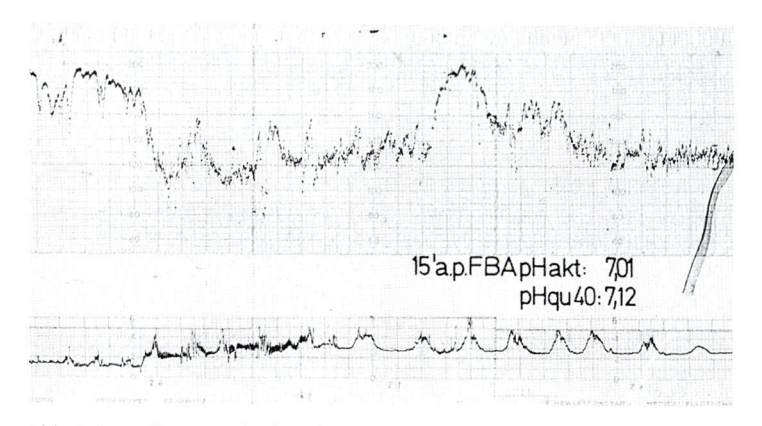

Abb. 9.**1** Einfluß einer hochgradigen Geburtsgeschwulst auf die pH-Werte bei der Fetalblutanalyse. Wegen fetaler Azidose wird eine Vakuumextraktion durchgeführt. Apgar 10, pH_{akt} 7,32, pH_{qu40} 7,36 in der Nabelarterie.

mer dann erfolgen, wenn die fetalen pH-Werte unter 7,30 reduziert sind. Liegt die *Differenz* der pH_{akt}-Werte zwischen Mutter und Kind ≤0,15 (Rooth u. Mitarb. 1973) bzw. die Differenz der pH_{qu40}-Werte ≤0,05 (Saling 1971), so handelt es sich in der Regel um eine maternogene Azidiätssteigerung.

Der Nachweis einer maternogenen Azidiätssteigerung zwingt nicht in dem gleichen Umfang wie eine fetale Hypoxie zur Geburtsbeendigung. Vielmehr lassen sich folgende *klinische Konsequenzen* daraus ableiten: Sinken die fetalen pH-Werte langsam ab (weniger als 0,1 pH-Einheiten pro 30 min) und bewegen sich im Bereich zwischen 7,29 und 7,10, so sollte zunächst der pH_{akt} und pH_{qu40} der Mutter bestimmt werden. Errechnet sich ein M/F Δ pH_{akt} ≤0,15 und/oder M/F Δ pH_{qu40} ≤0,05, so ist zunächst keine operative Geburtsbeendigung erforderlich. Es sollte überprüft werden, ob nicht eine durch Hunger der Mutter (Nahrungskarenz ≥6 Std.), durch Hyperventilation oder Diabetes mellitus bedingte Azidiätssteigerung besteht. Gegebenenfalls ist eine Ernährungsinfusion z. B. in Form einer 10%igen Glucoselösung zu applizieren. Dabei ist es wichtig, zu wissen, daß zu Beginn der Nährinfusion die maternen und fetalen pH_{qu40}-Werten vorübergehend sinken können. Bei mütterlichen pH_{qu40}-Werten <7,28 sollte 8,5%iges Natriumbicarbonat infundiert werden. Nach Infusion von ca. 100 ml ist bei der Mutter der pH_{qu40}-Wert zu kontrollieren, der 7,35 nicht überschreiten sollte.

Fetalblutanalyse

Indikationen

Das vordringliche Ziel der Geburtsüberwachung muß es sein, Schädigungen des Fetus durch eine intrauterine Asphyxie zu vermeiden, d. h., mit einem Minimum an operativen Eingriffen ein Optimum an Sicherheit für Mutter und Kind zu erreichen (Saling 1985). Ein Großteil der deutschen Gynäkologen glaubt nach wie vor, daß sich dieses Ziel allein mit Hilfe der Kardiotokographie erreichen läßt. Wenn diese Geburtshelfer recht hätten, müßte das CTG folgende Eigenschaften erfüllen:

➤ Bei intrauterinen Komplikationen findet sich immer ein bestimmtes verdächtiges CTG-Muster.
➤ Bei einem solchen verdächtigen CTG-Muster liegt immer eine intrauterine Komplikation vor.

Hinsichtlich der ersten Forderung stellt das CTG eine hervorragende, zuverlässige Methode dar. Man kann davon ausgehen, daß so gut wie alle fetalen Hypoxämien/Hypoxien mit bestimmten verdächtigen CTG-

Veränderungen einhergehen. Diese Erkenntnis hat aber zu dem verhängnisvollen Irrtum geführt, daß das CTG auch hinsichtlich der zweiten Forderung zuverlässig ist. Hier aber liegt der große Schwachpunkt der Kardiotokographie. Enttäuschend oft findet sich nämlich beim Auftreten von pathologischen Herzfrequenzmustern keine fetale Gefährdung des ungeborenen Kindes. Goeschen u. Mitarb. (1984a) haben bei 407 Patientinnen, bei denen aufgrund eines verdächtigen CTG (Hammacher-Score ≥3) eine Fetalblutanalyse durchgeführt worden war, in
- 78% einen pH-Wert >7,30
- 12% einen pH-Wert 7,20–7,25 und nur in
- 10% einen pH-Wert <7,25

gefunden. Auch bei ≥5 Hammacher-Score-Punkten lag die Rate an präazidotischen und azidotischen pH-Werten nur bei 27%. Ohne Fetalblutanalyse läßt sich also im Einzelfall nicht entscheiden, welches Kind von einer schnellen Geburtsbeendigung profitiert oder bei welchem Kind dieser Eingriff unsinnig wäre.

Nach den Auswertungen der Perinatalen Arbeitsgemeinschaft Niedersachens wurde im Jahre 1990 nur in 13,9% eine Fetalblutanalyse bei pathologischem CTG durchgeführt. Daß dieses Vorgehen nicht nur forensisch, sondern auch medizinisch problematisch ist, geht aus folgenden Zahlen hervor.

Eine Auswertung an 10234 Geburten des Jahres 1989 aus 5 Kliniken aller Versorgungsstufen (Grundversorgung, Schwerpunktskrankenhaus, Maximalversorgung) zeigt (Goeschen 1992), daß insgesamt 96% der Geburten kontinuierlich mittels Kardiotokographie überwacht wurden. Nur in 4% erfolgte die Herzfrequenzkontrolle im Intervall oder auskultatorisch (Abb. 9.**2**). Dabei stellte sich heraus, daß in der Dauer-CTG-Gruppe die Sectiofrequenz, die Frühmorbidität und die perinatale Mortalität signifikant niedriger lagen als in der diskontinuierlichen Gruppe.

Zwischen der Frequenz der Fetalblutanalyse und der Zahl der Schnittentbindungen bestand eine signifikante negative Korrelation. Kliniken mit niedriger FBA-Häufigkeit wiesen hohe Sectiofrequenzen auf und umgekehrt (Abb. 9.**3**).

Des weiteren konnte festgestellt werden, daß die perinatale Mortalität und die Frühmorbidität signifikant niedriger lagen, wenn pathologische CTG-Befunde durch eine FBA abgeklärt wurden (Abb. 9.**4**).

Die Wertigkeit der intrapartualen Kardiotokographie heute läßt sich somit folgendermaßen beschreiben: Die Kardiotokographie stellt zwar eine hervorragende Screeningmethode dar, die die Entwicklung des fetalen Befindens tendenziell anzuzeigen vermag. Im Einzelfall läßt sich bei Vorliegen eines pathologischen CTG allerdings nicht sagen, ob dieses Kind tatsächlich gefährdet ist oder nicht. Wichtig: Bei richtigem Ver-

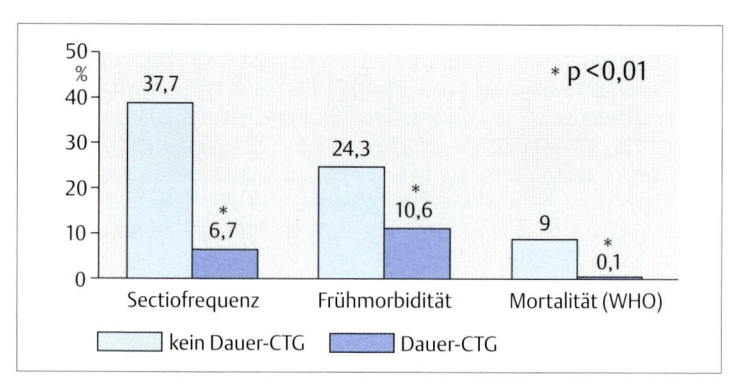

Abb. 9.**2** Ergebnisse bei der Überwachung sub partu (n = 10 234). Dauer-CTG (96%) versus Intervall-CTG bzw. Auskultation (4%).

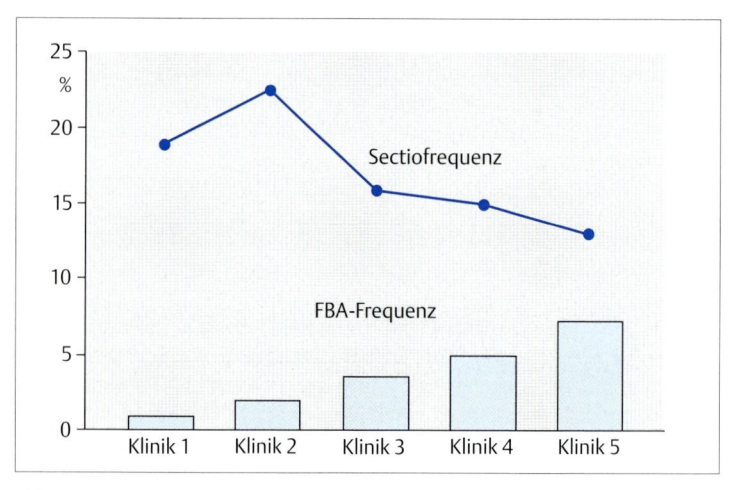

Abb. 9.**3** Korrelation zwischen Sectiofrequenz und der Häufigkeit von Fetalblutanalysen.

ständnis der pathophysiologischen FHF-Regulationen sind CTG-Veränderungen adaptative Reaktionen des Feten, die geeignet sind, eine Hypoxämie/Hypoxie im Vorstadium anzuzeigen und damit zu verhindern.

Ausgehend von diesen Erkenntnissen ist eine Fetalblutanalyse immer dann indiziert, wenn folgende CTG-Veränderungen sub partu vorkommen:

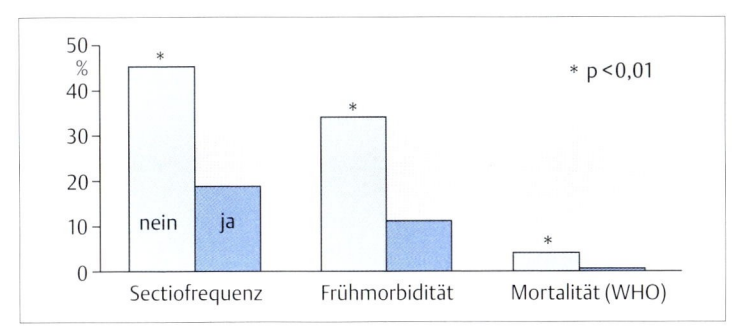

Abb. 9.4 Ergebnisse bei pathologischem CTG sub partu. Bedeutung der Fetalblutanalyse.

- anhaltende Tachykardie,
- unklare Bradykardieformen,
- mittelschwere oder schwere variable Dezelerationen,
- leichte, mittelschwere oder schwere späte Dezelerationen,
- Abnahme der Oszillationsfrequenz <2/min bzw. der Bandbreite <10 spm,
- Ausbildung eines sinusoidalen FHF-Verlaufs,
- verschiedene Kombinationen der genannten Parameter.

Eine Entscheidung zur Operation allein aufgrund des CTG sollte nur getroffen werden bei
- terminaler Bradykardie, wenn der vorangehende Teil auf Beckenboden steht, und
- länger anhaltender Tachykardie ohne Geburtsfortschritt.

Klinische Bedeutung der Fetalblutuntersuchung

Der kombinierte Einsatz von Kardiotokographie und Fetalblutanalyse bietet Vorteile für Mutter und Kind (Goeschen 1996, Goeschen u. Butterwegge 1996). Liegt trotz suspekter Herzfrequenzmuster keine hypoxische Gefährdung vor, so besteht bei gutem Geburtsfortschritt die begründete Chance für eine Spontangeburt. Falls sich während des weiteren Geburtsverlaufs beim Kind doch noch eine Hypoxie und Azidose entwickelt, wird es in einer Reihe von Fällen möglich sein, statt einer Sectio eine vaginaloperative Entbindung oder anstatt einer schwierigen vaginaloperativen eine einfachere vaginaloperative Entbindung auszuführen.

Frequenz der Fetalblutanalyse

Die Fetalblutanalyse birgt wie jede invasive diagnostische Maßnahme gewisse Gefahren in sich und kann daher nicht unbegrenzt eingesetzt werden. Da auch bei völlig normalem bzw. wieder normalisiertem CTG (Abb. 9.**5**) fetale Azidosen in einer Frequenz von 2% vorkommen (Goeschen u. Mitarb. 1984a), muß man sich bei einer Nutzen-Risiko-Abwägung fragen, wieviel unerkannte Präazidosen bzw. Azidosen man in Kauf nehmen will. Kubli u. Mitarb. (1969) halten eine Frequenz von 5% unerkannter Präazidosen und Azidosen für tolerierbar.

Wird der Hammacher-Score zur Bewertung eines subpartualen CTG verwendet, so finden sich bis zu 3 Scorepunkte bei 3,8%, ab 4 Scorepunkten aber bei 6,5% der Kinder pH-Werte <7,25 (Goeschen u. Mitarb. 1984a). Insofern sind wir der Meinung, daß eine Fetalblutanalyse dann angezeigt ist, wenn 4 und mehr Punkte im Hammacher-Score vorliegen.

Je nach Risikozusammensetzung der einzelnen Kliniken resultiert daraus eine FBA-Frequenz von 10–15%. Eine FBA-Rate von 10% ist nach eigenen Untersuchungen (Heinrich u. Mitarb., 1975) als vertretbares Mindestmaß realistisch.

Zeitpunkt der Fetalblutanalyse

Ziel der kombinierten Überwachung muß es sein, abfallende pH-Werte frühzeitig zu erkennen. Diese Forderung ist zum einen wichtig, weil eine längere Hypoxie des Fetus vermieden werden muß, zum anderen, um bereits bei geringem Abfall der pH-Werte eine Tokolyse beginnen zu können. Eine Tokolyse sub partu ist nämlich dann am wirksamsten, wenn sie bei abfallenden pH-Werten frühzeitig angewendet wird (S. 268).

Nach eigenen Untersuchungen (Goeschen u. Mitarb. 1984a) kommen klassische Gefährdungszeichen wie späte Dezelerationen bzw. die Bradykardie vor Azidosen selten vor. Am häufigsten führen mittelschwere bis schwere variable Dezelerationen zur Azidose. Bei Benutzung eines Scores zur Bewertung des CTG finden sich vor einer Azidose selten sprunghafte Verläufe über mehr als eine Gruppe. Azidosen treten also nicht erst nach längerem Persistieren des veränderten CTG-Musters auf, sondern zumeist bereits innerhalb von 30 min nach Verschlechterung.

Daraus ergibt sich die Konsequenz, daß bei Veränderung des CTG-Musters in Richtung Pathologie bzw. eines CTG-Scores um eine Gruppe relativ rasch, also innerhalb von 10 min eine Fetalblutanalyse durchgeführt werden sollte, um frühzeitig eine fetale Gefährdung erfassen zu können.

Fetalblutanalyse **255**

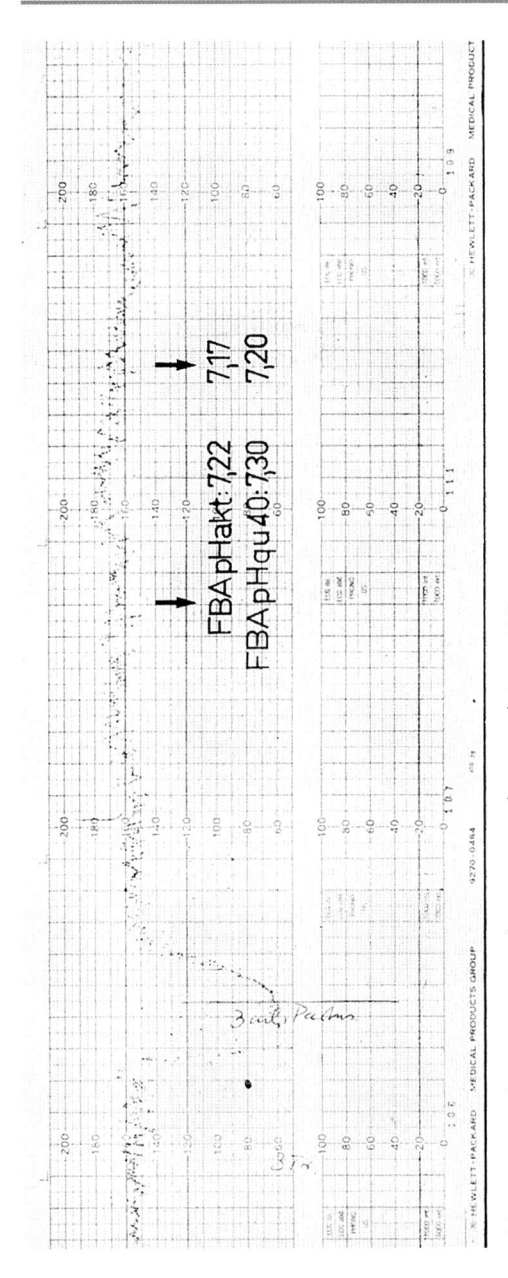

FBApHakt:7,22   7,17
FBApHqu40:7,30 7,20

Abb. 9.5 Fortschreiten einer Azidose trotz wieder normalisierter FHF.

Technik der Fetalblutanalyse

Vorbedingung

- Fruchtblase eröffnet.
- Muttermund für Amnioskop durchgängig,
- vorangehender Teil erreichbar,

Vorgehen (Abb. 9.**6**)

- Möglichst Blutabnahmen in Seitenlage, sonst Steinschnittlage.
- Desinfektion des äußeren Genitalbereichs.
- Bei Muttermundsweiten bis 8 cm wird der vorangehende Teil mit dem Amnioskop oder mit Spekula, ab 8 cm ausschließlich mit Spekula eingestellt.
- Säuberung und Trocknen der fetalen Haut mit einem Tupfer (mechanische Hyperämisierung).

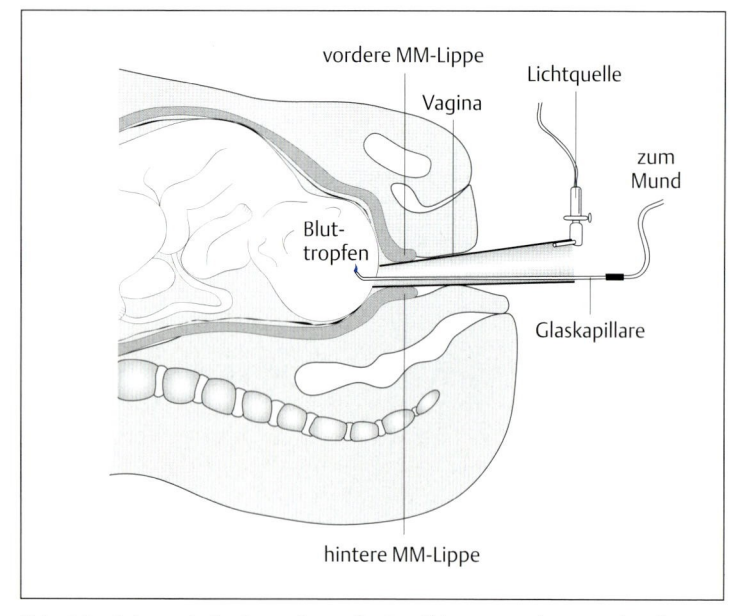

Abb. 9.**6** Schematische Darstellung der Fetalblutuntersuchung nach Saling.

▶ Auftragen eines Fettfilms (z. B. steriles Paraffinöl) auf die Inzisionsstelle mit einem Tupfer, um ein Zerfließen des Bluttropfens zu verhindern.
▶ Stichinzision mit 2 mm langer Klinge, am besten bei Wehenbeginn.
▶ Einsaugen des Bluts in eine Glaskapillare bzw. Ausnutzung der Kapillarkraft ohne Luftbeimengungen (es genügen 1–3 Tropfen = 50–150 µl).
▶ Rasche Messung des aktuellen bzw. äquilibrierten pH-Werts.

Konsequenzen aus der Fetalblutuntersuchung

Die kritische Grenze für den einmalig bestimmten aktuellen pH-Wert, die ein geburtshilfliches Handeln erforderlich macht, liegt nach Saling (1966)
▶ in der Eröffnungsperiode bei 7,25
▶ in der Austreibungsperiode bei 7,20.

> Wichtiger als niedrige Einzelwerte ist jedoch die weitere Tendenz der pH-Werte, die mit Hilfe einer zweiten, im Abstand von Sekunden bis Minuten vorgenommenen Bestimmung abgelesen werden kann.

Im einzelnen hat sich folgendes Vorgehen bewährt (Goeschen u. Saling 1984a): Im Bereich von 0–3 CTG-Scorepunkten kann auf eine FBA verzichtet werden. Bei Verschlechterung des CTG-Musters auf ≥4 Punkte sollte möglichst rasch (sofort bei Vorliegen einer Bradykardie unter 100 spm bzw. innerhalb von 10 min bei anderen CTG-Veränderungen) eine FBA erfolgen, da Azidosen überwiegend nicht erst nach längerem Persistieren des Scorewertes, sondern innerhalb von 30 min nach Abfall um eine Scoregruppe auftreten. Weitere FBA-Kontrollen sind bei normalen pH-Werten erforderlich, wenn sich das CTG-Muster erneut verschlechtert. Bei erniedrigten pH-Werten muß der weitere pH-Verlauf auch bei Persistenz des CTG-Befunds in kürzeren Abständen (≤2 min bei Azidose, ≤5 min bei Präazidose, ≤10 min bei reduzierten Werten zwischen 7,29 und 7,25) kontrolliert und eine maternogene Azidätssteigerung ausgeschlossen werden (S. 248). Bei fortschreitendem Abfall in den prä- oder azidotischen Bereich ist die Geburt operativ zu beenden. Bei Normalisierung der pH-Werte kann wie dort (S. o.) verfahren werden.

Zusammenfassende Beurteilung der Fetalblutanalyse

Nur mit Hilfe der FBA gelingt es, den Säure-Basen-Haushalt des Fetus zu überprüfen und einen Sauerstoffmangel eindeutig zu verifizieren. Von besonderem Interesse bei der fetalen Blutgasanalyse sind die Parameter pH-Wert, Gesamtpufferbasen und Baseexzess.

Ob eine Hypoxie bleibende Schäden hinterläßt oder zum Tode führt, hängt vor allem von der Schwere und der Dauer einer Sauerstoffmangelsituation ab. Die Grenze, ab welchen pH-Werten bei Kindern hypoxisch bedingte Schäden zu erwarten sind, liegt nach neueren Erkenntnissen erheblich niedriger als früher angenommen. Die Geburtshelfer hatten zu ihrem eigenen Schaden bei forensischen Auseinandersetzungen den Gefährdungsbereich zu hoch gelegt.

Der von der ACOG (1991) festgelegte Cut off befindet sich derzeit bei einem pH-Wert von 7,00. Daneben sind gefordert eine klinische Depression und ein Multiorganversagen. Der Befund läßt sich durch eine unmittelbar und kurzfristig kontrollierte Schädelsonographie untermauern bzw. auch differentialdiagnostisch spezifizieren. Nach den Perinatalerhebungen kommt und ein derartig niedriger Wert nur in 0,3–0,4% vor. Daß neben der Schwere auch die Dauer einer Hypoxie eine erhebliche Rolle bei der Entwicklung von Zerebralparesen spielt, geht aus Untersuchungen von Brann (1986) (Abb. 9.**3**) und Nelson u. Mitarb. 1977, 1981, 1986) hervor.

Besser noch als der pH-Wert können die Gesamtpufferbasen und der Base exzess als Vorhersagewert für einen späteren Hirnschaden herangezogen werden. Nach Low u. Mitarb. (1984) muß ab einer Verminderung der Gesamtpufferbasen auf 34 mmol/l (entsprechend einem Base exzess von –15 bis –18 mmol/l) mit einem bleibenden Hirnschaden gerechnet werden. Ein weiteres Absinken der beiden Parameter korreliert signifikant mit einer zunehmenden Zerebralschädigung. Bei einer Erniedrigung der Gesamtpufferbasen auf 20 mmol/l und weniger (entsprechend einem Base exzess von –30 bis –35 mmol/l) kommt es bei über 80% der Neugeborenen zu einer hypoxisch-ischämischen Enzephalopathie (HIE).

Das Endprodukt einer durch Hypoxämie/Hypoxie induzierten und lebenswichtigen anaeroben Glykolyse ist das Laktat. Dynamik und Ausmaß der Laktatkonzentration sind somit Indikatoren für die Oxygenierungsstörung. Daher gewinnt zunehmend die Messung des Laktates im fetalen Blut an Bedeutung; sie ist der Messung von pH_F und Base excess überlegen (Kruger u. Mitarb., 1999). Neben Teststreifen, die mit einem Blutvolumen von 5 µl eine Messung ermöglichen (Westgren u. Mitarb.,

1995) stehen Biosensoren zur Verfügung, die zwar ein größeres Blutvolumen von 40 µl bzw. 125 µl für einen Komplettstatus benötigen, aber in ihrer Validität und klinischen Relevanz überlegen sind (Friedmann u. Mitarb., 1997 und Luttkus, 2002). In der Normalpopulation ergab sich ein Mittelwert von 1,9 mmol/l (Teststreifen) bzw. 4,2 mmol/l (Biosensor) Laktat. Die Interventionsschwelle sub partu beträgt 4,8 mmol/l Laktat bzw. 7,0 mmol/l Laktat im Fetalblut (Luttkus, 2002).

> Keine andere intrapartuale Überwachungsmethode bietet derzeit mehr Sicherheit bei der intrauterinen Zustandsbeurteilung des Fetus als die FBA in Kombination mit dem CTG.

Die Kardiotokographie weist eine hohe Rate falsch positiver Ergebnisse auf, d. h., daß es in einem hohen Prozentsatz den Kindern mit pathologischem CTG gut geht. Eine Konsequenz allein aus CTG-Befunden abzuleiten, bedeutete eine hohe Zahl unnötiger operativer Geburtsbeendigungen, sei es in Form einer Sectio oder einer vaginaloperativen Entbindung. Durch einen nicht erforderlichen Kaiserschnitt werden aber die Mütter, durch eine falsch indizierte überhastete und komplizierte vaginale Operation die Mütter und Kinder unnötig gefährdet.

10 Kardiotokographie und Pulsoxymetrie

Während die FBA nur stichprobenartig durchgeführt werden kann, bietet die Pulsoxymetrie theoretisch den Vorteil, daß sie ergänzend zur Kardiotokographie kontinuierlich einsetzbar ist. In der Anästhesie und pädiatrischen Intensivdiagnostik hat sich die Pulsoxymetrie zur frühzeitigen Erkennung von Hypoxämien als Standardmethode durchgesetzt. In der Geburtshilfe befindet sich diese Überwachungsmethode noch in der Erprobung.

Prinzip

Bei der Pulsoxymetrie wird die Sauerstoffsättigung, also das Verhältnis von oxygeniertem zu desoxygeniertem Hämoglobin bestimmt. Desoxyhämoglobin und Oxyhämoglobin besitzen unterschiedliche Absorptionsspektren. Im roten Bereich (660 nm) absorbiert Oxyhämoglobin deutlich weniger Licht als Hämoglobin. Im infraroten Bereich (940 nm) gelten umgekehrte Verhältnisse. Aus den sich ändernden Unterschieden errechnet ein Computer die jeweilige Sauerstoffsättigung.

Derzeit sind zwei Vorgehensweisen in der Erprobung:

Das Nellcor-System (Fa. Nellcor, Pleasanton, USA) arbeitet mit einem 32 cm langen sterilen Sensor, der nach Blasensprung oder -sprengung transvaginal eingeführt und im Bereich der fetalen Schläfe oder Wange plaziert wird. Nachteil dieses invasiven, nichttraumatisierenden Verfahren ist, daß gute Signale nur registriert werden können, wenn der Sensor engen Kontakt mit dem kindlichen Kopf besitzt. Bildet sich ein Spalt, in dem sich Fruchtwasser ansammelt, so sind die Signale nicht verwertbar.

An der Innenseite des Sensors sind 2 Leuchtdiolen, ein Photodetektor und 3 Kontaktelektroden enthalten. Die beiden Leuchtdioden senden rote und infrarote Signale aus. Der Photodetektor absorbiert das zurückgesandte Signal, leitet es an das Pulsoxymeter weiter und errechnet daraus den Sättigungswert. Der elektrische Widerstand der Haut wird mit Hilfe der 3 Oberflächenelektroden bestimmt. Bei inkorrekter Sensorlage ist der Hautwiderstand so gering, daß der Monitor keine Signale aufzeichnet.

Knitza u. Mitarb. (1993) haben einen Sensor entwickelt, der in eine CTG-Kopfelektrode integriert wird und neben der direkten FHF-Ableitung auch den Verlauf der Sauerstoffsättigung anzeigt. Dieses Verfahren hat den Vorteil, daß es weniger Störungen bei der Ableitung der Signale verursacht. Allerdings ist es invasiv und traumatisierend, ein Nachteil, der aber aufgrund der jahrelangen Erfahrungen mit direkten CTG-Ableitungen eher zu vernachlässigen ist.

Klinische Anwendung

Ziel bei der fetalen Pulsoxymetrie ist es, Absolutwerte der Sauerstoffsättigung abzuleiten, um – wie bei der pH-Metrie – normale und pathologische Bereiche definieren zu können. Probleme ergeben sich derzeit daraus, daß alle vorhandenen Pulsoxymeter in niedrigen Sättigungsbereichen keine verläßlichen Daten liefern. Beim Fetus finden sich aber erheblich niedrigere Sättigungswerte (10–70%) als beim Erwachsenen (96–99%). Das erklärt sich daraus, daß über die Nabelvene Mischblut mit einem Sauerstoffgehalt von 70–90% in den fetalen Kreislauf gelangt. In der Peripherie, also z. B. an der fetalen Kopfhaut, liegen die Sättigungswerte unter normalen Bedingungen sogar nur zwischen 40–70%.

Vorsicht ist weiterhin geboten, weil bei der Oxymetrie zwar ein wichtiger, aber eben nur ein Blutgasparameter erfaßt wird, der zudem noch relativ labil ist und raschen Schwankungen unterliegt. Daher sind Absolutwerte von geringem Interesse. Sinnvoll erscheint vielmehr, die Trendlinie der Sättigungswerte zu beobachten (Abb. 10.**1**).

Saling (1995) hat für das Nellcor-System folgende Grenzbereiche der fetalen Sauestoffsättigung (SpO_2) vorgeschlagen:
▶ Normalbereich: (SpO_2) >40%,
▶ Warnbereich: 40–25%,
▶ vermutlich leichte bis mittelgradige Versorgungsstörungen: <25–10%,
▶ wahrscheinlich ins Gewicht fallende Versorgungsstörung: <10% (dabei kommt es entscheidend darauf an, wielange niedrige Sättigungswerte vorliegen).

Klinische Bedeutung

Auch wenn es derzeit nicht möglich ist, den intrauterinen Zustand des Kindes allein mit Hilfe der Pulsoximetrie zu überwachen, so ist sie dennoch bereits heute von klinischem Nutzen: Ein pathologisches CTG wird normalerweise durch eine FBA abgeklärt. Bei normalen pH-Wer-

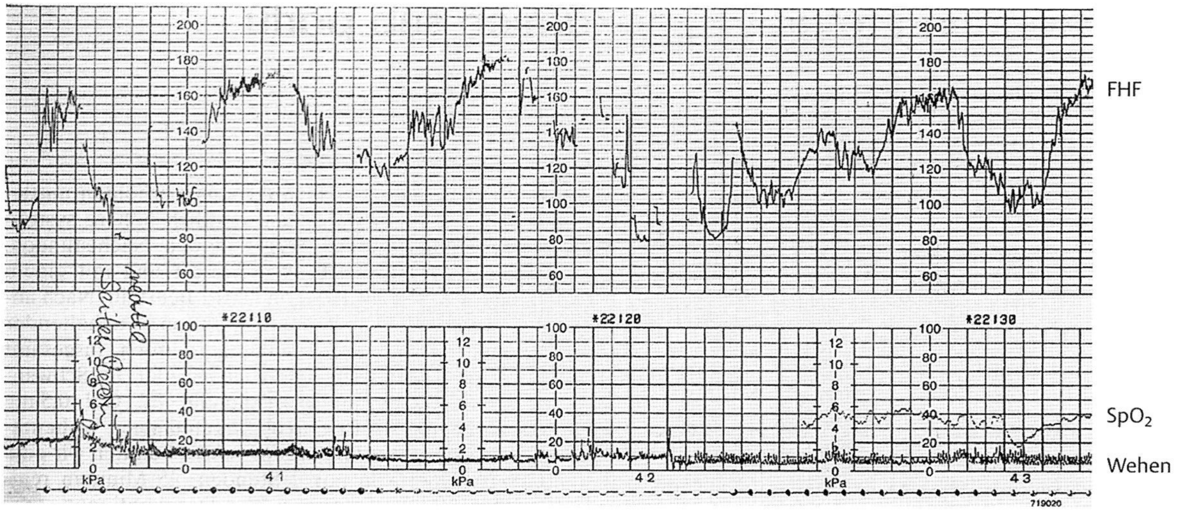

Abb. 10.1 24jährige II-Gravida/I-Para, 35+4 Wochen, Geburtseinleitung wegen SIH bei Adipositas und Oligohydramnion.

a Basalfrequenz zwischen 105 und 125 spm, zu Beginn der Registrierung 2 variable Dezelerationen, Oszillationstyp IIb, Hammacher-Score 3 Punkte = suspekt. Die Sauerstoffsättigungslinie liegt um 40%.

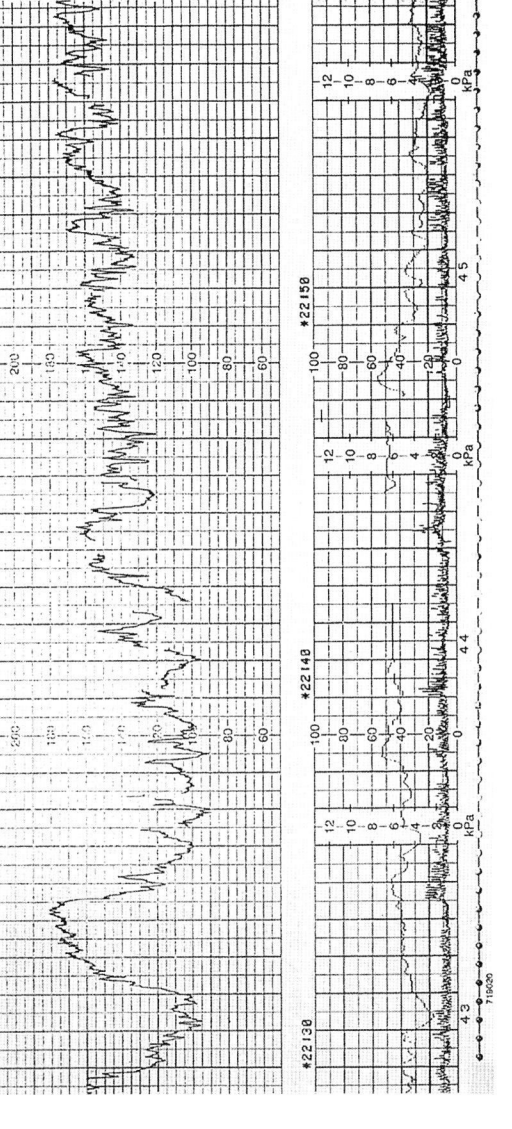

Abb. 10.1 b Zunächst Bradykardie, dann Normokardie mit saltatorischer Oszillation, Oszillationstyp IIIb. Die Sauerstoffsättigungslinie zeigt einen wellenförmigen Verlauf und liegt bis 22.48 Uhr im Mittel um 40%, danach um 30%.

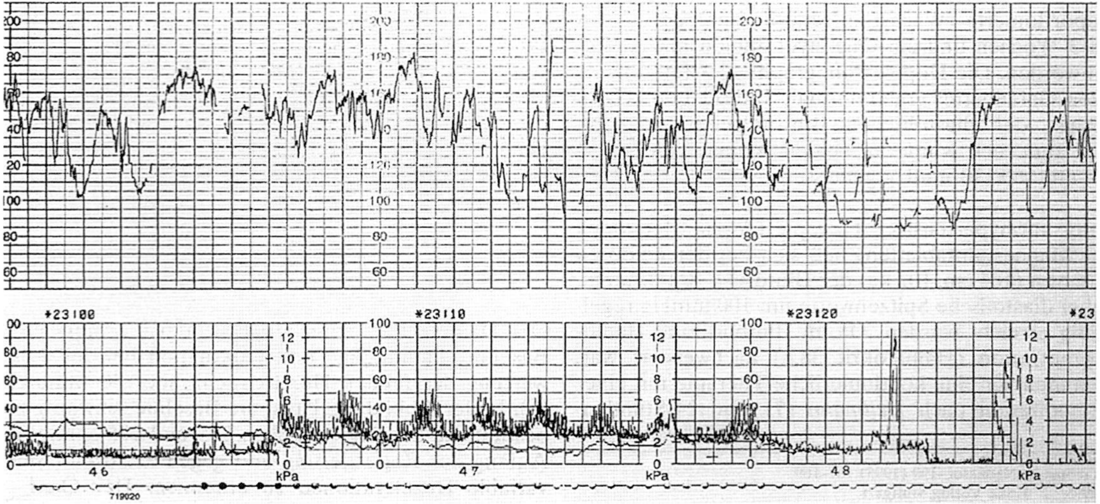

Abb. 10.1c Basalfrequenz schwer bestimmbar, am ehesten um 150 spm. Gegen 23 Uhr und 23.12 Uhr sind variable Dezelerationen zu erkennen, die im weiteren Verlauf in eine Bradykardie übergehen, Oszillationstyp IIb, Hammacher-Score 4 Punkte = suspekt. Die Sauerstoffsättigungslinie fällt kontinuierlich von 30% über 20% auf 10% und erreicht als tiefste Werte 5%.
VE um 23.27 Uhr wegen Bradykardie, Geburtsdauer 2 h 45 min, Gewicht 2850 g, Apgar 4/7/8 Punkte, Na-pH$_{akt}$ 7,096, pCO$_2$ 58,8 mmHg, pO$_2$ 11,4 mmHg, BE–10. Das Kind entwickelt sich im weiteren Verlauf unauffällig (aus Butterwegge, M., K. Goeschen: Z. Geburtsh. Neonatol. 199 [1995] 120).

ten und Persistenz bzw. Verschlechterung des CTG-Musters sind weitere FBA-Kontrollen erforderlich. Auf diese kann verzichtet werden, wenn bei gleichzeitig durchgeführter Pulsoximetrie die fetale Sauerstoffsättigung konstant bleibt. Bei Absinken der Sättigungswerte ist hingegen eine erneute FBA-Kontrolle notwendig. Durch den Einsatz der Pulsoxymetrie bei auffälligem CTG kann die Zahl der Fetalblutanalysen reduziert werden.

In Auswertung einer Umfrage an 81 deutschen Geburtskliniken stellen Butterwegge u. Mitarb. (2002) fest, daß die fetale Pulsoxymetrie im Prinzip ein erfolgsversprechendes und valide messendes Instrument darstellt, den gesunden Zustand von Risikokindern sub partu zu dokumentieren. Allerdings verbieten noch vorhandene technische Unzulänglichkeiten und eine noch lückenhafte Ausbildung z. Zt. einen „flächendeckenden" Einsatz in den Kreißsälen.

Diese Autoren meinen, daß die fetale Pulsoxymetrie künftig an klinischer Bedeutung gewinnen wird. Anzumerken aus unserer Sicht ist jedoch, daß es die Methode schon seit mehr als 10 Jahren gibt, ohne eine breite Anwendung in der Geburtsmedizin erlangt zu haben. Daran sind sicherlich nicht nur die hohen Kosten schuld.

11 Kontinuierliche Messung des transkutanen pCO_2

Über eine an den vorangehenden Teil des Kindes geklebte Spezialelektrode (S. 58) lassen sich ebenfalls kontinuierlich transkutan die Blutgase CO_2 sowie O_2 messen und gleichzeitig die fetalen Herzaktionspotentiale ableiten. Vor allem Schwankungen des trägeren CO_2 geben eine verläßliche Aussage über Veränderungen des fetalen Säure-Basen-Haushalts (Schmidt u. Mitarb. 1982). Zunächst wird bei Beginn der CO_2-Messung der pH-Wert mittels FBA kontrolliert und in Relation zum CO_2-Wert gesetzt. Bleibt der CO_2-Wert auf dem gleichen Niveau, so kann man davon ausgehen, daß auch der pH-Wert sich nicht ändert. Bei Anstieg des CO_2-Werts muß hingegen der pH-Wert kontrolliert werden, um nicht eine Azititätssteigerung zu übersehen (Abb. 11.**1**). Allerdings kann es auch dann zum CO_2-Anstieg kommen, wenn bei Tiefertreten des vorangehenden Teils die Elektrode zwischen Vaginalwand und Kopf gerät und sich CO_2, in dem Hautareal unter der Meßelektrode durch die Kompression anreichert.

Indikation

Derzeit gibt es vor allem zwei Indikationen für den Einsatz der transkutanen CO_2-Messung ($tcpCO_2$):
➤ wenn bei pathologischem CTG mit normalen pH-Werten zahlreiche FBA-Kontrollen erforderlich wären. Hier hilft die kontinuierliche Messung des transkutanen pCO_2 Fetalblutanalysen einzusparen;
➤ wenn bei fetalen Arrhythmien die Aufzeichnungen der FHF sub partu mittels CTG nicht gelingt (S. 199).

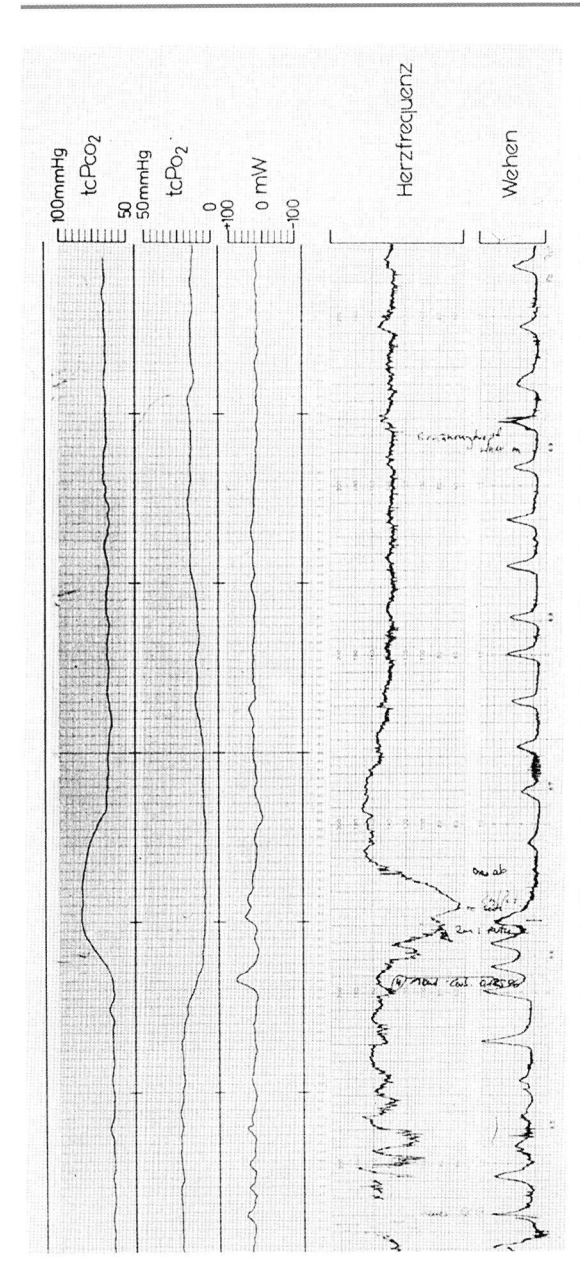

Abb. 11.1 Kombinierte subpartuale Überwachung mittels CTG, tcpCO$_2$ und tcpO$_2$. Im Zusammenhang mit einer uterinen Hyperaktivität kommt es zum pO$_2$-Abfall, pO$_2$-Anstieg und zur prolongierten Dezeleration (nach Schmidt u Mitarb.).

12 Tokolyse

In nahezu allen Fällen, in denen ein akutes oder protrahiertes Absinken der pH-Werte diagnostiziert wird, ist der Einsatz der Tokolyse sub partu gerechtfertigt (s. u.).

Bei *steilem Abfall* der pH-Werte wird auf diese Weise die Zeit bis zur operativen Entwicklung des Kindes bereits therapeutisch genutzt.

Beim *chronischen Absinken* kann sich der Säure-Basen-Haushalt in der medikamentös bedingten Wehenpause erholen und damit u. U. ein operativer Eingriff eingespart werden.

Der Entschluß zur Tokolyse sollte aber möglichst frühzeitig gefaßt werden, da von der Tatsache auszugehen ist, daß, je weiter die fetalen pH-Werte abgesunken sind, es um so länger dauert, bis der Säure-Basen-Haushalt sich wieder erholt hat. Je eher also mit der Tokolyse begonnen wird, desto kürzer hält der pH-Abfall an und um so geringer ist er (Abb. 12.**1**).

Saling (1979) empfiehlt für die Kreißsaalpraxis das folgende Vorgehen.

Reduzierte Azidität und Präazidose (pH 7,29–7,20)

Am günstigsten ist es, mit der Tokolyse zu beginnen, wenn die fetalen pH-Werte an den präazidotischen Bereich herankommen, also zwischen 7,27 und 7,25 liegen (Abb. 12.**1**).

Leicht bis mittelgradige Azidose (pH 7,19–7,10)

Ist durch Fehlbeurteilung pathologischer CTG-Passagen oder durch zu späte Aufnahme der Patientin der günstigste Zeitpunkt für die Therapie versäumt worden, so ist eine Tokolyse nach Diagnose einer leichten bis mittelgradigen Azidose dennoch sinnvoll.

> Die Tokolyse verhindert in der Regel ein weiteres, allzu schnelles Absinken der pH-Werte und überbrückt somit die Zeit bis zur operativen Entbindung.

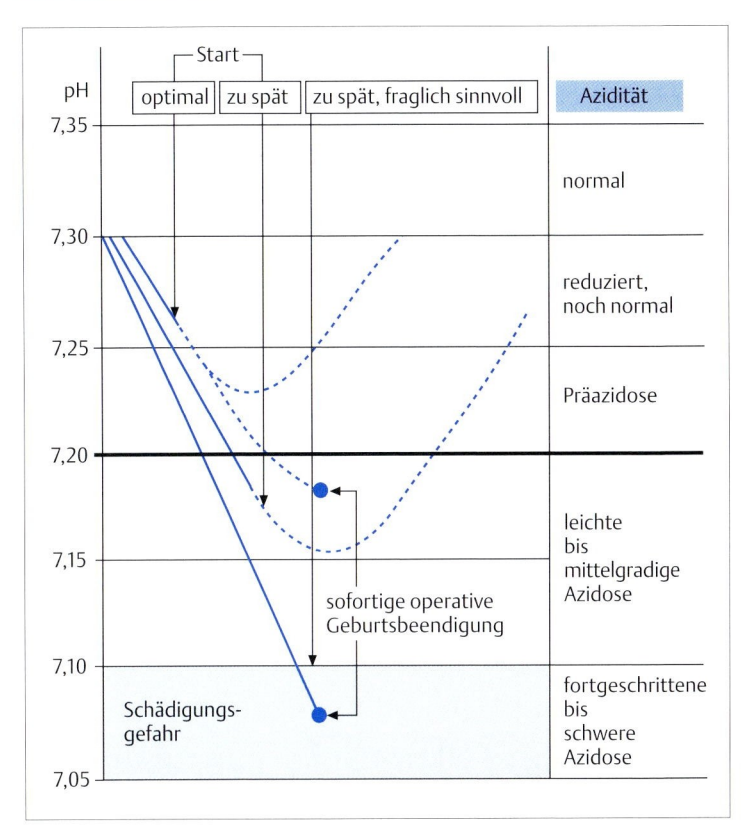

Abb. 12.**1** Auswirkungen der Tokolyse auf das Verhalten des Säure-Basen-Haushalts des Kindes (nach Saling).

Der Geburtshelfer sollte aber bei einer leichten bis mittelgradigen Azidose nicht einen Anstieg der pH-Werte erzwingen wollen, sondern besser eine operative Entbindung ohne Zeitverlust durchführen, um das Kind nicht zu lange im kritischen Aziditätsbereich zu belassen.

Fortgeschrittene bis schwere Azidose (pH <7,10)

Bei Vorliegen eines pH-Wertes unter 7,10 gehen die Meinungen über Nutzen und Gefahren der Tokolyse auseinander, da einige Geburtshelfer sogar eine drastische Verschlechterung des Säure-Basen-Haushalts nach Tokolyse bei pH-Werten unter 7,10 festgestellt haben. Zur Erklärung wird die *Aufhebung der Zentralisation* (S. 218) des Fetus durch die β-Sympathikomimetika und die dadurch bedingte Einschwemmung von zusätzlicher Milchsäure in den zentralen Kreislauf herangezogen, zu der es bei etwa 20% der Kinder nach Tokolyse in diesem Aziditätsbereich kommen soll (Renaud u. Mitarb. 1973).

Wegen der genannten Einwände kann daher eine generelle Tokolyse bei einer fortgeschrittenen bis schweren Azidose nicht empfohlen werden und ist vom Einzelfall abhängig zu machen. Dabei kann als *Richtlinie* gelten, daß bei einem pH-Abfall unter 7,10 im Zusammenhang mit einer gesteigerten Wehentätigkeit die Zeit bis zum operativen Schnelleingriff tokolytisch überbrückt werden sollte, während bei normaler oder hypotoner Wehentätigkeit eher auf die Gabe von β-Mimetika zu verzichten ist.

13 Abschließende Betrachtung

1. CTG-Interpretation

Ein wesentlicher Faktor für die Qualität der fetalen Zustandsbeurteilung während der Schwangerschaft und für die Effektivität der Geburtsüberwachung ist die richtige Interpretation der Kardiotokogramme und die sich daraus ableitenden geburtsmedizinischen Entscheidungsfindungen. Die Entwicklung von zahlreichen Kardiotokogrammauswerteverfahren, wie die verschiedensten Scores, die semiquantitativen manuellen Auswertungen mit und ohne rechentechnische Hilfe über definierte Zeitabschnitte, die Computerauswertung der Kardiotokogramme im Off-line-Verfahren und die Geburtsüberwachung mittels Bedside-Computern unter Berücksichtigung klinischer und anamnestischer Daten stellen summarisch das prinzipiell begründete Bemühen dar, die Erfahrungen der Spezialisten in die klinische Routine zu transferieren, um die Leistungsfähigkeit der Kardiotokographie voll auszuschöpfen und „Versager", die immer zu Lasten des Kindes gehen, weitestgehend zu eliminieren. Der wesentlichste Wert aller Scores liegt in der Redundanz, d. h. in der immer wieder zwingenden Notwendigkeit, die mit dem fetalen Zustand korrelierenden FHF-Muster stereotyp zu berücksichtigen und nach Addition der Score-Punkte einen Zahlenwert zu erhalten, der das Ausmaß der Normabweichung beschreibt. Diese deskriptive Bewertung der einzelnen CTG-Parameter und die summarische Befundung als „normal" oder „pathologisch" sowie eine vergleichsweise zwischen beiden Einstufungen liegende „Grauzone" als „suspekt" oder „präpathologisch" wurde auch von den Herausgebern gewählt, obwohl diese Herangehensweise der CTG-Interpretation keinesfalls ausreichend die Ursache für die meist ausschließlich adaptiven fetalen Herzfrequenzveränderungen berücksichtigt. Die daraus abzuleitende Entscheidungsfindung, sofern sie nicht extrem ist, bleibt eine sehr individuelle und ist demzufolge mit einem größenmäßig sehr variablen Fehler behaftet. Auf den Einfluss subjektiver Faktoren in der Beurteilung von Kardiotokogrammen und daraus resultierende Fehlerquote ist u. a. bereits von Richter (1981) hingewiesen worden. Auch die Beurteilung von Kardiotokogrammen durch Experten war überwiegend mit einem großen interindividuellen und intraindividuellen Fehler behaftet. Selbst eine in jüngster Zeit multizentrisch angelegte internetbasierte Studie zur CTG-Beurteilung von insgesamt 80 Kardiotokogrammen durch 17 Experten aus Deutschland, der Schweiz und Österreich wies deutliche Unterschiede in der Beurteilung auf (Schneider, KTM, 2001).

Die wichtigsten Parameter, die einen definitiven Bezug in Form der Aziditätssteigerung zur fetalen Kondition haben, sind Dezelerationen, Reduktion der Oszillationsfrequenz und -amplitude, Tachykardie und Bradykardie. Sie finden beispielsweise in den bekannten Scores von Hammacher (1974), Fischer u. Mitarb. (1976), Kubli u. Mitarb. (1972), Lenstrup u. Mitarb. (1977) und Lyons u. Mitarb. (1979), intrapartal Anwendung, vorwiegend aber vorgeburtlich. Für die Austreibungsperiode haben sie sich nicht bewährt. Nach eigener Erfahrung ist die Anwendung von Scores im Gegensatz zum antepartualen Zeitabschnitt unter der Geburt nicht zweckmäßig. Scores verleiten zur Deskription und zwingen ungenügend zu einer ätiopathogenetischen Deutung der kardiotokographischen Zustandsbeurteilung. Eine ätiopathogenetische Deutung des kardiotokographischen Befundes ist aber die Voraussetzung für eine Geburtsleitung, die funktionelle Gesichtspunkte der materno-utero-fetoplazentaren Einheit und geburtsdynamische Faktoren berücksichtigt.

Von dem auf dem Kreißsaal eingesetzten Personal sind daher folgende Kenntnisse zu fordern:
1. Definitionen der kardiotokographischen Diagnostik, differenziert nach langfristiger, mittelfristiger und kurzfristiger Tachogrammveränderung und Beurteilung der Uterusdynamik mit Hilfe des Tokogramms.
2. Auswirkungen der Uterusaktivität auf die Hämodynamik der uterofetoplazentaren Einheit.
3. Physiologie und Pathophysiologie der materno-utero-feto-plazentaren Funktionseinheit, insbesondere der adaptativen Mechanismen der fetalen Herz-Kreislauf-Regulation.

Aus praktischer Erfahrung heraus entstanden und für die Routine erarbeitet, kann die von jedem leicht nachvollziehbare ätiopathogenetische CTG-Interpretation eine wertvolle Entscheidungshilfe darstellen (Abb. 13.**1**, siehe hintere Umschlagklappe).
Diese Interpretation hat sich für die Betreuung während der Schwangerschaft und für die Geburtsleitung bei CTG-Veränderungen seit über 20 Jahren bestens bewährt.

Sie umfaßt drei Hauptgruppen:
1. Wehenbetonte, d. h. auch in der Wehenpause persistierende fetale Gefährdungszeichen. Die Störungen liegen im uteroplazentaren Bereich oder in einer reduzierten O_2-Transportfähigkeit des Fetus.

2. Eindeutig und ausschließlich wehenabhängige und/oder funktionelle Störungen. Die hämodynamischen Störungen können ursächlich im umbilicalen, aber auch im uterinen sowie maternalen Bereich liegen.
3. Primär nicht klassifizierbare und meist wehenunabhängige CTG-Veränderungen. Sie betreffen die cardiale Reizbildung und Reizleitung.

Eine weitere ätiologische 4. Gruppe bildet sich aus der Kombination von Ursachen der Gruppe 1 und 2, eine sogenannte „Übergangsform".

Im Routineeinsatz „Rund-um-die-Uhr" wird überwiegend noch eine rein deskriptive CTG-Beurteilung vorgenommen, die daraus resultierenden Entscheidungsfindungen werden der aktuellen fetalen Kondition nicht immer gerecht. Das bezieht sich auf eine ungerechtfertigt hohe operative Aktivität oder auf eine unbegründete Passivität, die beide Ausdruck einer ungenügenden Kenntnis der ursächlichen Zusammenhänge sind. Wahrscheinlich ist es aber auch nicht möglich, von allen in der Geburtshilfe notwendigerweise eingesetzten Mitarbeitern primär die entsprechende Kenntnisqualität zu fordern. Entscheidungshilfen erscheinen daher unumgänglich, um das Gesamtergebnis günstig beeinflussen zu können. Die Leitlinie (linke Spalte in der Abb. 13.**1**) sollte deshalb heißen: Über eine kardiotokographische Vorentscheidung differentialdiagnostisch die möglichen Ursachen (insgesamt vier Gruppen) unter Berücksichtigung klinischer, paraklinischer und aktueller kardiotokographischer Befunde einzuengen und letztlich zu präzisieren. Für die Geburtsleitung haben nach Festlegung der Diagnose die in der unteren Zeile der Abb. 13.**1** aufgeführten Faktoren Beachtung zu finden. Die Qualität des Geburtsmediziners wird sich in der richtigen Interpretation der zahlreichen Übergangsformen ausdrücken. Als Gradmesser einer qualitätsgerechten Geburtsleitung sollte der Azititätsstatus angesetzt werden. In einem unselektierten Geburtengut lassen sich über einen langen Zeitraum unschwer Zusammenhänge zwischen Geburtsüberwachung, operative Entbindungsfrequenzen und Azidoserate in Abhängigkeit von einer qualifizierten intrapartualen Konditionsbeurteilung über das Kardiotokogramm ablesen (Abb. 13.**2**).

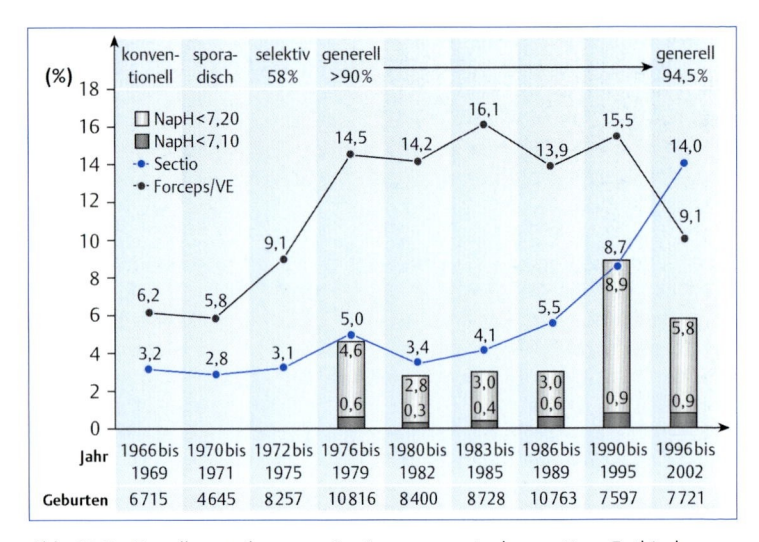

Abb. 13.2 Trendbeurteilung von Sectio caes., vaginal-operativen Entbindungen und neonataler Azidoserate von der konventionellen Geburtshilfe über die Einführung der Geburtsüberwachung bis zur etablierten modernen Geburtsmedizin von 1966–2002 an der Frauenklinik des Klinikums Südstadt Rostock

2. Risikomanagement in der Austreibungs- und Preßperiode

Die Zielstellung, die im CTG reflektierten Adaptationsmechanismen bzw. Belastungsfaktoren richtig zu deuten und durch die dementsprechende Wahl des Geburtsmodus bei vaginaler Geburtsleitung im Sinne einer Azidoseprävention wirksam zu werden, muß auch zukünftig Priorität besitzen. Eigene Analysen haben immer wieder bestätigt, daß bei vaginaler Geburtsleitung die azidotisch geborenen Kinder zu etwa 2/3 sich aus Spontangeburten rekrutieren, d. h. der gewählte Entbindungsmodus war zur Vermeidung einer Azidose nicht optimal, wenngleich es nur 2,8 % aller vaginal geborenen Kinder und 3,6 % der Spontangeborenen ausmacht (Tab. 13.1). Das restliche Drittel der azidotisch geborenen Kinder bezieht sich auf Forzeps- und VE-Geburten sowie vaginal geleitete Beckenendlagegeburten.

Unter Berücksichtigung der Charakteristika azidotisch geborener Kinder, wie der Erkennbarkeit im CTG und der Diskrepanz zwischen aktuellem Erfordernis und praktizierter Realität des Managements der

2. Risikomanagement in der Austreibungs- und Pressperiode

Tab. 13.1 Vaginaler Geburtsmodus azidotischer Neugeborener

Modus	n	% Kinder (3322)	% Entb.Modus	% Azidose (146)
Spontan	92	2,8	3,6 (2546)	63
Forzeps	32	1,0	10,8 (295)	21,9
VE	10	0,3	22,2 (45)	6,9
BEL$_{vag.}$	12	0,4	17,1 (70)	8,2

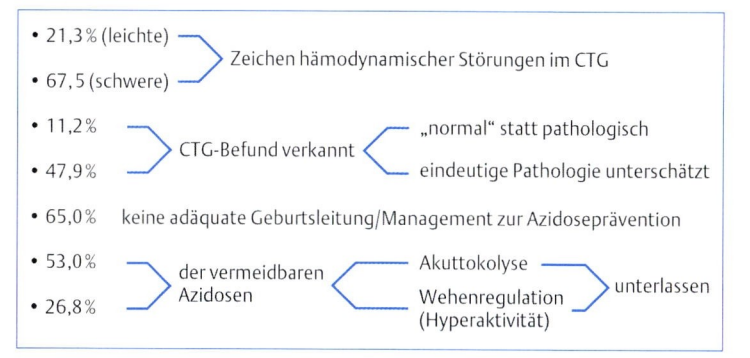

- 21,3 % (leichte) ⎫ Zeichen hämodynamischer Störungen im CTG
- 67,5 (schwere) ⎭
- 11,2 % ⎫ CTG-Befund verkannt ⎧ „normal" statt pathologisch
- 47,9 % ⎭ ⎩ eindeutige Pathologie unterschätzt
- 65,0 % keine adäquate Geburtsleitung/Management zur Azidoseprävention
- 53,0 % ⎫ der vermeidbaren Azidosen ⎧ Akuttokolyse ⎫ unterlassen
- 26,8 % ⎭ ⎩ Wehenregulation (Hyperaktivität) ⎭

Abb. 13.3 Charakteristika azidotisch geborener Kinder (I)

Geburtsleitung (Abb. 13.3 und Tab. 13.2) lassen sich unschwer effektive Möglichkeiten zur Azidoseprävention postulieren (Tab. 13.3). Hier liegt eine echte Qualitätsreserve der Geburtsmedizin, die nur im gemeinsamen Wirken von qualifizierten Hebammen und einer entsprechend qualifizierten Arztpräsenz erschließbar ist.

Tab. 13.2   Charakteristika azidotisch geborener Kinder (II)

- 30,0 % der „vermeidbaren" Azidosen: Unterlassen der vaginal-operativen Geburtsbeendigung
- 34,3 % terminale Bradykardie
  - 15 % mit Bradykardie-Dauer > 10 min
- 71,5 % ungenügende Azidoseprävention bei terminaler Bradykardie
- 30 % überwachungsfreies Intervall (durchschnittlich 15,9 min)
- 25,7 % gesteigerte Uterusaktivität
  - 80,6 % keine Wehenregulation

Tab. 13.3   Möglichkeiten der Azidoseprävention

- prospektive und bedseitige CTG-Interpretation (FHF und Toko.)
  → terminale Bradykardie
- Abkürzung der Preßperiode z. B. Beurteilung nach 5 Preßwehen
- Qualifizierte Anwendung von Tokergika/Tokolytika
- Qualifizierte Hebammen- und Arztpräsenz
- Vermeidung von „überwachungsfreiem" Intervall
- Spezielles „Handling" bei vaginaler Geburtsleitung einer BEL

Glossar

Akzeleration: Beschleunigung der Herzfrequenz bis zu 10 min Dauer im normokarden, tachykarden oder bradykarden Frequenzbereich

Alvarez-Wellen: unregelmäßige Schwangerschaftswehen mit geringer Amplitude und hoher Frequenz als Ausdruck lokaler Muskelverkürzungen

Autokorrelation: mathematisches Verfahren zur Ähnlichkeitsprüfung von Signalen

Azidose (fetal): Abfall der pH-Werte unter 7,20

Bandbreite: s. Oszillationsamplitude

Basalfrequenz: Mittelwert der Herzfrequenz über einen längeren Zeitraum

Basaltonus (BT): Ruhetonus des Uterus, also der Druck, den der Uterus zwischen den Kontraktionen auf seinen Inhalt ausübt

Baseline (BL, Mittelwertslinie): gerade, horizontal verlaufende Linie durch den über längere Zeit beibehaltenen Frequenzmittelwert. Sie erfaßt, unabhängig von vorübergehenden Akzelerationen und Dezelerationen, bradykarde und tachykarde Frequenzveränderungen

Bradykardie: Abfall der Basalfrequenz unter 120 spm länger als 3 min (leichte Bradykardie 120–100 spm, schwere Bradykardie unter 100 spm)

Braxton-Hicks-Kontraktionen: Schwangerschaftswehen mit einer Amplitude von 10–15 mmHg (1,3–2 kPa) und niedriger Frequenz von etwa 1/Stunde

Dezeleration: Verlangsamung der Herzfrequenz von bis zu 3 min Dauer im normokarden, tachykarden oder bradykarden Bereich

    Frühe Dezeleration (Dip I): Form der Dezelerationen spiegelbildlich zur Wehenkurve. Der Tiefpunkt fällt in das obere Wehendrittel

    Späte Dezeleration (Dip II): Kurvenbild spiegelbildlich zur uterinen Druckkurve, jedoch phasenverschoben. Der Tiefpunkt fällt hinter das obere Wehendrittel

    Variable Dezeleration (Kombination von DIP I und Dip II): Form und Zuordnung zur Wehe variabel

    Dip O: kurzfristiges Wegtauchen der FHF bis zu 30 s, unabhängig von Wehen

    Prolongierte Dezeleration: wannenförmige, länger anhaltende Dezeleration, die einem definierten auslösenden Ereignis zuzuordnen ist

Dezelerations-Kontraktions-Quotient: Häufigkeit von Dezelerationen in Beziehung zur Wehenfrequenz

Dreifach absteigender Gradient (DAG/TDG): Begriff zur Kennzeichnung koordinierter Wehentägkeit

Eingeengt undulatorische Bandbreite: s. Oszillationsamplitude

Elektrokardiographie: Aufzeichnung der FHF mit Hilfe fetaler EKG-Potentiale

Fetalblutanalyse: Bestimmung des fetalen Säure-Basen-Haushalts unter der Geburt aus einem dem Kind entnommenen Blutstropfen

Fetale Herzfrequenz (FHF): momentane oder instantane Herzfrequenz, die sich aus den Zeitintervallen zwischen zwei Herzaktionen, hochgerechnet auf eine Minute, ergibt

Fischer-Score: CTG-Schema zur Beurteilung antenataler Kardiotokogramme

Floatingline (FL): Oszillationsmittellinie, die im Unterschied zur Baseline den Akzelerationen und Dezelerationen folgt. Ihr werden die sporadischen und periodischen Akzelerationen und Dezelerationen zugeordnet

Fluktuation (Oszillation): durch stete Änderung der Herzfrequenz hervorgerufene Schwingung der FHF um einen Mittelwert. Normale Frequenz 2–6/min

Gipfelpunkte: Umkehrpunkte, die durch den schnellen Wechsel von Frequenzzunahme und -abnahme entstehen

Hammacher-Score: CTG-Schema zur Beurteilung antenataler und intranataler Kardiotokogramme

Hon-Test: Handgriff zum Nachweis einer Nabelschnurumschlingung in der Antenatalperiode

Instantan: sofort

Interferenzmuster: Oszillationsfrequenz ≥6, häufig in Kombination mit saltatorischer FHF

Intrauterine Reanimation: Akuttokolyse

Jitter: Pseudofluktuation durch zahlreiche Störimpulse bei der Aufnahme, artefizielles Kunstprodukt

Kniebeugenbelastungstest: Test zur Beurteilung der Plazentaleistung im antenatalen Zeitraum. Durch Kreislaufbelastung der Mutter wird eine passagere uterine Minderdurchblutung hervorgerufen, die bei eingeschränkter Reservekapazität der Plazenta fetale Herzfrequenzreaktionen bewirkt

Kubli-Schema: CTG-Score zur Beurteilung antenataler Kardiotokogramme

Logik: überprüft die aufgenommenen Signale auf ihre Glaubwürdigkeit, soll Störfaktoren eliminieren

Makrofluktuation: s. Oszillationsfrequenz

Maternogene Azidiätssteigerung: abnehmende fetale pH-Werte durch Übertritt von sauren Valenzen der Mutter auf den Fetus

Mikrofluktuation: der Oszillation aufgesetzte, hochfrequente treppenförmige Überlagerung, die den permanent wechselnden Schlag-zu-Schlag-Abstand zwischen den Herzaktionen wiedergibt.

Montevideo-Einheit (ME): Maß für die Uterusmotilität, Produkt aus Intensität und Frequenz der Kontraktionen/10 min

Nonstreßtest: Test zur Beurteilung des intrauterinen fetalen Befindens in der Antenatalperiode. Er berücksichtigt die Häufigkeit des Auftretens sporadischer Akzelerationen

Normokardie: Basalfrequenz zwischen 120 und 160 spm

Nulldurchgänge: Schnittpunkte der Oszillationen mit der Oszillationsmittellinie, der Floatingline

Oszillation: s. Fluktuation

Oszillationsamplitude (Bandbreite): Abstand der höchsten und niedrigsten Ausschläge der FHF-Schwingung, gemessen in spm
silent: <5 spm
eingeengt undulatorisch: 5–10 spm
undulatorisch: 10–25 spm
saltatorisch: >25 spm

Oszillationsfrequenz (Makrofluktuation): Anzahl der FHF-Schwingungen pro min. Normal 2–5/min

Oxytocinbelastungstest: Test zur Beurteilung der Plazentaleistung im antenatalen Zeitraum

Periodendauer: Intervall zwischen zwei Herzaktionen

Phonokardiographie: Aufzeichnung der FHF aus dem Herzschall

Saltatorische Bandbreite: s. Oszillationsamplitude

Silente Bandbreite: s. Oszillationsamplitude

Sinusoide Herzfrequenz: an ruhige Sinusschwingungen erinnerndes Kurvenbild, das auf eine hochgradige Gefährdung des Kindes hinweist

Tachykardie: Anstieg der Basalfrequenz über 160 spm länger als 10 min (leichte Tachykardie 160–180 spm, schwere Tachykardie über 180 spm, extreme Tachykardie über 200 spm)

TDG: s. Dreifach absteigender Gradient

Telemetrie: drahtlose Aufzeichnung der FHF und Wehen

Terminale Bradykardie: Endstadium einer Hypoxiebradykardie

Tokographie: Darstellung der apparativ gemessenen Wehen in Form einer Kurve

Tokometrie: apparative Messung der Wehentätigkeit

Transducer: Meßwertaufnehmer

Triggerung: Umwandlung eines aufgenommenen Rohsignals, z. B. R-Zacke oder US-Dopplersignal, in einen elektrischen Impuls

Ultrasonokardiographie: Aufzeichnung der FHF mittels Ultraschall unter Ausnutzung der mechanischen Tätigkeit des Herzens

Umkehrpunkte: höchste und niedrigste Amplitudenpunkte einer Schwingung

Undulatorische Bandbreite: s. Oszillationsamplitude

Wehenbelastungstest: Test zur Beurteilung der Plazentaleistung im antenatalen Zeitraum

Literatur

ACOG Committee Opinion. Februar 1991

Akerlund, M.; Hauksson, A.; Lundin, S.; Melin, P.; Trojnar, J. (1986). Varotocin analogues which competitively inhibit vasopressini stimulanted. uterine activity in healthy women. Brit. J. Obstet. Gynecol 93, 22–27

Akerlund, M.; Strömberg, P.; Hauksson, A.; Andersen, L.F.; Lyndrup, J.; Trojnar, J.; Melin, P. (1987). Brit. J. Obstet. Gynecol 94, 1040–1044

Anderson, W. R., D. G. McKay: Electron microscope study of the trophoblast in normal and toxemie placentas. Amer. J. Obstet. Gynec. 95 (1966) 1134

Arabin, B., E. Saling: Die Sparschaltung des fetalen Kreislaufs, dargestellt anhand von eigenen quantitativen Doppler-Blutflußparametern. Z. Geburtsh. Perinat. 191 (1987) 213–218

Baumann, P., W. Künzel: Das antepartuale CTG: Extreme Wachstumsretardierung und Wahl des Entbindungszeitpunkts. Gynäkologe 25 (1992) 41–43

Baumgarten, K.: Über eine transzervikale Methode zur inneren Druckmessung sub partu. Z. Geburtsh. Gynäk. 165 (1966) 113

Baumgarten, K.: Advantages and disadvantages of low amniotomy. J. perinat. Med. 4 (1976) 3

Baumgarten, K.: Referat zur oralen Tokolyse. 11. Deutscher Kongreß für perinatale Medizin, Berlin 1983

Baumgarten, K., H. Fröhlich: Fetale Rhythmusstörungen in der Schwangerschaft und unter der Geburt. Z. Geburtsh. Perinat. 176 (1972) 249

Baumgarten, K., W. Lingard, A., Horvat, J. Chalkitis, R. Cerwenka, C. Hellmich: Über die Wirksamkeit oral applizierter Betamimetika am oxytocinstimulierten puerperalen Modell. Geburtsh. u. Frauenheilk. 42 (1982) 103

Bayer, R., R. Hoff: Die vegetativ neurale Steuerung der menschlichen Gebärmutter. Wien. klin. Wschr. 63 (1951) 275

Behrens, O., K. Goeschen, J. Schneider: CTG-Intervall-Überwachung unter der Geburt; ein Beitrag zur familienorientierten Klinikgeburt oder eine Gefahr fürs Kind? Geburtsh. u. Frauenheilk. 47 (1987) 733

Behrens, O., H. Wedeking-Schöhl, K. Goeschen: Wert der Kardiotokographie zur prognostischen Abschätzung bei pathologischen Dopplerbefunden. 50. Kongreß der Dtsch. Ges. Gynäk. Geburtsk. München, August 1994

Bekedam, D. J., G. H. A. Visser, E. J. H. Mulder, G. Poelmann-Weesjes: Heart rate variation and movement incidence in growth-retarded fetuses: the significance of antenatal late heart rate decelerations. Amer. J. Obstet. Gynec. 157 (1987) 126–133

Bellèe, H.: Extreme fetale Tachykardie ante partum. Zbl. Gynäkol. 98 (1976) 998

Belz, G., P. E. Aust, G. Belz: Doppelblindstudie über die hämodynamischen Wirkungen von Amezinium bei Patienten mit orthostastischer Kreislaufregulationsstörung. Z. Kardiol. 70 (1981) 706

Berg, D.: Continuously measured fetal oxygen pressures and beat-to-beat heart rate in fetal lambs and their modifications via the mother (hypoxia, placental ischaemia, drugs). In Bossart, H., J. M. Cruz, A. Huber, L. S. Prod'hom, J. Sistek: Perinatal Medicine. Huber, Bern 1973 a (S. 323)

Berg, D.: Die Beurteilung der fetalen Schlag-zu-Schlag-Herzfrequenz – theoretische, experimentelle und klinische Gesichtspunkte. In Dudenhausen, I. W., E. Saling: Perinatale Medizin, Bd. IV. Thieme, Stuttgart 1973 b (S. 241)

Berg, D.: Überwachung von Risikoschwangerschaften. In Fischer, W. M.:

Kardiotokographie. 2. Aufl. Thieme, Stuttgart 1976; 3. Aufl. 1981
Berg, D.: Schwangerschaftsberatung und Perinatologie. Thieme, Stuttgart 1988
Berg, D., J. Schulz, K. Wernicke, R. Muschawek: Feto-materne Beziehungen bei experimenteller akuter Plazentarinsuffizienz. In Saling, E., J. W. Dudenhausen: Perinatale Medizin, Bd. III. Thieme, Stuttgart 1972 (S. 362)
Berg, D., A. Huch, R. Huch, J. Schulz, K. Wernicke. Zur Genese von späten Dezelerationen der fetalen Herzfrequenz. Arch. Gynäk. 214 (1973) 425
Berg, D., K. Hammacher, K. Gärtner, K. Bonat, W. Gruner, K. Wernicke, J. Schulz, R. Schuler: Untersuchungen zur Genese der Herzfrequenzalterationen am ausgetragenen Schaftsfeten. Arch. Gynäk. 211 (1971) 270
Berger, C., U. Baumann, M. Ramzin, R. Richter: Wertigkeit des transabdominal registrierten fetalen Elektrokardiogramms für die Kardiotokographie. Z. Geburtsh. Perinat. 182 (1978) 278
Bernstein, J.: Die Thermoströme des Muskels und die Mebrantheorie der bioelektrischen Ströme. Pflügers Arch. ges. Physiol. 131 (1911) 589
Beruti, J. A.: Fernauskultation und Registrierung der fetalen Herztöne. Arch. Gynäk. 132 (1927) 52
Bolte, A., R. Berendes: Frequenz und Rhythmus der fetalen Herzaktionspotentiale im Verlaufe der Gravidität. Geburtsh. u. Frauenheilk. 32 (1972) 635
Brand, M., E. Saling: Rundtischgespräch über intrakranielle Blutungen. 45. Tagung der Deutschen Gesellschaft für Gynäkologie und Geburtshilfe, Frankfurt 1984
Brann, A. W.: Hypoxic ischemic encephalopathy (asphyxia). Pediat. Clin. N. Amer. 33 (1986) 451–464
Bretscher, J., E. Saling: Azidotische Extremwerte beim menschlichen Fetus. Zbl. Gynäk. 90 (1969) 31
Breuker, K. H., S. Kagel, A. Bolte: Die simultane Herzfrequenzregistrierung bei Zwillingen. Geburtsh. u. Frauenheilk. 38 (1978) 525
Bührig, H., J. Schmid: Die klinische Wertigkeit pathologischer Herzfrequenzmuster. Geburtsh. u. Frauenheilk. 35 (1975) 343
Butterwegge, M., K. Goeschen: Fetale Herzfrequenz und Pulsoxymetrie. Z. Geburtsh. Neonat. 199 (1995) 120–122
Butterwegge, M., Seelbach-Göbel, B., Kühnert, M.: Über den Einsatz der fetalen Pulsoxymetrie bei Risikogeburten in deutschen Kliniken. Z. Geburtsh. Neonatol. 2002; 206: 83–87
Caldeyro-Barcia, R.: 2eme Congrès International de Gynéecologie et d'Obstétrique de Montréal, Bd. I, 1958 (S. 65)
Caldeyro-Barcia, R., H. Alvarez: Abnormal uterine action in labour. J. Obstet. Gyneac. Brit. Emp. 59 (1952) 646
Caldeyro-Barcia, R., A. A. Ibarra-Polo, L. Gulin, J. J. Poseiro, C. Mendez-Bauer: Diagnostic and prognostic significance of intrapartum fetal tachycardia and type II dips. In Mack, H. C.: Life. Wayne State University Press, Detroit/Mich. 1969 (p. 129)
Caldeyro-Barcia, R., C. Casacuberta, R. Bustos, G. Giussi, L. Gulin, L. Escarcena, C. Mendez-Bauer: Correlation of intrapartum changes in fetal heart rate with fetal blood oxygen and acidbase state. In Adamson, K.: Diagnosis and Treatment of Fetal Disorders. Springer, Berlin 1968 (p. 205)
Caldeyro-Barcia, R., C. Mendez-Bauer, J. J. Poseiro, L. A. Escacena, S. V. Pose, J. Bieniarz, I. Arnt, L. Gulin, O. Althabe: Control of human fetal heart rate during labour. In Cassel, D. E.: The Heart and Circulation in the Newborn and Infant. Grune & Stratton, New York 1966 (p. 7)
Caldeyro-Barcia, R., Y. Sica-Blanco, J. J. Poseiro, V. Gonzales Panizza, C. Mendez-Bauer, C. Fielitz, H. Alvarez, S. V. Pose, C. H. Hendricks: A quantitative study of the action of synthetic oxytocin on the pregnant human uterus. J. Pharmacol. exp. Ther. 121 (1975) 18
Capeless, E. L., L. I. Mann: The use of breast stimulation for antepartum stress testing. 30th SGI-Meeting, Washington 1983
Carpenter, R. J., J. F. Strasburger, A. Garson: Fetal ventricular pacing for hydrops secondary to complete atrioventricular block. J. Amer. Coll. Cardiol. 8 (1986) 1434
Chan, W. H., R. H. Paul, J. Toews: Intrapartum fetal monitoring. Maternal and fetal morbidity and perinatal mortality. Obstet. and Gynec. 41 (1973) 7
Creasy, R. K., M. S. Golbus, R. K. Laros,, J. T. Parer, J. M. Roberts: Oral ritodrine maintenance in the treatment of preterm labor. Amer. J. Obstet. Gynec. 137 (1980) 212

Csapo, A.: Zur Molekular-Physiologie und Regulation des Uterus. In Schwalm, H.: Wehen-Physiologie und -Pathologie,, Bd. II, 1959 (S. 27)

Dahler, R. P., A. Uthaischant, H. A. Hirsch: Bacterial invasion of the amniotic fluid in intrauterin CTG. In: Bossart, H., J. M. Cruz, A. Huber, L. S. Prod'hom, J. Sistek: Perinatal Medicine. Huber, Bern 1973

Dawes, G. S., C. W. G. Redman, J. H. Smith: Improvements in the registration and analysis of fetal heart rate records at the bedside. Br. J. Obstet. Gynaecol. 92 (1985) 317–325

DeVore, G. R., B. Siassi, L. D. Platt: Fetal echocardiography. III. The diagnosis of cardiac arrhythmias using realtime directed M-mode ultrasound. Amer. J. Obstet. Gynec. 146 (1983) 792

Druzin, M., A.-R. Fuchs, F. Fuchs, A. Fox, E. Kogut, J. Huffaker: Serum oxytocin (OT) levels during contraction stress test (CTS) induced by maternal nipple stimulation (MNS). 30th SGI-Metting, Washington 1983

Dudenhausen, J. W., M. Nierhaus: Zur Diagnostik der feto-maternalen Makrotransfusion – Ein Fallbericht. Z. Geburtsh. u. Perinat. 188 (1984) 150

Eberhard, J.; Hochuli, E.; Schaffner, H.: Kostenmittelanalyse intensiv-medizinischer Schwangerschafts- und Geburts-. überwachung. Gynäkol. prax (1979) 3: 1–120

Engelhardt, W., H. Lehnen, R. Grabitz, G. v. Bernuth: Diagnostik und Therapie bradykarder fetaler Herzrhythmusstörungen. Z. Geburtsh. Perinat. 194 (1990) 153

Epstein, M. L., E. A. Kiel, B. E. Victoria: Cardiac decompensation following verapamil therapy in infants with supraventriccular tachycardia. Pediatrics 75 (1985) 737

Evertson, L. R., R. J. Gauthier, B. S. Schifrin, R. H. Paul: Evolution of the nonstress test. Amer. J. Obstet. Gynec. 1 (1979) 29

Fischer, W. M.: Methoden zum rechtzeitigen Nachweis einer intrauterinen Mangelsituation. In Dudenhausen, J. W., E. Saling: Perinatale Medizin, Bd. IV. Thieme, Stuttgart 1973 (S. 303)

Fischer, W. M.: Kardiotokographie, 2. Aufl. Thieme, Stuttgart 1976 (S. 88); 3. Aufl. 1981

Fischer, W. M., M. D. Fendel, H. Schultze-Mosgau: Fetal heart rate patterns (FHRP) in the second stage of labour and the perinatal outcome. In Stembera, Z., K. Polacek, V. Sabata: Perinatal Medicine, 4th European Congress of Perinatal Medicine. Thieme, Stuttgart 1976 a (S. 79)

Fischer, W. M., I. Stude H. Brandt: Ein Vorschlag zur Beurteilung des antepartualen Kardiotokogrammes. Z. Geburtsh. Perinat. 180 (1976 b) 117

Fleckenstein, A.: Der Kalium-Natrium-Austausch als Energieprinzip in Muskel und Nerv. Springer, Berlin 1955

Fox, H.: Basement membrane changes in the villi of the human placenta. J. Obstet, Gynaec. Brit. Cwlth. 75 (1968) 302

Friedmann, W.; Luttkus, A.; Dudenhausen, J.W. (1997): Lactate and glucose determination using biosensors in umbilical cord blood. Z. Geburtsilfe Neonatol 201, 11–14

Fuchs, F.: Treatment of threatened premature labour with alcohol. J. Obstet. Gynaec. Brit. Cwlth. 72 (1965) 1011

Fuchs, A.R.; Vangested, A.; Ivanisevic, M.; Demarest, K. (1989). Oxytocin antagonist (aTVT) and oxytocin receptors in myometrium and. decidua. Am. J. Perinat 6, 205–208

Gagnon, R., K. Campbell, C. Hunse, J. Patrick: Patterns of human fetal heart rate accelerations from 26 weeks to term. Amer. J. Obstet. Gynec. 157 (1987) 743–748

Gembruch, U., R. Bald, M. Hansmann: Die farbkodierte M-mode-Doppler-Echokardiographie bei der Diagnostik fetaler Arrhythmien. Geburtsh. u. Frauenheilk. 50 (1990) 286

Gochberg, S. H.: Congenital heart block. Amer. J. Obstet. Gynec. 88 (1964) 238

Goeschen, K.: Induktion der Zervixreife mit Prostaglandin E2-Gel bei Risikoschwangerschaften. Habil., Berlin 1982

Goeschen, K.: Diagnose und Therapie der intrauterinen Asphyxie. Speculum 3 (1983) 13

Goeschen, K.: Stellenwert oraler Tokolyse. Vortrag in Oberlech 1984

Goeschen, K.: Interpretation und Konsequenzen der Kardiotokographie (CTG). Arch. Gynecol. Obstet. 250 (1991) 609–614

Goeschen, K.: Ante- und intrapartuale Kardiotokographie; Bedeutung und klinische Konsequenzen. Gynäk. prax. 16 (1992) 459–468

Goeschen, K., E. Saling: Induktion der Zervixreife mit Oxytocin- versus PGF2a-Infusion versus PGE2-Gel intrazervikal bei Risikoschwangeren mit unreifen Zervix. Geburtsh. u. Frauenheilk. 42 (1982) 810

Goeschen, K., E. Saling: Kardiotokographische Oszillationsmuster – Wertung und Konsequenzen. Gynäkol. Prax. 6 (1982) 449

Goeschen, K., E. Saling: Rationelle Diagnostik fetaler O_2-Gefahrenzustände in der Spätschwangerschaft. In Dudenhausen, J. W., E. Saling: Perinatale Medizin. Thieme, Stuttgart 1984

Goeschen, K., T. Gruner, E. Saling: Stellenwert des Hammacher-Scores und der Fetalblutanalyse bei der subpartualen Überwachung des Kindes. Z. Geburtsh. u. Perinat. 188 (1984a) 12

Goeschen, K., A. Jäger, E. Saling: Wert der Dihydroergotamin-Behandlung bei der Hypotonie in der Schwangerschaft. Geburtsh. u. Frauenheilk. 44 (1984b) 351

Goeschen, K., A. Kersting, E. Saling: Kann in der Austreibungsperiode auf die Fetalblutanalyse verzichtet werden? Z. Geburtsh. u. Perinat. 188 (1984c) 74

Goeschen, K., E. Saling, H. Wiktor: Fetale Gefährdungszeichen bei mütterlicher Hypotonie im CTG und therapeutische Konsequenzen. Geburtsh. u. Frauenheilk. 43 (1983a) 417

Goeschen, K., A.-R. Fuchs, E. Saling, F. Fuchs: Einfluß von Fenoterol, Ritodrine und Clenbuterol auf Oxytocin- und PGFM-Spiegel der Mutter. Geburtsh. u. Frauenheilk. 44 (1984d) 14

Goeschen, K., R. Höhn, J. W. Dudenhausen, E. Saling: Ansäuerung des Feten durch die Mutter sub partu und klinische Konsequenzen. Z. Geburtsh. u. Perinat. 188 (1984e) 68

Goeschen, K., A.-R. Fuchs, A. B. Rasmussen, F. Ruchs, E. Saling: Oxytocin (OT)- und 13,14-Dihydro-15-Keto-PGF2a-(PGFM)-Spiegel nach intrazervikaler PGE2-Gel-Gabe in Kombination mit Betamimetikaapplikation: biochemische Veränderungen und klinische Konsequenzen. Geburtsh. u. Frauenheilk. 43 (1983b) 589

Goeschen, K.: Oxytocin-Belastungstest (OBT): 1. Ist der OBT bei intrauteriner Wachstumsretardierung obsolet? 2. Welche Indikationen gibt es für den OBT? Gynäk. Prax. 18 (1994) 215–221

Goeschen, K.: Überwachung der Schwangerschaft aus forensischer Sicht. Antepartuale Kardiotokographie. Gynäkologe 4 (1994) 197–207

Goeschen, K.: Leseranfrage: Wie handhaben Sie die Geburtsleitung bei fetaler Arrhythmie bei nicht sicher auswertbarem CTG? Perinatalmedizin 7 (1995) 117–181

Goeschen, K.: Fetal monitoring by combined CTG ans FBA. J. perinat. Med. 24 (1996) 37–41

Goeschen, K., M. Butterwegge: Stellenwert der Fetalblutuntersuchung und Messung der Sauerstoffsättigung am Feten. Gynäkologe 29 (1996) 22–27

Goeschen, K., H. Wedeking-Schöhl: Rhythmusstörungen der fetalen Herzfrequenz. Gynäkologe 27 (1994) 154–157

Grant, A.: Monitoring the fetus during Labour. In Chalmers, I., M. J. N. C. Keirse: Effective Care in Pregnancy and Childbirth. Oxford University Press, Oxford 1989 (pp. 846–882)

Gruber, W., K. Baumgarten, H. Fröhlich, A. Seidl: Fetale Herzrhythmusstörungen unter der Geburt. Z. Geburtsh. Perinat. 176 (1972) 60

Halberstadt, E., R. Schumann: Problems of antepartal cardiotocopgraphie. J. perinat. Med. 10 (1982) 63

Hammacher, K.: Neue Methode zur selektiven Registrierung der fetalen Herzschlagfrequenz. Geburtsh. u. Frauenheilk. 22 (1962) 1552

Hammacher, K.: Die kontinuierliche elektronische Überwachung der fetalen Herztätigkeit vor und während der Geburt. In Käser, O., V. Friedberg, K. G. Ober, K. Thomsen, J. Zander: Gynäkologie und Geburtshilfe, Bd. II. Thieme, Stuttgart 1967 (S. 793); 2. Aufl. 1981

Hammacher, K.: Elektronische Geburtsüberwachung. Med. Klin. 64 (1969) 1846

Hammacher, K.: Fluktation = FHF-Oszillationen, Floatingline und Baseline. In: Perinatale Medizin V., 176. Hrsg. J.W. Dudenhausen, E. Saling. Thieme, Stuttgart 1974

Hammacher, K.: Warnemünder Symposium über Probleme der Perinatalmedizin, 22.–24. Sept. 1977a

Hammacher, K.: Einführung in die Cardiotokographie. Schweiz. Hebamme 75 (1977b)

Hammacher, K., P. H. Werners: über die Auswertung und Dokumentation von CTG-Befunden. Gynaecologia (Basel) 166 (1968) 410

Hammacher, K., K. A. Hüter, J. Bokelmann, P. H. Werners: Foetal heart frequency and perinatal condition of the foetus and newborn. Gynaecologia (Basel) 166 (1968) 439

Hammacher, K., R. Brun del Re, R. Gaudenz, P. de Grandi, R. Richter: Kardiotokographischer Nachweis einer fetalen Gefährdung mit einem CTG-Score. Gynäk. Rdsch. Suppl. 1 (1974) 61

Hansmann, M., B.-J. Hackelöer, A. Staudach: Ultraschalldiagnostik in Geburtshilfe und Gynäkologie. Springer, Berlin 1985

Heinrich, J., G. Seidenschnur: Praxis der Kardiotokographie. Barth, Leipzig 1977

Heinrich, J., G. Seidenschnur, H. Hopp, E. Koepcke, M. Rißmann: Kardiotokographie, geburtsmedizinische Entscheidung und perinatologische Ergebnisse. Zbl. Gynäk. 97 (1975) 257

Henson, G. L., G. S. Dawes, C. W. G. Redman: Antenatal fetal heart rate variability in relation to fetal acid-base status at cesarean section. Brit. J. Obstet. Gynec. 90 (1983) 516–521

Herrmann, U., M. Walther: Im Kardiokogramm nachgewiesene, hyperreaktive Wehentätigkeit als frühes Zeichen einer symptomarm verlaufenden Abruptio placenta. Gynäk. Rdsch. 24 (1984) 210

Hillemanns, H.G.; Steiner, M; Steiner, H.: Kosten-Nutzen-Analyse der antepartalen Intensivüberwachung. Dtsch. Ärztebl.–Ärztl. Mitteilungen 77 (1980) 1135–1141

Hofmann, P.: Extreme fetale Tachykardie. Zbl. Gynäk. 101 (1969) 35

Holzmann, I., M. Fendel, W. M. Fischer, H. Schultze-Mosgau: Über die Korrelation von fetalen Herzfrequenzmustern in der Austreibungsperiode zu biochemischen und klinischen Parametern des Neugeborenen. 6. Deutscher Kongreß für Perinatale Medizin, Berlin 1973. In Dudenhausen, J. W., E. Saling: Perinatale Medizin, Bd. V. Thieme, Stuttgart 1974

Hon, E. H.: A maneuver for the diagnostic of umbilical cord complications. Obstet. and Gynec. 15 (1959a) 154

Hon, E. H.: Observations on pathologie fetal bradykardia. Amer. J. Obstet. Gynec. 77 (1959b) 1084

Hon, E.H.: The fetal heart rate patterns preceding death in utero. Amer. J. Obstet. Gynec. 78 (1959c) 47

Hon, E. H.: The classification of fetal heart rate. 1. A working classification. Obstet. and Gynec. 22 (1963a) 134

Hon, E. H.: Instrumentation of fetal heart rate and fetal electrocardiography. Amer. J. Obstet. Gynec. 86 (1963b) 772

Hon, E. H.: An Atlas of Fetal Heart Rate Pattern. Harty Press, New Haven/Conn. 1968

Hon, E. H., R. Wohlgemuth: The electronic evaluation of fetal heart-rate. IV. The effect of maternal exercise. Amer. J. Obstet. Gynec. 81 (1961) 361

Hörmann, G., H. Lemtis: Die menschliche Plazenta. In Schwalm, H., G. Döderlein: Klinik der Frauenheilkunde und Geburtshilfe, Bd. III. Urban & Schwarzenberg, München 1965 (S. 325)

Huch, A., R. Huch: Klinische und physiologische Aspekte der transkutanen Sauerstoffdruckmessung in der Perinatalmedizin. Z. Geburtsh. Perinat. 179 (1975) 235

Huch, R., D. W. Lübbers, A. Huch: Reliability of transcutaneous monitoring of arterial pO_2 in newborn infants. Arch. Dis. Childh. 49 (1974) 213

Husslein, P.; Leodolter, S.: Schwerpunktprogramm zur Senkung der perinatelane Mortalität und Morbidität. in Österreich versus einer Kosten-Nutzen-Analyse. Geburtsh. u. Frauenheilkd. (1979) 39: 1048–1051.

Husslein, P.: Die Bedeutung von Oxytocin und Prostaglandinen für den Geburtsmechanismus beim Menschen. Wien. klin. Wschr, 96 (1984) 3

James, L. S.: Maternal hyperventilation during labour. Anesthesiology 28 (1967) 804

Jorch, G.: Perinatale Ursachen neonataler Hirnschäden. In Bolte, A., F. Wolff: Hochrisikoschwangerschaft. Steinkopf, Darmstadt 1989 (S. 229–234)

Jordan, B., M. Hoheisel: Erste Erfahrungen mit dem Beurteilungsschema nach Fischer für das antepartuale Kardiotokogramm. Geburtsh. u. Frauenheilk. 37 (1977) 781

Jung, H.: Zur Physiologie des Uterus-Muskels unter Berücksichtigung zellulärer und neurohumoraler Regelvorgänge bei der Ruhigstellung des schwangeren Uterus. In Saling, E., F. J. Schulte: Perinatale Medizin, Bd. II. Thieme, Stuttgart 1972 (S. 76)

Jung, H.: Frühgeburt, Gynäkologe 8 (1975) 176

Junge, H. D., W. Künzel, F. K. Klöck: Die Dynamik der fetalen Herzfrequenzregulation bei akuter Drosselung der uterinen Durchblutung. In Dudenhausen, J. E., E. Saling: Perinatale Medizin, Bd. IV. Thieme, Stuttgart 1973 (S. 199)

Kariniemi, V.: Fetal anemia and heart rate patterns. J. perinat. Med. 10 (1982) 167

Karlson, S.: On the motility of the uterus during labour and the influence of the motility pattern on the duration of the labour. Acta obstet. gynec. scand. 28 (1949) 209

Kehrer, F. A.: Beiträge zur vergleichenden und experimentellen Geburtskunde, Bd. II. Gießen 1867 (S. 132)

Keller, B., A. R. Schick, H. Rüttgers, F. Kubli: Souffrance foetale. Aspects cliniques. Deuxième partie: Clinique de la souffrance foetale au cours du travail. In Nabas, G. G., A. Rémond, M. Samama, C. Sureau, P. Viars, G. Vour'h: Réanimation obstetricale. Rapport du XXIIe Congrès National d'anesthesie et réanimation. Paris, 1972. Arnette, Paris 1972 (S. 757)

Kleinman, C. S., J. A. Copel, E. M. Weinstein: In utero diagnosis and treatment of fetal supraventricular tachycardia. Semin. Perinat. 9 (1985) 113

Kleinman, C. S., R. L. Donnerstein, C. C. Jaffe, G. R. DeVore, E. M. Weinstein, D. C. Lynch, N. S. Talner, R. L. Berkowitz, J. C. Hobbins: Fetal echocardiography. A tool for evaluation of in utero cardiac arrhythmias and monitoring of in utero therapy: Analysis of 71 patients. Amer. J. Cardiol. 51 (1983) 237

Kleinman, C. S., J. A. Copel, E. M. Weinstein, T. V. Santulli jr., J. C. Hobbins: Treatment of fetal supraventricular tacharrhythmias. J. clin. Ultrasound 13 (1985) 265

Klingmüller-Ahting, U., E. Saling: In Goeschen, K., A. Kersting, E. Saling: Kann in der Austreibungsperiode auf die Fetalblutanalyse verzichtet werden? Z. Geburtsh. u. Perinat. 188 (1984) 74

Klöck, F. K., G. Lamberti: Die Leitung der Austreibungsperiode, Indikationen zur Geburtsbeendigung. Gynäkologe 8 (1975) 2

Klöck, F. K., G. Lamberti, C. Sticherling: Das Kardiotokogramm in der späten Eröffnungsperiode und in der Austreibungsperiode. Korrelation zur klinischen Geburtsdiagnose und zur Blutgasanalyse. Geburtsh. u. Frauenheilk. 31 (1971 a) 723

Klöck, F. K., G. Lamberti, C. Sticherling: Die kindliche Herzaktion in der späten Eröffnungsperiode und in der Austreibungsperiode unter Berücksichtigung der klinischen Geburtsdiagnose. Arch. Gynäk. 211 (1971 b) 272

Knitza, R.: Oxykardiotokographie (OCTG). In Knitza, R.: Fetales O$_2$-Monitoring sub partu – Physiologie, Klinik und neue Erkenntnisse. Workshopsonderpublikation. Mrugalla, Hamburg (S. 65–78)

Koepcke, E.: Zur Anwendung der Parazervikalanaesthesie bei Risikogeburten, Zbl. Gynäk (1973) 95; 1337–1348

Koepcke, E.: Zur Beeinflussbarkeit perinataler Leistungskennziffern durch die Intensivgeburtshilfe. Habilitationsschrift, Akademie für Ärztl. Fortbildung Berlin. Berlin 1982

Koepcke, E.; Seidenschnur, G.: Ökonomische Aspekte der Intensivgeburtshilfe. Zbl. Gynäkol. 104 (1982) 719–730

Koepcke, E.; Seidenschnur, G.: State of acidity as an indicator of quality care in obstetrics. J. Perinat. Med. (1983) 11, 9–18

Krause, W.: Die Wirksamkeit der kontinuierlichen elektronischen Geburtsüberwachung und die Intensivbetreuung des Neugeborenen für das sozialistische Gesundheitswesen. Belegarbeit. Lehrgang für Leitungskader des Gesundheits- und Sozialwesens Berlin. Ziegenhals (1979)

Krause, W., C. Thumulla, H. Gstöttner, A. Herrman, W. Michels: Rechenautomatische CTG-Analyse versus visuelle CTG-Analyse (Ergebnisse einer internationalen multizentrischen Studie). Geburtsh. u. Frauenheilk. 48 (1988) 389–396

Kruger, K.; Hallberg, B.; Blennow, M.; Kublickas, M.; Westgreen, M. (1999): Routine measurements of umbilical artery lactate levels in the prediction of perinatal outcome. Am. J. Obstet. Gynecol. 173, 1416–1422

Kubli, F.: Measurement of placental function. In Huntingford, P. J., R. W. Beard, F. E. Hytten, J. W. Scopes: Perinatal Medicine. Karger, Basel 1971 (p. 23)

Kubli, F., H. Budlinger: Beitrag zur Morphologie der insuffizienten Plazenta. Geburtsh. u. Frauenheilk. 23 (1963) 37

Kubli, F., H. Rüttgers: Die kontinuierliche Registrierung der fetalen Herzfrequenz bei gleichzeitiger Wehenschreibung, I. Nomenklatur, Interpretation und klinische Anwendung. Gynäkologe 2 (1969)

Kubli, F., H. Rüttgers: Probleme und Bedeutung der kardiotokographischen Überwachung des Fetus. Geburtsh. u. Frauenheilk. 34 (1974) 1

Kubli, F., E. H. Hon, A. F. Khazin, H. Takemura: Observations on heart rate and the pH in the human fetus during labour. Amer. J. Obstet. Gynec. 104 (1969) 1190

Kubli, F., H. Rüttgers, U. Haller, C. Bogdan, M. Kamzin: Die antepartuale Herzfrequenz, II. Verhalten von Grundfrequenz, Fluktuation und Dezelerationen bei antepartualem Fruchttod. Z. Geburtsh. Perinat. 176 (1972) 309

Künzel, W.: Die Beziehung zwischen fetaler Herzfrequenz und Base-Excess am Ende der Austreibungsperiode. 6. Deutscher Kongreß für Perinatale Medizin, Berlin 1973. In Dudenhausen, J. W., E. Saling: Perinatale Medizin, Bd. V. Thieme, Stuttgart 1974

Künzel, W.: Überwachung und Leitung der Austreibungsperiode unter neuzeitlichen Gesichtspunkten. I. Podiumsgespräch. 6. Deutscher Kongreß für Perinatale Medizin, Berlin 1973. In Dudenhausen, J. W., E. Saling: Perinatale Medizin Bd. V. Thieme, Stuttgart 1974

Künzel, W.: Die Pathologie und Klinik des Vena-cava-Okklusions-Syndroms. Gynäkologe 17 (1984) 106

Künzel, W., H. Wulf, A. Busse: Der Einfluß der maternen Ventilation auf die aktuellen Blutgase und den Säure-Basen-Status des Feten. Z. Geburtsh. Gynäk. 172 (1970) 1

Larsen, J. W., J. W. Goldrand, T. M. Hanson, C. R. Miller: Intrauterine infection on an obstetric service. Obstet. and Gynec. 43 (1974) 838

Lindgren, C. L., C. N. Smyth: Measurement and interpretation of the pressures upon the cervix during normal and abnormal labour. J. Obstet. Gynaec. Brit. Cwlth. 68 (1961) 901

Low, J. A., R. S. Gailbraith, D. W. Muir, H. L. Killen, E. A. Pater, E. J. Karchmar: Factors associated with motor cognitive deficits in children after intrapartum fetal hypoxia. Amer. J. Obstet. Gynec. 148 (1984) 533–539

Luttkus, A. (2002): Hypoxiediagnostik beim Feten. Die Bedeutung moderner Biosensoren zur Laktatmessung im Kreißsaal. gyn 7, 204–210

Manciaux, M.: Perinatal morbidity and mortality in council of European Member States and Finland. In: Perinatal Medicine. Ed.: G. Rooth, L.-E. Bratteby. Distributed by Almquist and Wiksell International. Uppsala 1976

Martius, G.: Lehrbuch der Geburtshilfe, 11. Aufl. Thieme, Stuttgart 1985

Meden, H., U. Neeb: Transplazentare Kardioversion bei fetaler supraventrikulärer Tachykardie mit Sotalol. Z. Geburtsh. Perinat. 194 (1990) 182

Melchior, J.: Die fetale Herzfrequenz in der Austreibungsperiode. In Dudenhausen, J. W., E. Saling: Perinatale Medizin, Bd. V. Thieme, Stuttgart 1974 (S. 235)

Mendenhall, H. W., J. A. O'Leary, K. O. Phillips: The non-stress-test: the value of a single acceleration in evaluation of the fetus at risk. Amer. J. Obstet. Gynec. 136 (1980) 87

Mendez-Bauer, C.: Effects of standing position on spontaneous uterine contractility and other aspects of labour. J. perinat. Med. 89 (1975) 3

Mesrogli, M., K. Goeschen, H. Siefert, G. Pohl, J. Schneider: Das fetale Befinden während eines Bades der Mutter – Untersuchungen mit Hilfe der Unterwasserkardiokographie in der Schwangerschaft und unter der Geburt. Z. Geburtsh. u. Perinat. 191 (1987) 181

Michaelsson, M., M. A. Engle: Congenital complete heart block: An international study of the natural history. Cardiovas. Clin 4 (1972) 85

Minors, D. S., J. M. Waterhouse: The effect of maternal posture, meals and time of day on fetal movements. Brit. J. Obstet. Gynaec. 86 (1979) 717

Murata, Y., C. B. Martin, T. Ikenone: Fetal heart rate accelerations and late decelerations during the course of intrauterine death in cronically catheterized rhesus monkeys. Amer. J. Obstet. Gynec. 144 (1982) 218–223

Natale, R., C. Nasello, R. Turliuk: The relationship between movements and accelerations in fetal heart rate at twentyfour to thirty weeks' gestation. Amer. J. Obstet. Gynec. 148 (1984) 591–595

Nayler, W. G., I. McInnes, J. B. Swann, J. M. Price, V. Carson, D. Race, T. E. Lowe: Some effects of Iproveratril (Isoptin) on the cardiovascular system. J. Pharmacol. exp. Ther. 161 (1968) 247

Nelson, K. B., J. H. Ellenberg: Antecedents of cerebral palsy. Multivariat analysis of risk. New Engl. J. Med. 315 (1986) 81–86

Nelson, K. B., S. H. Broman: Perinatal risk factors in children with serious motor and mental handicaps. Ann. Neurol. 2 (1977) 371

Nelson, K. B., J. H. Ellenberg: Apgarscores as predictors of chronic neurologic disability. Pediatrics 68 (1981) 36–44

Newburger, J. W., J. F. Keane: Intrauterine supraventricular tachycardia, J. Pediat. 95 (1979) 780

Nielsen, J. St., J. K. Moestrup: Foetal electrocardiographic studies of cardiac arrhythmias and the heart rate. Acta obstet. gynec. scand. 47 (1968) 247

Nijhuis, J. G., H. F. R. Prechtl, C. B. Martin jr., R. S. G. M. Bots: Are there behavioural states in the human fetus? Early human development 6 (1982) 177–195

Noren, H.; Amer-Wåhlin, J.; Hagberg, H.; Herbst, A.; Kjellmer, J.; Maršál, K.; Olofsson, P., Rosen, K.G.: Data from the Swedish Randomized Controlled Trial on Intrapartum Fetal Monitoring. Am. J. Obstet. Gynec (in press)

O'Herlihy, C.: Ultrasound monitoring of liquor volume in prolonged pregnancy: an assessment of two years practice. IX. European Congress on Perinatal Medicine, Dublin 1984

Pluta, M., J. W. Dudenhausen, J. Gesche, E. Saling: Registrierung der fetalen Herzfrequenz auf dem Operationstisch bei nicht dringlichen Schnittentbindungen. Z. Geburtsh. u. Perinat. 186 (1982) 303

Poseiro, J. J., J. Bieniarz: IV. Congreso Uruguayo de Ginecotocologia. I. 1964 (S. 480)

Power, J. J.: The placental sluice: maternal effects on the fetal circulation. In Longo, L. D., H. Bartels: Respiratory Gas Exchange und Blood Flow in the Placenta. DHEW Publication No. (NJH) 73, Bethesda/Md. 1972

Prechtl, H. F. R.: The behavioural states of the newborn infant (a review). Brain. Res. 76 (1974) 185–212

Ramzin, M. S., K. Hammacher, M. Hinselmann: Fetal cardiac arrhythmie. In Stembera, Z. K., K. Poláček, V. Sabata: Perinatal Medicine. Thieme, Stuttgart 1975

Rech, W.: Untersuchungen über die Herztätigkeit des Fetus I. Teil. Arch. Gynäk. 145 (1931) 714

Reed, K.: Fetal arrhythmias: etiology, diagnosis, pathophysiology and treatment. Semin. Perinat. 13 (1989) 294

Redford, D. J., T. Izukawa, R. D. Rowe: Congenital paroxysmal atrial tachycardia. Arch. Dis. Childh. 51 (1976) 613

Renaud, R., P. Brettes, G. Boog, M. Irrmann, J. C. Schumacher, M. Van Lierde, R. Gandar: The place of beta-mimetics in the treatment of acute foetal distress during labour. In Baumgarten, K., A. Weselius-de-Casparis: Proceedings of the International Symposium on the Treatment of Foetal Risks. Baden, Austria, May 1972. Philips Duphar, Amsterdam 1973

Richter, R.: Apparative Ausstattung des Frauenarztes: Kardiotokographie. Gynäkologe 11 (1978) 165

Richter, R.: Der Einfluss subjektiver Faktoren auf die Beurteilung von Kardiotokogrammen. Geburtsh. u. Frauenheilkd. 41 (1981) 45–51

Richter, R., M. Irmer: Nebenwirkungen der β_2-sympathikomimetischen Behandlung bei der Mutter. In Grospietsch, G., W. Kuhn: Tokolyse mit Betastimulatoren. Thieme, Stuttgart 1983

Robinson, J. S., J. Falconer, J. A. Owens: Influence of growth retardation on functional capacity of fetal organ systems. In Beard, R. W., F. Sharp: Preterm Labour and its Consequences. The Royal College of Obstetricians and Gynecologists, London 1987 (pp. 39–52)

Roemer, V. M., B. Holzhauser, S. Heinzl: The evaluation and significance of intrapartum FHR-oscillation patterns. J. perinat. Med. 7 (1979) 46

Roemer, V. M., u. Mitarb. In Hammacher, K.: Zum Thema: FBA und/oder CTG. Geburtsh. u. Frauenheilk. 44 (1984) 608

Roemer, V.M.: Das CTG-Dilemma – Vorschlag für eine praktikable Lösung: ein neuer CTG-Score. gyn 2002; 7: 304–315

Rooth, G., R. McBride, B. J. Ivy: Fetal and maternal pH measurements. Acta obstet. gynec. scand. 52 (1973) 47

Rosen, K.G.: Intrapartum fetal monitoring and the fetal ECG - time for a change. Arch. Perinat. Med. (2001) 7, 7–12

Rüther, K., H. Stockhausen: Kritische Bewertung der Parazervikalanästhesie in der Geburtshilfe (eigene Beobachtungen an 8038 Fällen): Geburtsh. u. Frauenheilk. 35 (1975) 774

Rüttgers, H.: Sectioindikationen bei Schädellage, Gynäkologe 8 (1975) 36

Rüttgers, H.: Technik, Registrierprinzipien und Registrierfehler von Kardiotokographen. In Fischer, W. M.: Kardiotokographie, 2. Aufl. Thieme, Stuttgart 1976; 3. Aufl. 1981

Rüttgers, H., F. Kubli: Kontinuierliche Registrierung von fetaler Herzfrequenz bei gleichzeitiger Wehenschreibung. II. Probleme der Instrumentierung. Gynäkologe 2 (1969) 82

Rüttgers, H., F. Kubli: Effect of labour on feto-maternal exchange. In Huntingford, P. J., R. W. Beard, F. E. Hytten, J. W. Scopes: Perinatal Medicine. Karger, Basel 1971 (p. 48)

Rüttgers, H., L. Auer: Ergebnisse und Erfahrungen mit einem autokorrelierenden Ultraschall-Kardiotokographen. Z. Geburtsh. u. perinat. 187 (1983) 69

Rüttgers, H., F. Kubli, U. Haller, M. Bachmann, E. Grunder: Die antepartale fetale Herzfrequenz. I. Verhalten von Grundfrequenz,, Fluktuation und Dezelerationen in der ungestörten Schwangerschaft. Z. Geburtsh. Perinat. 176 (1972 a) 294

Rüttgers, H., W. Meyer-Menk, A. Stagel, W. Spangler, F. Kubli: Instantane fetale Herzfrequenzregistrierung über das abdominale EKG. Gynäk. Rdsch. 14 (1974) 79

Rüttgers, H., U. Lorenz, H. D. Henner, D. Heinrich, V. Herms, U. Haller, F. Kubli: Wehenpathologie und Geburtsverlauf. In: Saling, E., J. W. Dudenhausen: Perinatale Medizin, Bd. III. Thieme, Stuttgart 1972 b

Sadovsky, E., W. Z. Polishuk: Fetal heart rate monitoring in cases of decreased fetal movement. Int. J. Gynecol. Obstet. 14 (1977) 285

Saling, E.: Die Amnioskopie, ein neues Verfahren zum Erkennen von Gefahrenzuständen des Feten bei noch stehender Fruchtblase. Geburtsh. u. Frauenheilk. 22 (1962) 830

Saling, E.: Die Wirkung einer O_2-Atmung der Mutter auf die Blutgase und den Säure-Basen-Haushalt des Feten. Geburtsh. u. Frauenheilk. 23 (1963) 528

Saling, E.: Die Blutgasverhältnisse und der Säure-Basen-Haushalt des Feten bei ungestörtem Geburtsablauf. Z. Geburtsh. Gynäk. 161 (1964) 262

Saling, E.: Das Kind im Bereich der Geburtshilfe. Thieme, Stuttgart 1966

Saling, E.: Elektronische und biochemische Überwachung des Feten unter der Geburt. Bull. Soc. roy. belge Gynée. Obstét. 38 (1968) 289

Saling, E.: The measurement of fetal heart rate and acid-base-balance. In Huntingford, P. J., R. W. Beard, F. E. Hytten, J. W. Scopes: Perinatal Medicine. Karger, Basel 1971 (p. 13)

Saling, E.: Prämaturitäts- und Dysmaturitäts-Präventions-Programm (PDP-Programm). In Saling, E., J. W. Dudenhausen: Perinatal Medicine, Bd. III. Thieme, Stuttgart 1972

Saling, E.: Ein neuer Weg zur Bekämpfung der aszendierenden Infektion während der Geburt. Vortrag vor der Gesellschaft für Geburtshilfe und Gynäkologie in Berlin am 2. 2. 1977. Geburtsh. u. Frauenheilk. 37 (1977) 546

Saling, E.: A new method to decrease the risk of intrapartum infection. J. perinat. Med. 6 (1978) 206

Saling, E.: Möglichkeiten und Grenzen der Tokolyse. Arch. Gyn. 228 (1979) 67

Saling, E.: Kardiotokographie mit und ohne Fetalblutanalyse. Geburtsh. u. Frauenheilk. 45 (1985) 190

Saling, E., J. W. Dudenhausen: The present situation of clinical monitoring of the fetus during labour. J. perinat. Med. 1 (1973) 75

Saling, E.: Fetal pulse oximetry during labor: issues and recommendations for clinical use. J. perinat. Med. (im Druck)

Schatz, F.: Über die schon in der Schwangerschaft und in der ersten Hälfte der Geburt zu stellende Diagnose der Umschlingung der Nabelschnur. Arch. Gynäk. 25 (1985) 159

Schenk, D., H. Rüttgers, F. Kubli: Intrapartale Tokolyse zur Vermeidung der geburtshilflichen Notoperationen. Gynäkologe 8 (1975) 28

Schlotter, C. M., E. Jäger, G. Wössner, A. Scheub: Fetale Herzfrequenzmuster in der Austreibungs- und Preßperiode – typische Muster, Häufigkeit, Azidoserisiko und Befunde. Arch. Gynäk. 227 (1979) 55

Schlotter, C. M.: Klinik der fetalen Herzrhythmusstörung. In Langnickel, D., H. Gunschera: Wissenschaftliche Information. IX. Bremer Perinatologisches Fortbildungsseminar. Milupa, Friedrichsdorf 1985

Schmidt, S., K. Langner, J. Rothe, E. Saling: A new combined non-invasive electrode for tcpCO$_2$ and fetal heart rate recording. J. perinat. Med. 10 (1982) 297

Schmidt, W., H. J. Hendrik, J. Gauwerki, H. Junkermann, W. Leucht, F. Kubli: Diagnose der intrauterinen Wachstumsretardierung durch erweiterte Ultraschallbiometrie. Z. Geburtsh. u. Frauenheilk. 42 (1982) 543

Schneider, H.: Bedeutung der intrapartalen Asphyxie für die Entstehung von kindlichen Hirnschäden. Geburtsh. u. Frauenheilk. 53 (1993) 369–378

Schneider, K.T.M.; Probst, T.; Seiffert, F.; Fischer, T.; Harböck, C.; Daumer, M.: Durchführung von multizentrisch angelegten internetbasierten Studien zur CTG-Befundung. 20. Deutscher Kongress Perinat. Med. 2001, Berlin

Schreiner, W. E.: Fruchtwasser und Fetus. Karger, Basel 1964

Schwarcz, R. L.: Conservative management of labour. 7. Weltkongreß für Geburtshilfe und Gynäkologie, Moskau 1973

Seidenschnur, G., J. Heinrich, E. Koepcke, H. Hopp: Erfahrungen mit der Parallelzange nach Shute. Zbl. Gynäk. 94 (1972) 1073

Shenker, L.: Fetal cardiac arrhythmias. Obstet. gynec. Surv. 34 (1979) 561

Silverman, F., I. Lustig, B. K. Young: Predictive value of breast stimulation. 29th SGI-Meeting, Dallas 1982

Snijders, R. J. M., L. S. M. Ribbert, M. Franssens, G. H. A. Visser: Heart rate variability in small-for-dates fetuses with abnormal umbilical artery velocity wave forms. In Mahsal, K.: Abstracts 3rd Int. Conf. on Fetal and Neonatal Physiological Measurements. Ronneby, Sweden 1988 (p. 87)

Staudach, A.: Das antepartuale Kardiotokogramm. Speculum 2 (1983) 10

Staudach, A., Ch. Menzel, J. Rücker, M. Müller: Invasive Kardiotokographie, Fruchtwasserbakteriologie und Infektmorbidität im Wochenbett nach Sectio. Gyn. Rdsch. 21, Suppl. 2 (1981) 104

Steiner, H., R. Weitzel, H. P. Zahradnik: Vergleichende Untersuchungen zwischen Geburtseinleitungen mit Prostaglandin und Orasthin. Geburtsh. u. Frauenheilk. 36 (1976) 773

Stembera, Z.: Objektive perinatale Feststellung und Überwachung von Risikofällen. In Matthiass, H. H., H. T. Brüster, H. Zimmermann: Spastisch gelähmte Kinder. Thieme, Stuttgart 1971

Steyer, M., H. J. Deck, J. Heidenreich: Zur Frage der körperlichen Belastung bei Fenoteroltokolyse. In Schmidt, E., J. W. Dudenhausen, E. Saling: Perinatale Medizin, Bd. VIII. Thieme, Stuttgart 1981

Trimbos, J. B., M. J. N. C. Keirse: Significance of antepartum cardiotocography in normal pregnancy. Brit. J. Obstet. Gynec. 85 (1978) 907

Visser, G. H. A., H. J. Zeelenberg, J. I. P. de Vries, G. S. Dawes: External physical stimulation of the human fetus during episodes of low heart variation. Am. J. Obstet. Gynecol. 145 (1983) 579–584

Visser, G. H. A.: Antenatal cardiotocography in the evaluation of fetal wellbeing. Austr. N. Z. J. Obstet. Gynec. 24 (1984) 80–85

Visser, G. H. A.: C. W. G. Redman, H. J. Huisjes, A. C. Turnbull: Nonstressed antepartum heart rate monitoring: implications of decelerations after spontaneous contractions. Amer. J. Obstet. Gynec. 138 (1980) 429–435

Voigt, H. J., H. Singer: Fetale Arrhythmien. Differentialdiagnostik, klinische Bedeutung und Prognose. Geburtsh. u. Frauenheilk. 45 (1985) 351

Voigt, M.; Friese, K.; Schneider, K.T.M.; Jorch, G.; Hesse, V.: Kurzmitteilung zu den Perzentilwerten für die Körpermaße Neugeborener. Geburtsh. Frauenheilk. 62 (2002) 274–276.

Vroman, S., M. Thiery, R. Derom: Fetal heart patterns during the second stage of labour. A working classification. In Stembera, Z. K., K. Poláček, V. Sabata: Perinatal Medicine. Thieme, Stuttgart 1975

Wedeking-Schöhl, H., B. Maisch, U. H. Schönian: Fetale Arrhythmien – Neue Immunologische Untersuchungen und

Ergebnisse. Z. Geburtsh. Perinat. 197 (1993) 144

Wernicke, K., F. Kubli, W. Schmidt, R. Boos: Fetale Arrhythmien. Z. Geburtsh. u. Perinat. 188 (1984) 105

Westgren, M.; Divon, M.; Horal, M.; Ingemarsson, I.;Kublickas, M.; Shimojo, N.; Nordström, L. (1995): Routine measurements of umbilical artery lactate levels in the prediction of perinatal outcome. Am. J. Obstet. gynecol. 173, 1416–1422

Wigglesworth, J. S.: the langhans layer in late pregnancy: a histological study of normal and abnormal cases. J. Obstet. Gynec. Brit. Cwlth. 69 (1962) 355

v. Winckel, F.: Lehrbuch der Geburtshilfe. von Veit, Leipzig 1893

Wladimiroff, J. W.: The Fetus as a Cardiac Patient. I. Int. Symposium St. Stephan, Jugoslawien 1984

Wladimirow, J. W., P. A. Stewart: Treatment of fetal cardiac arrhythmias. Brit. J. Hosp. Med. 34 (1985) 124

Wulf, H.: Störungen der intrauterinen Atmung. Arch. Gynäk. 198 (1963) 40

Zahn, V.: Tokometrische Longitudinaluntersuchungen in der Schwangerschaft. Ein Beitrag zur Verhütung der Frühgeburt. Habil., München 1979

Zimmer, F.: Die Uterusvergrößerung in der Schwangerschaft. Arch. Gynäk. 202 (1965) 31

Sachverzeichnis

A

Aktionspotential 15 f, 23
Akuttokolyse 29, 203
Akzeleration 12, 14 ff, 68
– Definition 74
– initiale 84, 89
– periodische 78 f, 208 f
– sporadische 76, 142 ff, 206 f
Alvarez-Wellen 20 f
Amnioninfektionssyndrom 71 f, 132, 194 f
Anämie, fetale 107 f
Apgar-Wert 85
Archivierung, elektronische 242 f
Arrhythmie 7, 181 f, 235
Arteria umbilicalis 161, 163, 169
Aufnahmekardiotokographie 121
Austreibungsperiode 215, 226, 228 f, 257, 274
Autokorrelation 56
AV-Block 130, 133, 174 ff, 184 f, 203
Azidose 8, 72, 128, 222, 246 ff
– Differenzierung 249
– maternogene 248 ff
– metabolische 247, 249
– neonatale 229 ff
– persistierende 73
– respiratorische 248 f
– Tokolyse 268 ff
Azidoseprävention 276

B

Bandbreite s. Oszillationsamplitude
Basalfrequenz 11 f, 66 f, 71
– Fischer-Score 117
– Normalwert 67
Basaltonus 24, 32, 36
– Anstieg 43, 93 f
– physiologischer 38
Base excess 258
Baseline 66 f, 111 ff
Beat-to-Beat-Registrierung 46
Belastungskardiographie 148 ff
Belastungstest 158
Beta-Sympathikomimetika 26, 41, 219, 229, 270
Bigeminus 176 f, 179, 184
Blutdruckabfall 9
Blutgase 198, 266
Blutkreislauf, fetaler 1 ff
Blutvolumenschwankung 98, 100, 103
Bradyarrhythmie 182
Bradykardie 12, 62 f, 70, 133 ff
– Definition 70
– essentielle 72 f, 133, 198, 200, 202
– hypoxische 133, 199, 202 ff
– intrapartuale 198 ff, 202
– klinische Bedeutung 136 f
– terminale 73 f, 200 f, 204, 228 ff, 276
– Therapie 136 f
Braxton-Hicks-Kontraktion 20, 22
Brustwarzenstimulationstest 150, 159

C

Calciumantagonisten 16, 27
Chemorezeptor 4 ff, 84, 92
CO_2-Messung 84, 198 f, 266 f
Cordozentese 157

D

DAG (dreifach absteigender Gradient) 19 f, 44
Datenverarbeitung 238 ff
Dauerkontraktion 92, 136, 146, 221
Dezeleration 14 ff, 163
– Definition 74, 79
– frühe (Dip I) 80 ff, 114, 208, 210, 225, 227
– nichtklassifizierbare 94 f
– periodische 79 f
– prolongierte 80, 91 ff, 115, 146
– – klinische Bedeutung 94

– – subpartuale 221, 221
– späte (Dip II) 80, 82 ff, 85, 111, 114 f, 196
– – Schweregrad 84
– – subpartuale 215 ff, 218
– sporadische (Dip 0) 80, 90 f, 144 ff
– variable 80, 85 ff, 114, 195, 262
– – Konsequenz 214 f
– – schwere 114, 213
– – Schweregrad 87 f
– – subpartuale 211 ff, 214 f
Dezelerationsamplitude 85
Dezelerationsflächensumme 239 f
Dezelerations-Kontraktions-Quotient 85, 214
Diabetes mellitus 123, 250
Dip s. Dezeleration
Dopplersonographie 51 f, 161 ff, 179, 186
Durchblutung, uteroplazentare 6 ff
Durchblutungsminderung 8 f
– subpartuale 227
– umbilikoplazentare 86, 88, 103, 211
– uteroplazentare 6 f, 38, 78, 82, 92, 202
Dysregulation, orthostatische 8, 73, 94

E

Elektrode 62
Elektrokardiographie 48 f, 235 ff
– abdominale 59 f, 130
– direkte 60 ff, 64 f
Entbindung, operative 193
Eröffnungsperiode 214, 218, 226, 257
Eröffnungswehe 23
Extrasystole 130, 174 f, 177, 179 ff

F

Ferguson-Reflex 23
Fetalblutanalyse 156, 159, 201, 204, 229, 246 ff
– Beurteilung 258 f
– Frequenz 254
– Indikation 250 ff
– Konsequenz 257
– Technik 256 f
– Zeitpunkt 254
Fischer-Score 117 f
Floatingline 75, 111 f, 114 f
Fluktuation s. Oszillation

Frequenz-Fehlerzeit 49
Fruchtblasensprengung 31 f, 191 f, 206, 208
Fruchtblasensprung 192
Fruchttod 172
Fruchtwasservolumenanomalie 126

G

Geburtseinleitung 24 f
Geburtseintritt 22 ff
Geburtsleitung 273 ff
Gesamtpufferbasen 258
Gipfelpunkt 47, 97 f
Gradient, dreifach absteigender 19 f, 44

H

Hämatom, retroplazentares 125
Hammacher-Score 110 ff, 254
– Bewertung 116
Herz 1 f
Herzfehler 73, 103, 174, 130, 203
Herzfrequenz 1, 46 f
– instantane 46 ff, 58
– mütterliche 56 f, 62 f
– sinusoide 106 ff, 223 ff
Herzfrequenzabfall s. Bradykardie
Herzfrequenzbeschleunigung s. Akzeleration
Herzfrequenzregistrierung
– externe 49, 51, 56
– Fehlregistrierung 50 f, 56
– instantane 46, 95
– interne 49, 51
– Methode 48, 51 ff, 192
– Signalverarbeitung 47 f
Herzfrequenzveränderung 4
– kurzfristige 14, 95 ff
– langfristige 11 f, 66 ff
– mittelfristige 12 ff, 74 ff, 142
– subpartuale 228 f, 252 f
Herzfrequenzverlangsamung s. Dezeleration
Herzinsuffizienz 174, 176
Herz-Kreislauf-Regulation 3 f
Herznerv 1
Herzrhythmusstörung 173 ff, 186
Herzton 58
Hirndurchblutung 81 f
Hirnmissbildung 103, 198, 203
Hirnschaden 241, 247, 258

Hon-Test 146f
Hydrops 174, 176
Hypertonie 10, 164
Hyperventilation 9, 73, 250
Hypotonie 92, 221
Hypoxie 7 ff, 101 f, 136, 139 f
– Dauer 241
– myokardiale 236
– Tachykardie 71 f, 131, 194
Hypoxiebradykardie 199, 202 ff

I

Infektionsrisiko 62
Interferenzmuster 98, 222
Intervallüberwachung 187 ff
Intrauterinkatheter 33

J

Jitterkurve 49 f, 54 f
Jogging fetus 172

K

Kardiotokogramm
– Auswertung 127, 238 ff
– Interferenzmuster 98
– Interpretation 110 ff, 271 ff
– nicht auswertbares 178, 184
– Papiervorschub 65
– präfinales 163, 166, 190
– silentes 99
– Tangentialblick 127, 172
– Vena-cava-Syndrom 54
Kardiotokographie 46 ff
– antepartuale 110, 119 ff, 157 ff
– – ohne Belastung 128 ff, 147 f
– – unter Belastung 128, 148, 153 ff
– – Bewertung 163 ff
– – Durchführung 127 ff
– – Fehlbeurteilung 170 ff
– externe 51 ff, 64 f
– Herzrhythmusstörung 177 ff
– Indikation 121 ff
– interne 60 ff, 64 f, 233
– intrapartuale 187 ff, 225 ff
– – Durchführung 191 ff
– – klinische Bedeutung 193 ff
– – Warnsymptom 226 f
– – Wertigkeit 251
– Kosten-Nutzen-Analyse 232 ff
– Nomenklatur 66 ff
Kardiotokographiegerät 65

Kardioversion, transplazentare 176
Kindsbewegung 76 f, 90 f, 103, 142
– Abnahme 126, 163
– Zunahme 135
Kineto-Kardiotokographie 143
Kniebeugenbelastungstest 149, 159
Kopfdruck, erhöhter 5 f, 103
Kopfkompression 80
Kopf-Zervix-Druck 5
Kreislaufregulation 4
Kreislaufzentrum, medulläres 3 f
Kubli-Score 110 f

L

Lagewechsel 214, 218, 225, 227
Lag-time 82
Laktat 258 f
Lungenreife 139

M

Makrofluktuation 95, 105
Mangelentwicklung 122 f
Mehrlingsschwangerschaft 123 f
Mikrofluktuation 96, 139
Missbildung 101, 107, 223
Montevideo-Einheit (ME) 35
Mortalität, perinatale 119 f
Mutter-und-Kind-Wehe 44 f

N

Nabelschnurarterie, Kompression 11
Nabelschnurknoten 90 f, 211
Nabelschnurkomplikation 10 f, 98, 103
– Dezeleration 114, 211 f
– Handgriff nach Hon 146 f
Nabelschnurkompression 6, 11, 211 f, 248
– venöse 11, 79, 208
Nabelschnurumschlingung 90, 144
Nonstreßtest 142 f, 158 f
Normokardie 11, 68, 129, 194
Nulldurchgänge 97 f, 105, 117, 139
Nullflußphänomen 161

O

Östrogene 17
Oszillation 7
Oszillationsamplitude 47 f, 95 f, 100, 110 f
– Abnahme 163, 168 f

- Bedeutung 100, 105 ff
- Kardiotokographie, antepartuale 137 ff
- Zunahme 221
Oszillationsfrequenz 47 f, 95 ff, 105 ff
- Abnahme 101 f, 163
- Hammacher-Score 115 f
- Kardiotokographie, antepartuale 139
- Zunahme 98, 221
Oszillationstyp 100 ff
- eingeengt undulatorischer 101, 103 ff, 115, 137 f
- Hammacher-Score 111 ff, 115 f
- saltatorischer 101, 103 ff, 113, 115, 137, 221, 263
- silenter 100 ff, 106, 113, 115, 137, 140 f, 222
- - Normgrenze 105
- undulatorischer 101, 103 ff, 113, 115, 137 f, 145, 196
Oszillationsverlust 89, 221, 223, 227
Oxytocin 18, 23 f
Oxytocinbelastungstest 24, 149 f, 154
Oxytocinrezeptor-Antagonist 26 f
Oxytocinüberstimulierung 92, 198

P

Parazervikalanästhesie 93, 221
Pen lift 49, 177
Periduralanästhesie 219
Periode 97
Periodendauer 46 ff, 95
Phonokardiographie 48 f, 58 f
pH-Wert 84
- Abfall 88, 204, 213, 216, 246
- - Tokolyse 268 ff
- aktueller 197, 249, 257
- äquilibrierter 249
Piezoelektrizität 52
Placenta praevia 125
Plazentainsuffizienz 122 f, 126, 148, 215
Plazentalösung 41 f, 172
Poseiro-Effekt 9
Präazidose 268
Pressorezeptor 4 ff, 87
Pressperiode 229 ff, 274
Progesteron 17
Prostaglandin 18, 25, 92
- Belastungstest 151 ff, 159 ff

Prostaglandinantagonisten 28
Pseudobradykardie 57
Pseudofluktuation 49 f, 54 f
Pulsoxymetrie 260 ff

R

Reanimation
- intrauterine 29
- prolongierte 94
Reentrytachykardie 174
Reifungswehe 22
Rhesusinkompatibilität 125
Risikomanagement 274 f
Rohsignal 47, 49, 59
Ruhepotential 15, 17

S

Sauerstoffgabe 218
Sauerstoffmangel 6 f, 13, 82, 84, 92, 101
Sauerstoffsättigung 260 ff
Sauerstoffsparschaltung 219
Schlaf-Wach-Rhythmus 103, 105, 170 ff
Schlag-zu-Schlag-Differenz 96, 103
Schlag-zu-Schlag-Registrierung 46
Schneegestöber 177, 197
Score 110 ff, 272
Singultus 90, 144
Sinusbradykardie 174 ff, 179
Sinusschwingung 106 ff, 223
Sinustachykardie 174 f, 183
Spikes 90, 144, 179
Sterilitätsbehandlung 126
ST-Intervall 236
Stress 71, 76, 131
Sympathikus 1, 4, 6 f, 71, 129 f

T

T/QRS-Ratio 236
Tachykardie 12, 71 f, 130 ff
- Definition 70
- Häufigkeit 129
- intrapartuale 194 ff, 197 ff, 225
- leichte 145
- paroxysmale 71, 194
- supraventrikuläre 174 f, 177
- Therapie 132
Tachysystolie 40, 42
TDG (triple descending gradient) 19 f, 44

Telemetrie 192 f
Terminüberschreitung 121
Tokographie 29 ff, 121
– externe 30 f
– interne 31 ff
Tokolyse 25 ff, 41, 214, 219 f, 254, 268 ff
– Akuttokolyse 29, 203
– Langzeittokolyse 28
Transducer 53
Triggerung 48

U

Überwachung, zentrale 241 f, 244 f
Ultraschalltransducer 54 f
Ultrasonokardiographie 48 f, 51 ff, 64
– Autokorrelation 56
Umkehrpunkt 47, 97 f
– Verrundung 98, 106, 170, 221 f
Uterus, Überstimulierung 73
Uteruskontraktion 18 ff, 160
– koordinierte 38
– pathologische 8
– unkoordinierte 20
Uterusmotilität 15 ff, 30 ff
– Parameter 36
– pharmakologische Beeinflussung 24 ff
– quantitative Kriterien 35 f
Uterusmotilitätsstörung 8
– diskoordinierte 44 f
– Hyperaktivität 40 ff, 198, 267
– hypertone 43
– Hypoaktivität 38 ff

V

Vagus 1, 4, 6 f, 81, 92
Vasodilatation 4, 219
Vasomotorenzentrum 97
Vena-cava-Syndrom 8, 53 f, 73
– Bradykardie 135 f, 202
– Therapie 94
Vigilanzstadium 170 f
Vorhofflimmern, kongenitales 174 f, 179

W

Weckversuch 102, 137 f, 145
Wehenamplitude 35 f
Wehenbelastungstest 149 ff, 153 ff, 159
Wehenhemmung s. Tokolyse
Wehenmittelgabe, überhöhte 210
Wehenregistrierung 53
Wehenschwäche 38 f
Wehenstimulation 24 f
Wehentätigkeit 32, 38
– Koordinierung 24, 29
– vorzeitige 123
Wehentyp 37 f

Z

Zentralisation 7, 98, 162, 169, 270
Zerebralparese 241
Zervixdilatation 123
Zervixreifung 151
Zirkulationsstörung s. Durchblutungsminderung

Ätiopathogenetische CTG-Interpretation und Geburtsleitung
(nach Koepcke/Rostock)

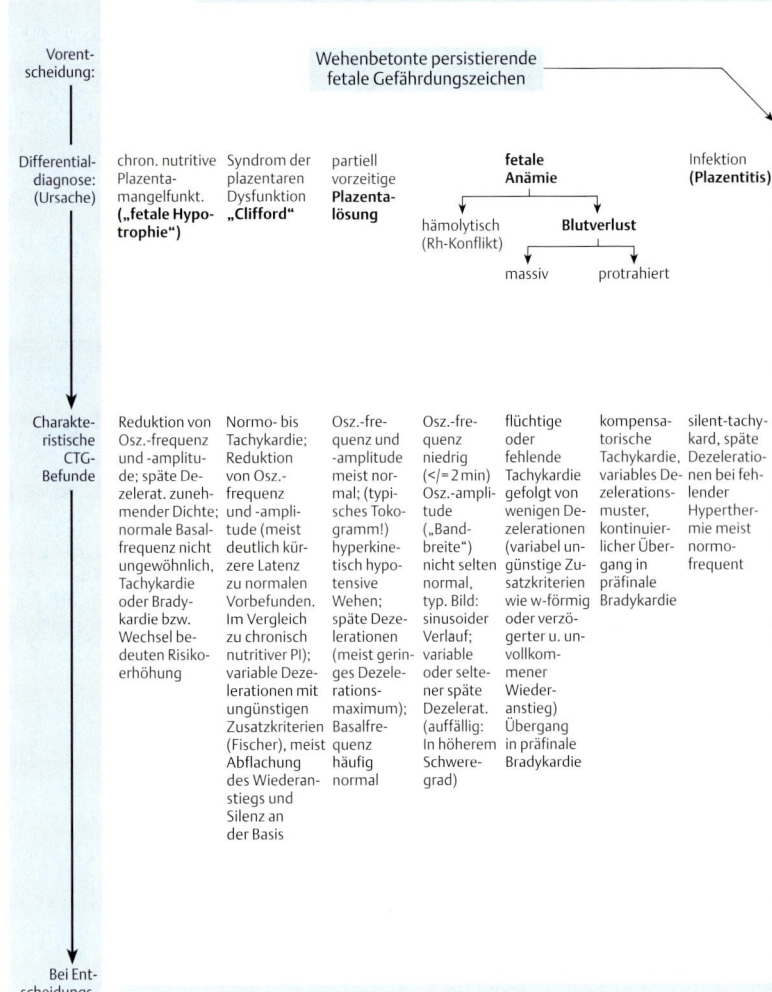

Vorentscheidung: Wehenbetonte persistierende fetale Gefährdungszeichen

Differentialdiagnose: (Ursache)

chron. nutritive Plazentamangelfunkt. („fetale Hypotrophie")	Syndrom der plazentaren Dysfunktion „Clifford"	partiell vorzeitige Plazentalösung	**fetale Anämie**			Infektion **(Plazentitis)**
			hämolytisch (Rh-Konflikt)	**Blutverlust**		
				massiv	protrahiert	

Charakteristische CTG-Befunde

| Reduktion von Osz.-frequenz und -amplitude; späte Dezelerat. zunehmender Dichte; normale Basalfrequenz nicht ungewöhnlich, Tachykardie oder Bradykardie bzw. Wechsel bedeuten Risikoerhöhung | Normo- bis Tachykardie; Reduktion von Osz.-frequenz und -amplitude (meist deutlich kürzere Latenz zu normalen Vorbefunden. Im Vergleich zu chronisch nutritiver PI); variable Dezelerationen mit ungünstigen Zusatzkriterien (Fischer), meist Abflachung des Wiederanstiegs und Silenz an der Basis | Osz.-frequenz und -amplitude meist normal; (typisches Tokogramm!) hyperkinetisch hypotensive Wehen; späte Dezelerationen (meist geringes Dezelerationsmaximum); Basalfrequenz häufig normal | Osz.-frequenz niedrig (</= 2 min) Osz.-amplitude („Bandbreite") nicht selten normal, typ. Bild: sinusoider Verlauf; variable oder seltener späte Dezelerat. (auffällig: In höherem Schweregrad) | flüchtige oder fehlende Tachykardie gefolgt von wenigen Dezelerationen (variabel ungünstige Zusatzkriterien wie w-förmig oder verzögerter u. unvollkommener Wiederanstieg) Übergang in präfinale Bradykardie | kompensatorische Tachykardie, variables Dezelerationsmuster, kontinuierlicher Übergang in präfinale Bradykardie | silent-tachykard, späte Dezelerationen bei fehlender Hyperthermie meist normofrequent |

Bei Entscheidungsfindung berücksichtigen:

Funktioneller Reifegrad, somatische Entwicklung, Schweregrad, Trend, Kontinuität und Beeinflussbarkeit der FHF-Pathologie; Zeitfaktor bei vaginaler Entbindung, fetale Azidität